Nブックス

新訂　食品衛生学

編著　伊藤　武・古賀信幸・金井美恵子

共著　佐藤吉朗・永山敏廣・桝田和彌・松浦寿喜
山口仁孝・吉田　徹

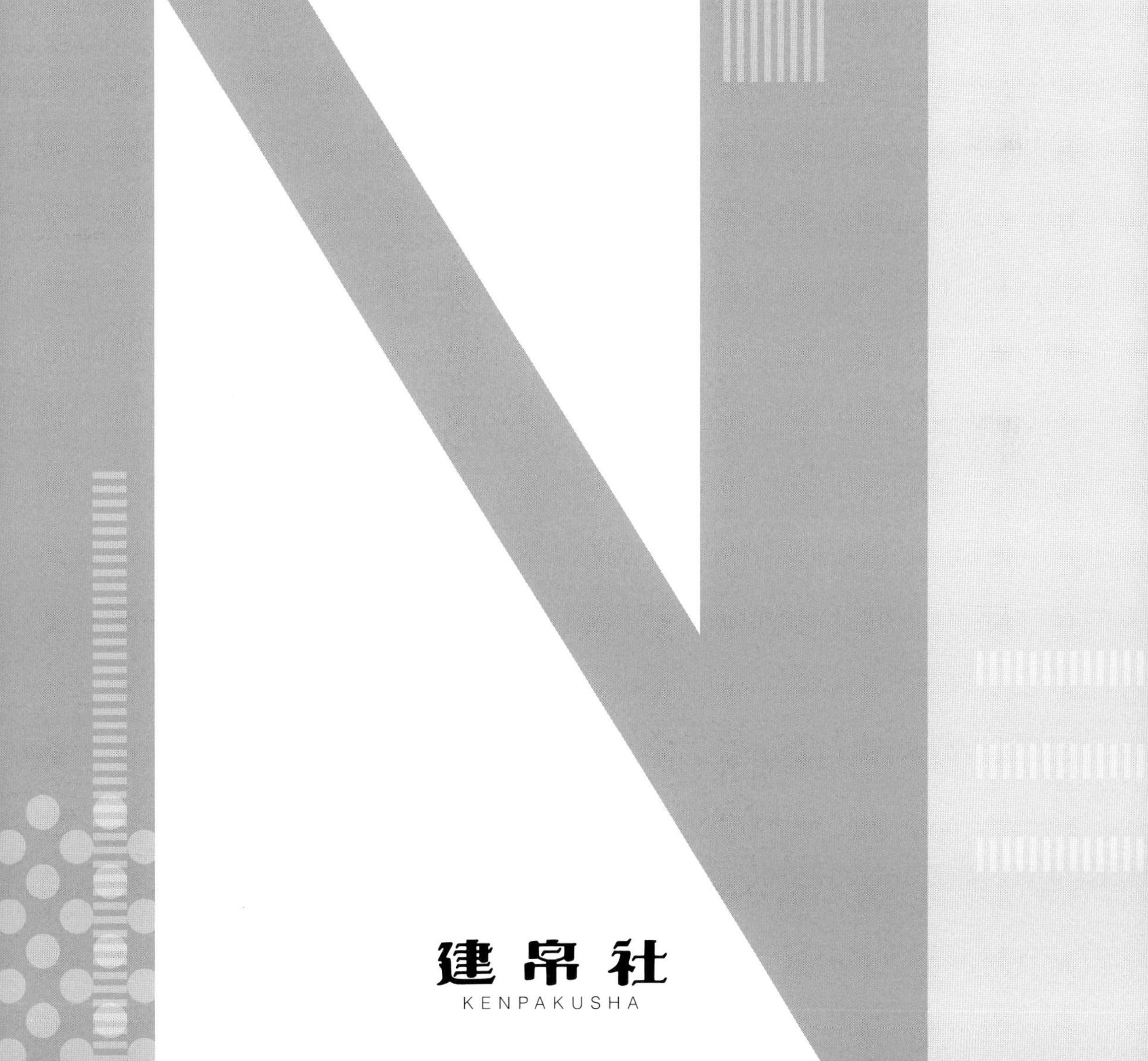

はじめに

食品衛生はかつて食物衛生ともいわれ，個人衛生的な性格が強かったが，今日では食生活そのものが，非常に複雑な社会構造のもとに成り立っており，食の内容が見えにくくなっている。一般に仕事の分業化が進むと，誰もが守るべき約束，すなわち法律によって処理される。法の施行にあたっては細かい規則，すなわち食品においてはそれぞれの規格・基準を定め，行政と深い関わりを持つようになる。食品衛生上の規格基準設定の本来の目的は，食品による危害防止にあるが，同時に食品産業の健全な発達と，一日も欠かすことのできない食料の安定供給にある。

一方，食料の生産，流通，消費のすべての過程において，安全性，健全性，完全性が今日ほど強く求められた時代はない。その背景には，日本の少子・高齢化とともに，国際化がある。今や，わが国の食料自給率は約40％と，食料の大半を外国に依存しているが，このことは諸外国の抱える衛生上の諸問題が食料とともに直接日本に侵入し，大きな社会上の問題となることを忘れてはならない。

栄養士，管理栄養士の活躍の場は，病院における食品・栄養についての患者との対応，学校・事業場等の給食活動，各種の食品企業における商品開発と管理，公的機関における食品衛生監視員としての活躍等，それこそ生産から消費に至るすべての領域にわたっており，その中で求められる役割は非常に強くなっている。こうした難しい時代，複雑な食環境の中で，栄養学および食品衛生学を車の両輪として捉えた栄養士，管理栄養士が真の食の専門家として社会の要望に応えていくことを期待している。

2002年10月

宮沢　文雄

新訂の序

本書は多くの管理栄養士・栄養士養成施設で採用され，ご好評を得ておりますが，初版から９年を経た2011年には，大幅改稿により新版に改めました。その新版からさらに９年が経過し，その間には食品衛生法の改定，施行規則の改正などがあり，社会の要望にも大きな変革が認められてきました。また，管理栄養士国家試験ガイドラインの改定も行われ，管理栄養士・栄養士の社会的使命がよりいっそう高度に求められてきました。今回，これらの法令に沿って内容を見直すとともに最新の情報を盛り込み，新ガイドラインに準拠した新訂版といたしました。すなわち，食品の安全性ではHACCPの義務化，容器・包装のポジティブリスト制度についても触れ，また近年問題となっている薬剤耐性菌についても新たな項目を設けるなど，新たに注目される項目について追加いたしました。また，国際間の食品の流通が以前にも増して拡大してきていることを踏まえ，国際的機関の役割についても触れました。

食に関する専門家である栄養士・管理栄養士が社会で活躍するための基礎的な知識だけでなく，人の健康や命を大切にする大きな担い手となることも視野に入れ，記述に心がけました。

管理栄養士・栄養士の社会的使命を大切にした初版の精神を活かし，内容をより充実いたしましたので，これまでと同様に多くの学校で教科書として採用していただけるものと確信しております。

2020年５月

伊藤　武

食品衛生学
目　次

食品衛生学

食品衛生学

第1章

食品衛生学総論

食物がヒトの健康な生活維持のために不可欠であることはいうまでもないが，単にヒトの生命を維持するものというのではなく，食物は十分に供給され，栄養的に富み，同時に，有害な物質を含むものであってはならない。特に有害な物質を含むものは，仮に食物の形をなしていたとしても食物ではありえない。

世界保健機関（World Health Organization：**WHO**）の環境衛生委員会では「食品衛生（Food Hygiene）とは，食品が生育，生産および製造から最終的に人に摂取されるまでのすべての段階において，安全性，健全性および正常性を確保するために必要とするあらゆる手段をいう」としている。すなわち，食品の生産から消費にいたるFarm to Tableといわれるフードチェーンのすべての段階において必要とする衛生的な手段である。

1．食の安全対策と食品安全基本法

1946（昭和21）年に公布された日本国憲法第25条では,「すべて国民は，健康で文化的な最低限度の生活を営む権利を有する。国は，すべての生活部面について，社会福祉，社会保障及び公衆衛生の向上及び増進に努めなければならない」としている。人が健康な生活を営むために，国はさまざまな基本的な考えを法律として整え，これを具体的な行政施策として実施している。

食品衛生法は1947（昭和22）年に制定されたが，その第１条（目的）には「この法律は，食品の安全性の確保のために公衆衛生の見地から必要な規制その他の措置を講ずることにより，飲食に起因する衛生上の危害の発生を防止し，もつて国民の健康の保護を図ることを目的とする」とある。飲食物による人々の健康維持を推進していくために，食品による健康被害の未然防止の立場から様々な対策が施行されてきた。しかし，1996（平成８）年には**腸管出血性大腸菌O157**による大規模食中毒の発生，2000（平成12）年には大手の乳業企業によるブドウ球菌食中毒など，これまでの衛生対策の推進からは予期されない食品事故が発生し，社会問題に発展した。また，2001（平成13）年に発生した**ウシ海綿状脳症（BSE）**を機に，食の安全問題に対する危機管理体制が問われ，政府の施策が後手に回っているとして国会で厳しく追及された。また，環境化学物質であるダイオキシン類などの内分泌かく乱化学物質による環境汚染が，

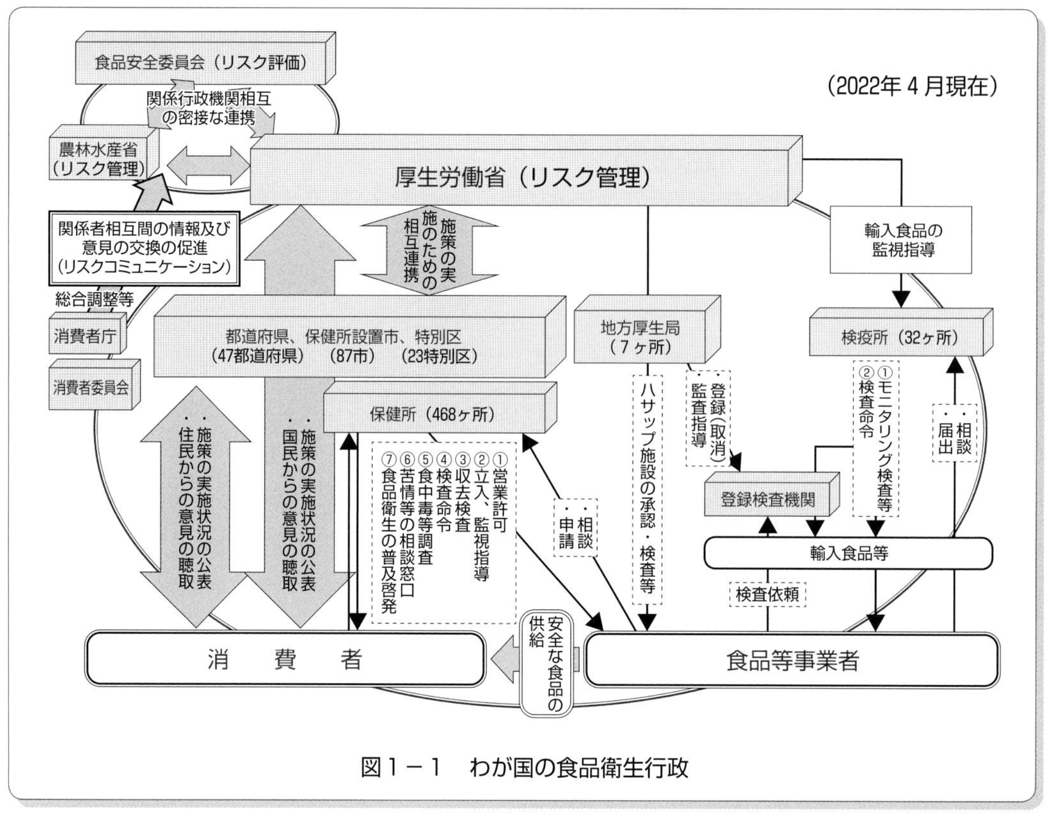

図１－１　わが国の食品衛生行政

衛生上の問題として提起されるようになってきた。

飲食にかかわる諸問題は，その国の食習慣や社会事情によって著しく異なる。特にわが国では，高齢化が急速に進み，食料生産の場である農村人口が急速に減少する一方，国際化に伴い輸入食品は増大し，カロリーベースとして約60％を超えるようになった。加えて食品製造用機械，包装資材，食品添加物，農薬などの利用，新興・再興感染症など各種微生物による健康障害などによって，食環境は目まぐるしく変化している。このような多岐にわたる食品衛生上の問題は，個人による対応よりも国家・社会全体でとらえるべきものが非常に多く，政府は行政機関の整備を図り，常により良い食品および安全性の追求など，研究開発と監視・指導をもって，社会のニーズに応え，解決を図っていかなければならない。

こうした背景のもとに2003（平成15）年に食品衛生法が大改正され，同年それに先立ち**食品安全基本法**が制定された。その基本的理念は，① 国民の健康保護を最優先とした食品安全を図ること，② 食品の供給行程のすべての段階で安全確保のための適切な措置をとること，③ 国際的動向および国民の意見を踏まえ，科学的知見に基づく食品安全が図られること，としており，国，地方公共団体，食品事業者の責務および消費者の役割を明示している。

食品安全基本法に従い内閣府に設置された**食品安全委員会**は，毒性学，微生物学，有機化学，公衆衛生学，食品生産流通と消費者意識，情報交流分野の専門家からなり，内外の情報を収集するとともに，研究成果をもとに，食品の安全確保についての重要事項を審議・評価し，関係大臣の諮問に応え，施策について勧告を出すことや，必要のあるときには関係機関に意見を述べることができる。

健康な生活を確保するための関連法としては，食品衛生法のほかに公害対策や自然環境対策などの環境保全関係法がある。また，1998（平成10）年には伝染病予防法が廃止され，**感染症法**（感染症の予防及び感染症の患者に対する医療に関する法律）が制定された。その他，国民年金，国民健康保険，生活保護や医療，薬事などの社会保障・厚生関係法，また労働安全や健康保険，厚生年金に関連して労働法などがある。

前述の2003年の食品衛生法の大改革から約15年が経過し，世帯構造の変化を背景に調理食品や外食・中食への需要が拡大する等，食のニーズが多様化するとともに，輸入食品の増加など食のグローバル化も進展してきた。一方，食品流通の拡大により，腸管出血性大腸菌等による広域的な食中毒の問題や，健康食品に起因する健康被害などの発生も認められ，食品による健康被害への新たな対応が課題となった。さらに2020（令和２）年に東京オリンピック・パラリンピックの開催が予定されていたことから，国際基準と整合する衛生管理が求められ，このような現状や課題に対応した食品の安全性確保のために，2018（平成30）年に食品衛生法が大幅に改正された。改正のポイントは下記の通りである。

① 広域におよぶ食中毒への対策強化
② 原則全ての事業者に**HACCP**（**ハサップ**：Hazard Analysis and Critical Control Point）に沿った衛生管理を制度化
③ 特定の食品による健康被害情報の届出を義務化
④ 食品用器具・容器包装に**ポジティブリスト制度**導入
⑤ 営業届出制度の創設と営業許可制度の見直し
⑥ 食品リコール情報の行政への報告を義務化
⑦ 輸出入食品の安全証明の充実

改正された項目は経過措置の期間を経て順次１～３年以内に施行されてきたが，2021（令和３）年６月１日に完全施行された。これにより，食品衛生行政は新たな時代を迎えることになる。

2．食品安全委員会とリスクアセスメント

食品安全基本法では，食品の安全を確保するための基本理念として，ハザードやリスクおよびリスクアナリシス，リスクアセスメント，リスクマネジメント，リスクコミュニケーションの概念を導入している。食品において健康被害を起こす因子を**ハザード（危害）**と称する。食中毒菌や腐敗微生物などの生物的ハザード，有害化学物質，残留農薬，カビ毒などの化学的ハザードおよびガラス片や食品製造機器の金属片などの物理的ハザードがあり，ハザードによる曝露の結果生じる，人の健康被害の発生率

や重篤性を**リスク**と呼ぶ。

リスクアナリシス（リスク分析）は，ヒトがハザードを摂取したことによる健康被害の可能性がある場合，その発生を防止し，それによるリスクを最小限にするための枠組みである。**リスクアセスメント（リスク評価：食品健康影響評価）**は各種のハザードによる人の健康被害の確率や程度などを，科学的に推定することである。**リスクマネジメント（リスク管理）**はリスク低減化のための政策・措置のプロセスである。食品安全委員会がリスク評価を行い，リスク管理は厚生労働省と農林水産省が実施政府機関である。そして，リスク分析の全過程において，リスク評価者，リスク管理者，消費者，事業者，研究者，その他関係者間で情報および意見を相互に交換（**リスクコミュニケーション**）し，食品の健全性（有益性）と健常性（安全性）を高めていくための施策が行われている。すなわち，人々が健全で安全な食生活を営むために政府機関，地方自治体，事業者，消費者すべての関係者が協調して推進していくことが重要となっている（図１－２）。

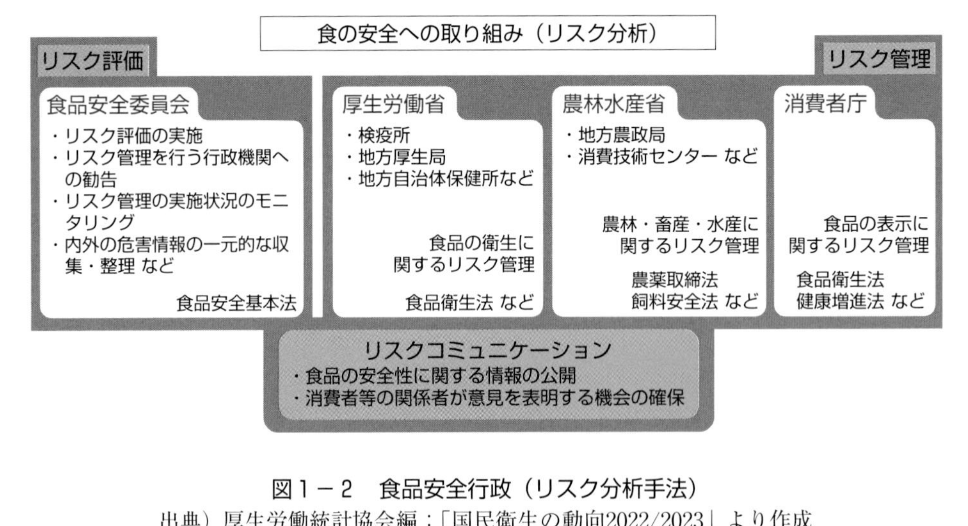

図１－２　食品安全行政（リスク分析手法）
出典）厚生労働統計協会編：「国民衛生の動向2022/2023」より作成

3．国内における食品衛生の組織と行政

3. 1　食品衛生行政機関

厚生労働省の医薬食品局食品安全部では，食品衛生法に基づき，国内食品はもとより輸出入食品などの安全を期する行政が行われている。また，2009（平成21）年に内閣府の外局として設置された**消費者庁**では，食品の安全について農林水産省・厚生労働省とともに食品衛生行政を担うこととなった。

また，食品安全基本法の制定に伴い，従来の食品衛生法の一部が改正され，国，地方公共団体では，規格基準の見直し，整備が図られている。すなわち，**農薬の残留規制の強化**と**ポジティブリスト制**の導入（p.145参照），食品監視体制の強化，**HACCPの義務化**によって，食品のリスクの低減を図ることになった。

都道府県および人口50万人以上の政令指定都市では，国とほぼ同様の名称のもとに，法あるいは自治体独自に定めた条例や指導基準による行政を行っている。

第一線の機関である保健所には，衛生課食品衛生係などがあり，都道府県あるいは市に所属する**食品衛生監視員**が地域の食品製造所，販売店および飲食店などの指導と監視を行っている。戦前の食品衛生行政では，事故がときに犯罪に結びついた例もあり，警察による取り締まりの色彩が濃かった。戦後は指導行政に中心を置き，一般の社会に重大な危険や不安をもたらす犯罪行為がある場合にはじめて警察による取り締まり措置が講ぜられる。しかし，社会の高度化と複雑さが増すにつれ，最近では再び毒劇物などを商品に混ぜ，企業を恐喝するなどの悪質な犯罪もあらわれ，また，食品表示を偽装する事件も発生するなど，食品衛生の実際のむずかしさを示している。

3. 2　食品衛生法による衛生行政

食品衛生法は日本国憲法第25条を受け，これを具体化した法律であり，公衆衛生の向上および増進に寄与する種々の手段や施策のなかでも，特に**飲食に起因する衛生上の危害の防止**に限定して定められているもので，**飲食に関する衛生規制法**ということができる。

食品衛生法のもとに，日常行政の実際としては，次のようなことが行われている。

① 食品の製造，加工から消費者の手に渡るまでのすべての過程が清潔で，衛生的に行われるよう指導し，必要な措置を講ずる。

② 腐敗，変敗した食品，未熟な食品を販売しないよう指導，排除する。

③ 有害化学物質や悪質な食品添加物などが利用されないようにする。

④ 人の健康を害する病原微生物などに汚染された食品，あるいは汚染されたおそれのある食肉などを排除する。

⑤ 食器その他の容器，包装は清潔で，有害な物質を含まないように注意する。

⑥ 公衆衛生の見地から，食品，食品添加物，容器包装等についての品質規格，製

造や保存の基準を定め，表示を行わせ，検査を行う。

3．3　科学的行政の推進

今日の食品衛生行政は科学行政ともいわれ，厚生労働省には国立研究機関として国立医薬品食品衛生研究所，国立感染症研究所，国立保健医療科学院などが設けられ，日々急速に進歩，変遷する社会への対応を図っている。**国立医薬品食品衛生研究所**は主として衛生化学および環境衛生学の立場から化学物質や微生物に関係する調査，研究を行っている機関であり，施設内には，もっぱら安全性，毒性についての研究を行う**毒性センター**も併設されている。**国立感染症研究所**は主として病原微生物と抗生物質およびワクチンなど生物学的製剤についての調査，研究を行ってきたが，同時に腸管出血性大腸菌 O157，BSE，その他エイズをはじめとする種々の感染症に対応するための研究所として改組された。**国立保健医療科学院**は急速に進歩する社会に対応し，官公庁職員の再教育機関として設置されたもので，医学それに薬学，獣医学その他のパラメディカルな分野の調査，研究ならびに教育を行っている。食物栄養の試験研究機関である**国立健康・栄養研究所**は公的機関再編のなかで独立行政法人化された。

また，各都道府県および指定都市では独自の衛生研究所を設置し，国の機関とほぼ同様の組織を備え，地域に関連する諸問題について，調査，研究，試験を行っている。

保健所は地域の保健，衛生にまつわる一切の問題の解決をはかっている末端の機関であり，食品衛生行政の実態を最も端的にあらわしている。すなわち，**食品衛生監視員**による指導と監視のほか，同時に，広域かつ多種目にわたる食品業界の衛生をより徹底するため，機動班を組み，収去した検体を衛生研究所に送付するなど，行政の迅速化と円滑化も図っている。厚生労働省ではこの保健所活動報告を集録し，年次ごとの保健所運営報告を発表しているが，法の基準にそぐわない不良食品は例年全体の約２～３％にのぼり，そのなかでも微生物学的な違反が多い。

一方，新たな食品衛生上の問題を学問的に討議する厚生労働大臣の諮問機関として**薬事・食品衛生審議会**という専門家委員会が設けられ，食中毒の防止に関する事項，食品添加物公定書の作成に関する事項，その他食品衛生に関する重要事項が調査・審議されている。

3．4　食品衛生監視員・管理者および食品衛生責任者

食品衛生上の危害防止等必要のある時は，営業を行う者から報告を求め，臨検し，食品等の検査を行いまたは無償で収去することができることになっているが，これを行うために食品衛生監視員制度が定められている。

食品衛生監視員の任用資格は，医師，歯科医師，薬剤師，獣医師のほか厚生労働大臣の指定した食品衛生監視員および管理者の養成施設に基づくものとして，栄養士，管理栄養士養成校卒業者など，大学，短期大学等において所定の課程を修了した者に与えられる。

また，1987（昭和62）年の食品衛生法改正により，特に政令で定めた11種の食品・添加物（全粉乳，加糖粉乳，調製粉乳，食肉製品，魚肉ハム，魚肉ソーセージ，食品添加物など）の製造または加工を行う者は，その製造・加工の施設ごとに，国が定めた資格要件に該当する専任の**食品衛生管理者**を置くことが義務づけられ，食品または添加物に関する違反が行われないよう図っている。さらに，1995（平成7）年の改正では，都道府県では食品衛生の向上を図る目的で食品事業者等に対して助言・指導を行う**食品衛生推進員**を委嘱している。地方自治体では食品営業施設に対し管理運営基準を設け，施設の衛生管理と従業員の衛生教育を徹底するため，**食品衛生責任者**を置くこととしている（第8章参照）。

3．5　輸入食品の安全確保

近年のわが国の食料輸入量は年ごとに増大し，輸入食品の割合はカロリーベースでは約60％を超えている。諸外国で抱える食品衛生上の諸問題も食料などを通して直接日本に入ってきている。このことから，1995年の食品衛生法改正により，輸入食品に対する検査体制の強化が図られた。

食品衛生法においては，食品などを販売または営業上使用する目的で輸入する場合は，法人・個人ともに厚生労働大臣に届出をすれば輸入することができる。この際特別な資格は必要としない。ただし，輸入した食品などについては国内と同一の規制を受ける。

厚生労働省では輸入食品の安全性確保のために年次ごとに**輸入食品監視指導計画**を策定し，重点的，効率的かつ効果的な輸入食品の監視指導を行っている。計画に従い，全国の32か所の検疫所では，国に所属する食品衛生監視員が駐在して取り締まりと検査を行っている。例えば，2018年度には食品等の輸入届出件数が2,482,623件であり，届出重量にして34,172,567トンの膨大な食品が輸入されている。このうち届出件数の8.3％に輸入時の検査が実施され，780件が食品衛生法違反とされ，積み戻し，あるいは廃棄や食用以外の転用となった。届出件数の約0.03％に違反が発見され，国内での流通がストップとなり，消費者の安全，安心に貢献している。しかしながら，実際上の問題として，輸入食品はその生産状況，製造過程，保管状況などの不明なものも多く，加えて，食品そのものに潜在的に有毒・有害物質を有しているもの，輸送の途中で気温の変化や保存の不備などで劣化するものなど，ケースはさまざまであり，特に食品および添加物・農薬などの規格・基準が日本と諸外国との間で異なっていることから不適合になる場合も多く，国際的に共通した法の策定が急がれている。

4．消費者保護基本法と消費者庁

1960年代，アメリカ合衆国において消費者保護の気運が強く唱えられ，わが国においても1968（昭和43）年に消費者保護基本法が制定された。食品安全基本法はその理念として食品の安全，安心を最優先しているのに対し，消費者保護基本法の目的が消費者の擁護にある点で異なるものの，国および食品事業者の責務，消費者の役割がすでに明示されている。その骨子を消費者権利をもって要約すると，① 安全を求める権利，② 選ぶ権利，③ 知る権利，④ 意見を行政に反映する権利である。

①の安全を求める権利は，仮に消費者が購入した食品の品質，安全性等に疑問をもった場合，食品営業者にその不安を申し出ることができるというもので，その不安や苦情について消費者と営業者との話し合いで解決しないときは，消費者庁が調査し，原因の究明を行うなどして，その解決を図っている。

②に対しては，消費者が自ら商品を選ぶことができるよう表示が行われる。**食品表示**は消費者の選ぶ権利に重要な意味をもっており，食品衛生法において加工食品に対しては食品原材料，食品添加物，製造所等の名称表示が義務づけられている。また，2002（平成14）年からは食物アレルギーの要因となる食品についても表示をすることになった。表示に関してはその他，**JAS法**（当時の名称：農林物資の規格化及び品質表示の適正化に関する法律，現在の名称：日本農林規格等に関する法律），健康増進法，不当景品類及び不当表示防止法，薬事法（現在の名称：医薬品，医療機器等の品質，有効性及び安全性の確保等に関する法律）があり，かなり複雑化していたため，これらを整理統合した機関として消費者庁が設立された。消費者庁は2011（平成23）年に食品表示法検討委員会を設置し，2013（平成25）年には食品衛生法，JAS法，健康増進法に分かれていた食品表示を一元化した新しい**食品表示法**が公布され，2015（平成27）年4月から施行された。

5．食品の安全性にかかわる主な国際機関

現在，わが国の食料自給率はカロリーベースで約40%，品目別では小麦，豆類，油脂類などは15%以下にとどまっており，多くの食料が海外から輸入されている。これら輸入食品には，BSE，鳥インフルエンザや口蹄疫，豚コレラ（classical swine fever：CSF）などによる疾病肉が混入するおそれや，日本にはいない病害虫の付着，人体に有害な物質が含まれている可能性もある。わが国の食生活を支えている輸入食品の安全性を考えるとき，生産現場が諸外国にあるため，日本のみで解決できないことも多い。各国の規格・基準の国際的な調和が求められている。

5.1　FAO/WHO合同食品規格委員会（コーデックス（Codex）委員会）

コーデックス委員会（Codex Alimentarius Commission：CAC）は，**国際連合食糧農業機関**（Food and Agriculture Organization of the United Nations：**FAO**）と**WHO**が1963（昭和38）年に設立した国際的な政府間機関で，**コーデックス（Codex）規格**の策定等を行っている。事務局がFAO本部（ローマ）にあり，180か国以上が加盟し，日本は1966（昭和41）年に加盟した。規格・基準等の最終採択は，毎年1回開催される総会でのみ行われる。

コーデックス委員会の組織図を図1－3に示す。

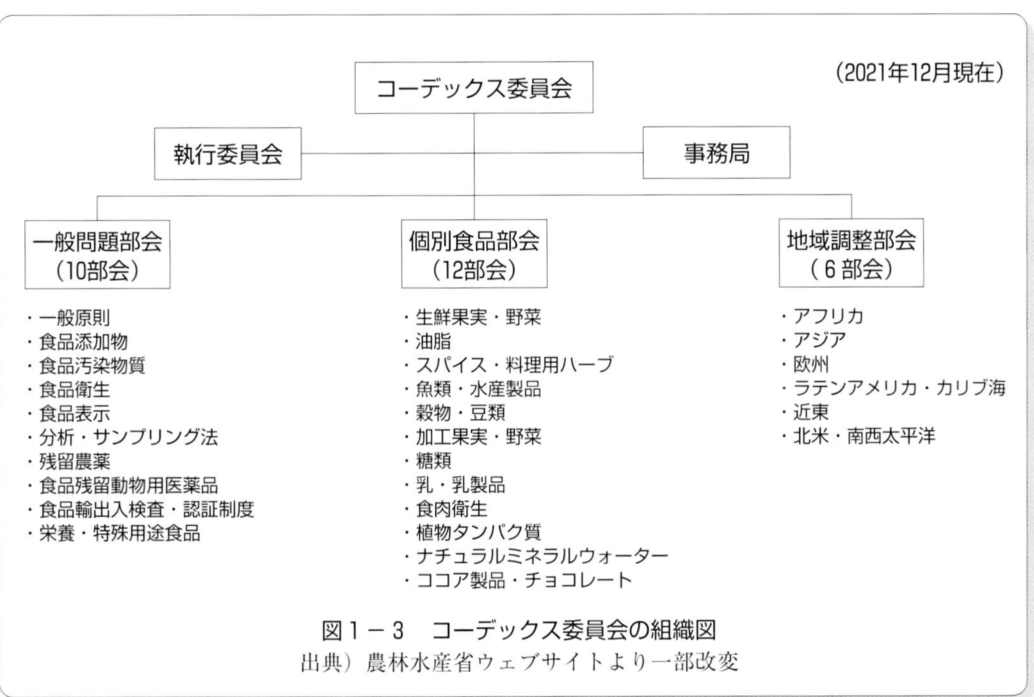

図1－3　コーデックス委員会の組織図

出典）農林水産省ウェブサイトより一部改変

執行委員会は，マネジメント機関として機能する。一般問題部会は，食品添加物，食品汚染物質等，食品全般に適用できる規格基準，実施規範等の検討を行う。個別食品部会は，個別品目の規格について検討を行う。地域調整部会は，地域的な食品の規格や管理等に関する問題の議論や提言等を行う。このほか，期限を設けて特定議題を検討する特別部会があり，直近では2016年の総会より「薬剤耐性菌」に関する特別部会が設置されていたが，現在は解散している。部会は，加盟国の中から選ばれたホスト国が運営しており，会議は通常ホスト国で開催される。

一方，食品添加物，農薬，動物用医薬品，汚染物質，有害微生物の安全性の評価については，コーデックス委員会とは別にFAOとWHOが合同で運営する専門家会議（FAO/WHO合同専門家会議）で検討され，科学的なリスク評価に基づき各種基準を策定している。これらはコーデックス委員会とは独立した機関で，専門家が個人として参加する。FAO/WHO合同食品添加物専門家会議（Joint FAO/WHO Expert Committee on Food Additives：**JECFA**），FAO/WHO合同残留農薬専門家会議（Joint FAO/WHO Meeting on Pesticide Residues：**JMPR**），FAO/WHO合同微生物学的リスク評価専門家会議（Joint FAO/WHO Expert Meetings on Microbiological Risk Assessment：**JEMRA**）など多くの専門家会議が設けらている。

1994（平成6）年に，**世界貿易機関**（World Trade Organization：**WTO**）の一協定として**衛生植物検疫**（Sanitary and Phytosanitary：**SPS**）**措置の適用に関する協定**（**SPS協定**）が合意された。人，動物または植物の生命または健康を保護し，十分な科学的根拠に基づき，コーデックス規格に調和させることなど，貿易に対する悪影響を最小限にするための国際ルールが定められた。原則として国際基準に整合すること，科学的根拠に基づいたリスク評価を実施することが求められる。わが国も，WTO・SPS協定を踏まえつつ，監視指導を行い，諸外国から輸入する食品の安全を確保している。国際規格よりも厳しくする場合には，科学的な正当性を示す必要がある。

5. 2 国際標準化機構（ISO）

国際標準化機構（International Organization for Standardization：ISO）は，各国の規格を扱う機関のネットワークとして1947（昭和22）年に設立された非政府機関である。本部はスイスのジュネーブにあり，メンバーは民間団体または公共機関で，各国一機関のみ加盟できる。

ISOは，電気分野を除く産業の規格の統一や協調を目的として，国際的に通用する規格を制定するため活動しており，ISOが制定した規格を**ISO規格**という。ISO規格は，国際的な取引をスムーズにするために，世界中で同じ品質，同じレベルの製品やサービスを提供できるようにする国際的な基準であり，制定や改訂は参加国の投票によって決まる。規格には，モノ規格とマネジメントシステム規格があり，身近な例では，モノ規格として非常口のマーク（ISO 7010）やカードのサイズ（ISO/IEC 7810）の規格がある。マネジメントシステム規格としては，品質マネジメントシステム（ISO 9001）や環境マネジメントシステム（ISO 14001）の規格などが挙げられる。

文　献

●引用・参考文献

1）食品衛生研究会編：食品衛生小六法 平成30年版，新日本法規出版，2017
2）日本食品衛生学会編：食品安全の辞典，朝倉書店，2009
3）一色賢司他編：食品の安全性評価と確認，サイエンスフォーラム，2003
4）厚生労働統計協会：国民衛生の動向2022/2023，2022
5）細貝祐太朗編：食品衛生の歴史と科学，中央法規出版，2013
6）中村好志・西島基弘編著：食品安全学，同文書院，2010
7）農林水産省ウェブサイト
http://www.maff.go.jp/j/syouan/kijun/codex/attach/pdf/outline-6.pdf

第 2 章

食品の変質と防止

食品は多くの成分から構成されており，製造加工や流通保存中に意図しなくても変質してしまう場合がある。このような食品の変質は，大きく2つに分けられる。1つは，**微生物**および微生物が持つ酵素による生物学的な要因による変質である。微生物は自然界に広く生息しており，特に動物の腸管内や水産食品には多くの微生物が存在するため，一次汚染の原因となる。また，製造加工や流通保存中にも管理状況に不備があると，微生物による二次汚染につながってしまう。2つ目は，食品自身が持つ酵素，および食品をとりまく環境，特に酸素や光などによる物理化学的要因による変質である。多くの植物性，動物性食品に含まれる脂質の劣化要因は，酸化による変質である。本章では，まず食品に関わる微生物とその増殖条件を取り上げたのち，食品の変質指標と化学的変質についてまとめ，最後に食品の効果的な保存方法を述べる。

1．微生物の分類と種類

1．1　微生物の分類

微生物とは肉眼では見えず，顕微鏡でなければ観察できない微小な生物の総称である。これらの微生物は，家畜・家禽・野生動物，水中，空気中，あるいは土壌中など，われわれの生活圏のあらゆる場所に生息しているため，食品はその原料の段階から絶えず微生物に汚染されているともいえる。この意味から，微生物を理解しておくことは，食中毒を予防する上でもきわめて重要である。また，食品と微生物の関わり方には，われわれにとって微生物が有益に働く場合と有害に働く場合とがある。有益な例としては，味噌，しょう油，清酒，納豆，ヨーグルトなどの**カビ**や**酵母**，乳酸菌を利用した**発酵食品**がある。一方，有害な例としては，生鮮食品や加工品の腐敗，パンや干物につくカビ，食品由来の微生物による食中毒などがあげられる。食品衛生上，特に問題になるのは後者の有害微生物である。

（1）微生物の分類学的位置づけ

微生物は，原核細胞生物である下等微生物と，真核細胞生物である高等微生物に分けられる（図2－1）。**原核細胞生物**は核酸成分が細胞内に分散し，核やミトコンドリアなどを有しないが，**真核細胞生物**は核酸成分が核膜で包まれている。また，核だけでなく，多くの細胞小器官が膜で囲まれていることが特徴である。膜のような区画で囲まれることによって，各細胞小器官での効率化や，膜を介した細胞内輸送系の発達など，より集約された機能を進化させることが可能となっている。

食中毒に関係する微生物としては，**原生動物**，**真菌**（カビや酵母），**細菌**，**ウイルス**などがある。リケッチアやクラミジアは細菌とウイルスの間に存在するが，食品を介した感染例はない。また，微生物ではないが，ウイルスより小さいプリオンのようなタンパク質の感染粒子も存在する。

（2）微生物の命名法

微生物の学名は，国際命名規約にしたがい，属および種の名称を組み合わせてラテン語で表すことになっている。属名の頭文字は大文字，種名のそれは小文字とする。活字はイタリック体とするのが一般的である。多くの微生物のなかで昔からヒトの生活に関係が深い菌種は，学名ではなく通称名で呼ばれることもある。例えば，*Staphylococcus aureus* は学名であり，黄色ブドウ球菌はその日本での通称名である。

また，サルモネラ属菌に対しては血清型別分類が確立され，血清型に名称がついている。例えば，サルモネラ・エンテリティディス *Salmonella* Enteritidis の Enteritidis は血清型であり，大文字ではじまるローマン体で記載することになっている。

（3）食品を腐敗させる微生物

食品の腐敗をもたらす微生物を腐敗微生物と呼ぶ。一般に腐敗は細菌，カビおよび酵母によって引き起こされる。微生物は生息環境に適合したり，変異したり，選択されたりして，特有な微生物叢（**ミクロフローラ**：microflora）を形成しているが，これを生態系により区分すると，土壌微生物，水生微生物，空中浮遊微生物，動物寄生菌

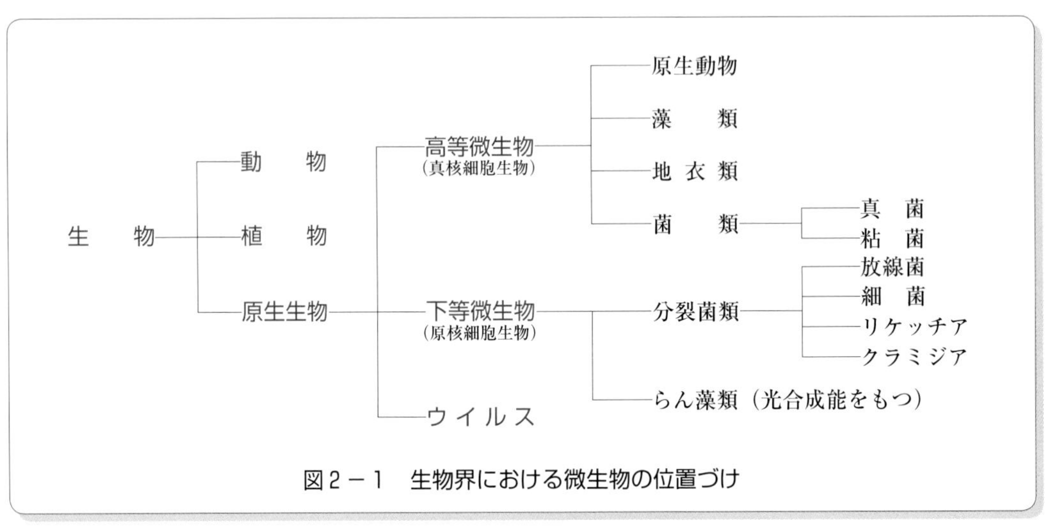

図 2 − 1　生物界における微生物の位置づけ

に分けることができる。また，食品の製造加工に伴って生み出される様々な生育環境によって，微生物の選択的な増殖が認められる。例えば，加熱後の耐熱菌，脱気後の食品内部の嫌気性菌，乾燥後のカビや酵母，塩漬け食品の場合には耐塩菌の増殖などが考えられる。このように，ミクロフローラは自然環境だけでなく，食品の状態などによっても変化するため，特に注意が必要である。

1）土壌微生物

土壌は，微生物にとって恰好な生息場所である。その分布は土壌の深さ，肥沃度，その他さまざまな条件によって異なるが，一般には土壌1g中10^5～10^9程度に達する。検出される微生物は細菌が最も多く，次に放線菌，カビや酵母などの真菌類，藻類，原虫類の順に多く存在する。土壌中の微生物は土壌とともに河川，湖沼などに流入して汚染し，また空中に浮遊して空中浮遊微生物ともなる。したがって食品は直接または間接的に土壌由来の微生物の汚染を受ける機会が多い。食品との関わりが深い代表的な土壌微生物の菌数をみると，土壌表層ほど多い。

2）水生微生物

水生微生物を大別すると，河川，湖沼などに生息する淡水微生物と，海水中の海水微生物に分けられる。水生微生物の大半は細菌であるが，原虫（原生動物）もみられる。淡水細菌は河川，池，湖などに生息しており，土壌，下水あるいは空中落下菌の汚染を受け，低温菌に属する細菌も多い。しかし，病原菌が流入することがあり，河川水では，サルモネラ属菌や大腸菌群の検出率も高い。海水細菌は海水の塩分濃度が3％前後あるため，多くの好塩菌，耐塩菌が生息する。また，海水中の細菌数は沿岸と外洋とでは異なり，川が流入している沿岸海域，漁港の海水の細菌汚染は著しい。

3）空中浮遊微生物

空中浮遊微生物は，空中を生息場所としているわけではなく，空中に飛散した土壌，塵埃などに付着した微生物である。これらの空中微生物は，やがて落下して直接的，間接的に食品を汚染する危険性がある。具体的には，乾燥，紫外線に対して抵抗性の強い球菌類，芽胞菌，真菌の胞子などで，食品の製造工場，給食施設における空中浮遊微生物の存在は，製品の品質，保存性などに大きな影響を及ぼす。

4）動物寄生菌

ヒトや動物の腸管内に生息する細菌は，通性嫌気性菌，偏性嫌気性菌が多い（p.21）。大腸菌は動物の腸管内に常在する代表的な菌種で，飲食物から大腸菌が検出されることは，大便汚染や消化器系感染症菌による汚染の可能性を示すとされている。

1．2　細菌

（1）大きさと形態

細菌（Bacteria）はカビや酵母と異なり，小型の単細胞からなる原核細胞生物で，多くは分裂により増殖する。細菌はその形態から**球菌**（coccus），**桿**（かん）**菌**（bacillus），**ラセン菌**（spirillum）に大別される（図2－2）。大きさは細菌の種類や培養条件によって変動するが，桿菌では0.5～1.0μm×2.0～4.0μm，球菌では0.5～1.0μm 程度である。

球菌は単球菌のほか，分裂後の集合形態により双球菌，四連球菌，八連球菌，連鎖球菌，ぶどう球菌に分けられる。代表的な食中毒菌である黄色ぶどう球菌は，増殖すると細胞がブドウの房状に塊をつくる。桿菌は桿状または円筒状の細菌で，細胞の長さが幅の2倍以上のものを長桿菌，それ以下のものを短桿菌といい，サルモネラ属菌，腸炎ビブリオ，ボツリヌス菌，病原大腸菌，セレウス菌など多数ある。ラセン菌はらせん状にねじれているもので，長ラセン菌と短ラセン菌とがある。カンピロバクター属の細菌などがこれに属する。

（2）構造

細菌の細胞構造は，図2－3に示すように外側に細胞壁，その内側に細胞質膜があり，中に広がる細胞質を包んでいる。細胞質中には，繊維状の核質のほかに，タンパク質合成に関与するリボソームなどが存在している。一般に，ミトコンドリアやゴルジ体，葉緑体といった膜に囲まれた構造体が確認出来ないことが特徴である。

1）細胞壁

細胞壁（cell wall）は細胞の外層を包んでいて，細胞を一定の形に保っている。グラム陽性菌とグラム陰性菌では，細胞壁の成分や構造に基本的な違いがみられる（図2－4）。細菌細胞の細胞壁を構成している成分のうち，最も普遍的に存在している高分子は，ペプチドグリカンと呼ばれるヘテロポリマーである。**グラム陽性菌**では，ペプチドグリカンは細胞壁組成の40～90％（乾燥重量）を占めるが，その他の多様な多糖やタイコ酸と呼ばれるポリオールリン酸のポリマーなどと共有結合し厚い層（10～50nm）を形成している。一方，**グラム陰性菌**の細胞壁のペプチドグリカンの含量は比較的少なく，乾燥重量の5～10％程度である。グラム陰性菌の細胞壁最外層には，タンパク質，リン脂質，リポ多糖からなる外膜と呼ばれる単位膜構造が存在する。菌体の表層にある糖鎖構造は，**O抗原**と呼ばれる抗原性を有し，分類にも利用される。

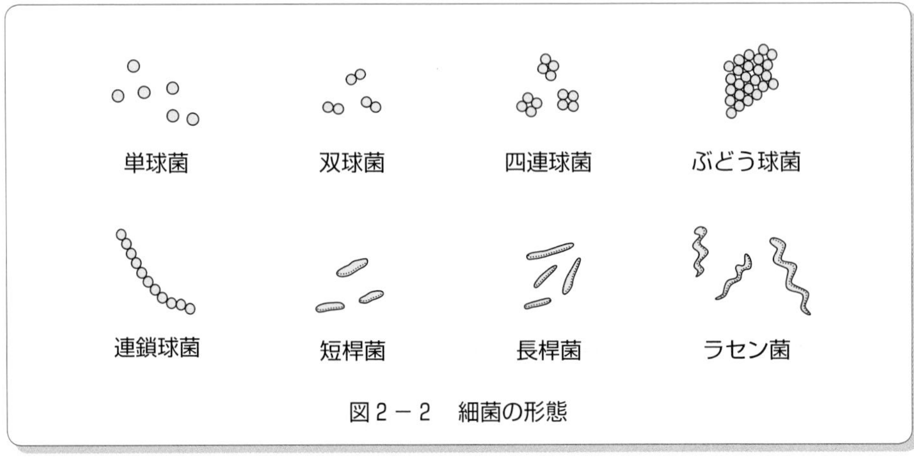

図2－2　細菌の形態

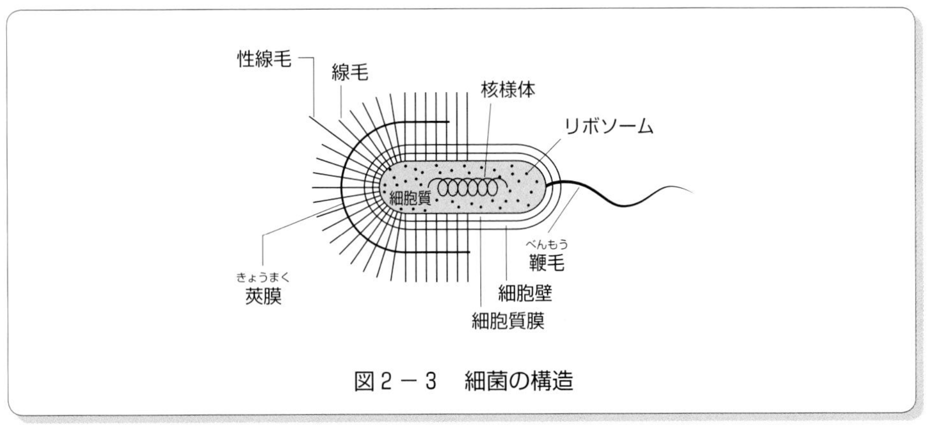

図２－３　細菌の構造

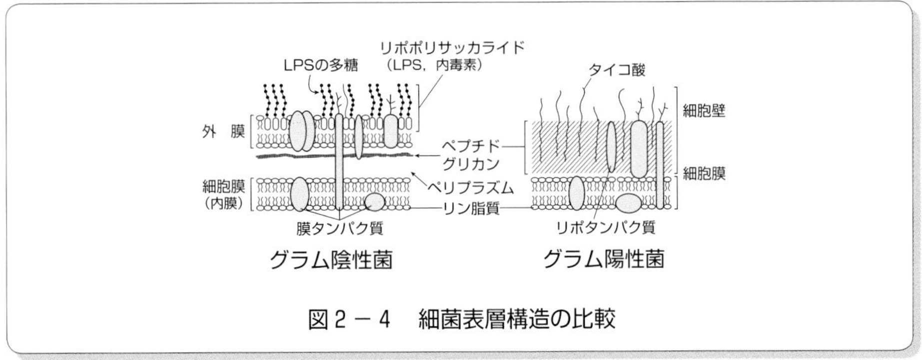

図２－４　細菌表層構造の比較

２）細胞質膜

細胞質膜（cytoplasmic membrane）は，細胞の内と外を隔てる生体膜であり，リン脂質の二重層でできており，種々の膜タンパク質がリン脂質と結合，または埋もれた形で存在している。細胞質膜は，物質の透過と輸送，エネルギーの産生と転換，あるいは浸透圧など外部環境情報の受容と伝達にかかわる重要な生体膜である。真核生物の細胞質膜と基本的に同じであり，約40％の脂質と約60％のタンパク質からなる。

３）細胞質

細胞質（cytoplasm）は，細胞質膜で囲まれた細胞内の部分をいう。粘性があり，この中に核様体やプラスミドなどの遺伝物質，各種の代謝活動を司る酵素タンパク質，タンパク生合成に関与するリボソームなどが含まれている。

４）核様体

核様体（nucleoid）は，原核生物の遺伝物質が折り畳まれた構造体である。核膜を持たないため，細胞質内に浮遊するように存在している。原核生物のゲノムは，一般に環状の二本鎖 DNA の構造を持ち，細菌の増殖や維持に必要な様々な遺伝情報を持っている。他に，核様体には RNA とタンパク質が含まれている。

５）リボソーム

リボソーム（ribosome）は，細菌の細胞質に豊富に存在している小粒子である。DNA

(デオキシリボ核酸) を基にしてタンパク質の生合成に関わる。

6) 鞭毛

運動性のある細菌の大部分は鞭毛(べんもう) (flagella) という器官を持っている。本数により，単毛性，両毛性，束毛性と区別し，細胞の表面全体に分布している場合は周毛性という (図2－5)。球菌は通常，鞭毛をもたない。鞭毛の有無，菌体に付着する部位，本数などは菌種によって異なるので，細菌の同定，分類に用いられることがある。鞭毛はタンパク質で抗原性をもち，**H 抗原**といわれる。

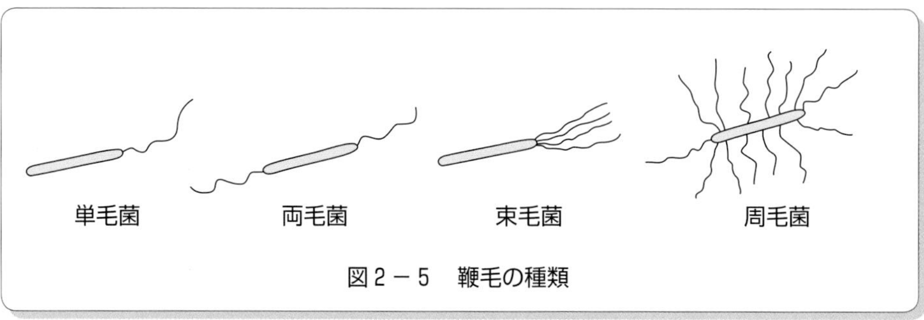

図2－5　鞭毛の種類

7) 線毛

細菌の中には，鞭毛よりもさらに細く短い線毛 (pilus) を有しているものがある。一般的に直鎖状で，菌体の全面または端から伸びており，細菌が他の細菌あるいは動植物の細胞などに付着するための器官である。運動性には関与しない。

8) プラスミド

プラスミド (plasmids) は細菌の核外遺伝因子のことであり，ゲノム DNA の複製とは別に，自律的な複製を行う環状二本鎖 DNA である。プラスミドには菌体自身の生存に必ずしも必須でない薬剤耐性因子 (R 因子)，病原因子，性決定因子 (F 因子) などの二次的な遺伝情報が含まれている。

9) 芽胞

細菌の増殖に必要な栄養源が不足したり，乾燥などにより外的環境が悪化してくると菌体内に**芽胞**を形成する菌があり，これを芽胞菌という。芽胞は通常，細菌細胞の中央あるいは端に1個だけ形成され，生活環境がよくなると発芽して新しい栄養細胞となり分裂増殖が始まる。芽胞は加熱や乾燥，消毒薬に対して強い抵抗性を示す。芽胞をつくる代表的な食中毒原因菌には，クロストリジウム (*Clostridium*) 属のボツリヌス菌とウエルシュ菌，バチルス (*Bacillus*) 属のセレウス菌などがある。

1．3　カビ

カビ (mold) は分類学上は真菌に属し，肉眼では着色した粉状の胞子を持つ細かいビロード状を呈する。多数の枝分かれのある糸状の管に多核の細胞質が含まれた**菌糸** (hypha) からなり，この菌糸の集合体を**菌糸体** (mycelium) という。菌糸には，空中に伸びる気中菌糸と，培地の表面を這うように伸びる地中菌糸とがある。成熟すると気中菌糸の先端に多数の胞子（spore）を形成し，適当な条件下で発芽して増殖する。

カビは，水分活性（p.20参照）および pH（p.22参照）の低い環境にも耐える特性があるので，乾燥食品，酸性食品，塩分・糖分の高い食品でも増殖できる。カビにしばしば汚染される食品は，デンプン・糖分に富んだ食品，乾燥魚介類など水分の少ない食品が多い。食品から検出される代表菌としては，アオカビ，コウジカビ，クロカビ，アカカビ，ケカビなどがある（図２－６）。

1．4　酵母

酵母（yeast）は，カビ同様に学問的用語ではなく，俗名である。単細胞性の菌類で，大きさは数 μm×10μm である。レモン形，円筒形，楕円形など，形態はそれぞれ異なる（図２－７）。酵母はカビと違って菌糸体を形成せず，大部分は発芽によって増殖するが，特に酸素の少ない環境では，種類によって菌糸体様の形になることがある。

食品微生物としての酵母は，有害性よりもむしろ有用性で知られ，発酵食品に不可欠な存在である。例えば，清酒酵母，ワイン酵母，ビール酵母，醤油酵母，パン酵母などがよく知られている。しかし，食品の腐敗・変敗の原因となる酵母も多い。酵母は真菌類のカビと同じ分類上にあり，子嚢（しのう）胞子の有無，形態により分類され，さらに糖の発酵能，色素形成など生理学的特徴によって同定される。

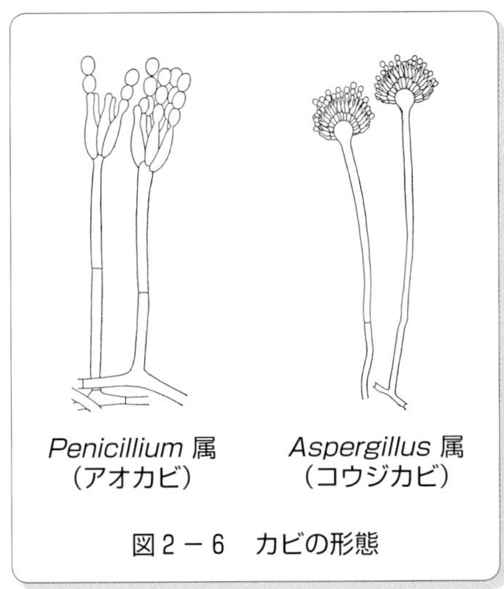

図２－６　カビの形態

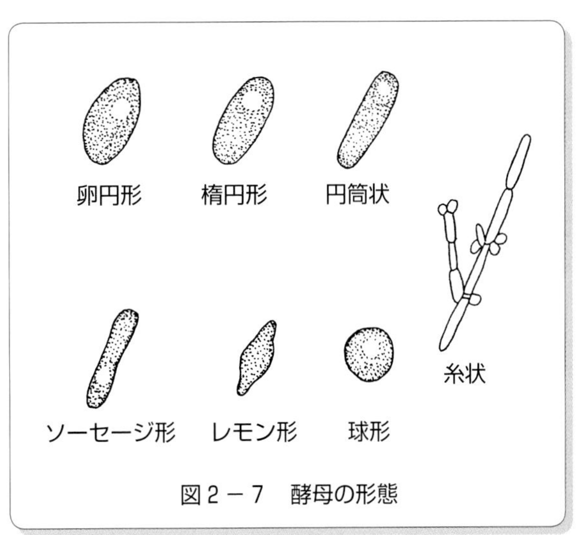

図２－７　酵母の形態

1．5　ウイルス

ウイルス（virus）は直径20nm～300nm の最も小さな微生物で，ウイルスの相対的な大きさは，最も小さな細菌と生体分子の中間に位置する（図２－８）。ウイルスは光学顕微鏡では見ることができず，電子顕微鏡によって初めて観察できる。ウイルスの遺伝物質としては，DNA のほか，RNA（リボ核酸）を持つものがある。DNA 型ウイルスには，B型肝炎ウイルス，ヘルペスウイルス，アデノウイルスなどがある。RNA型ウイルスには，ポリオウイルス，ロタウイルス，レオウイルス，インフルエンザウイルスなどがある。また，RNA型ウイルスには**ノロウイルス**やA型肝炎ウイルス，E型肝炎ウイルスなどの食品を介して食中毒を起こすものがあり，食品衛生上重要な問題になっている。

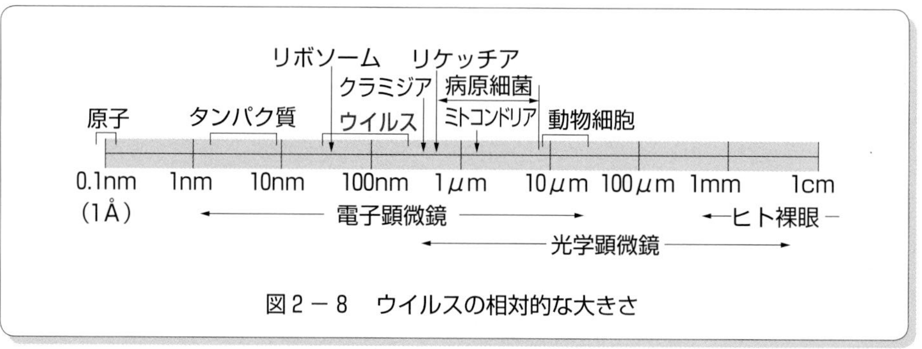

図2－8　ウイルスの相対的な大きさ

1．6　プリオン

プリオン（prion）は，プリオンタンパク質と呼ばれる核酸をもたない感染性のタンパク粒子のことである。1982年，カリフォルニア大学のプルシナー（Prusiner, S. B.）がヒツジの脳に存在するタンパク質に名づけたのが始まりである。プリオンタンパク質は，正常なヒトや動物の細胞に存在するが，正常型プリオンは，何らかの作用で感染性をもつ異常型に変化し，これが神経細胞に蓄積して脳組織にスポンジのような空胞変性を起こすと考えられている（第4章参照）。

2．細菌・ウイルスの増殖と環境条件

2．1　細菌・ウイルスの増殖

（1）細菌

細菌が増殖するためには，遺伝物質であるDNAを複製する必要があるほか，細胞を構成する各成分も正確に分配されなければならない。また，細胞壁に隔壁が作られる必要がある。細菌は適当な発育環境に置かれると，分裂によって対数的にその数を増していくが，細菌の増殖速度は生育する環境条件によって大きく異なる。特に，1個の細胞が分裂によって2個の細胞になるまでに必要な時間を**世代時間**といい，世代時間は菌の種類や培地組成，あるいは温度によって異なる。最適な条件下の場合，大腸菌やサルモネラ属菌は約20分，枯草菌，ボツリヌス菌は約30分，乳酸菌では約25分であるが，腸炎ビブリオのように8分前後と短い細菌もある。世代時間が短いほど増殖のスピードが速くなるため，食中毒の発生防止上は注意が必要となる。

（2）ウイルス

ウイルスは，ゲノムとしてDNAまたはRNAどちらか一方の核酸だけを有し，リボソームやミトコンドリアなどの細胞小器官を持たず，タンパク質合成もエネルギー産生も行うことができない。したがって，自身でタンパク質を合成することが出来ず，必ず生きた細胞に感染し，その宿主細胞のタンパク質合成系を利用してはじめて増殖が可能になることが最大の特徴である。

（3）世代時間と増殖曲線

培養時間に対する細菌数の変化を調べると，最初はわずかな増加に留まる誘導期（遅滞期）から，対数増殖期に入る。ここでは時間とともに細菌数が対数的に増加する。一般に食品は，対数増殖期の前に可食性を失う。その後しばらく一定の細菌数を保つ定常期（静止期）を経過するが，やがて死滅期（衰退期）となり，死滅していく細菌が目立つようになる。このような培養時間と細菌数の関係を示した曲線を**増殖曲線**（Growth curve）という（図2－9）。

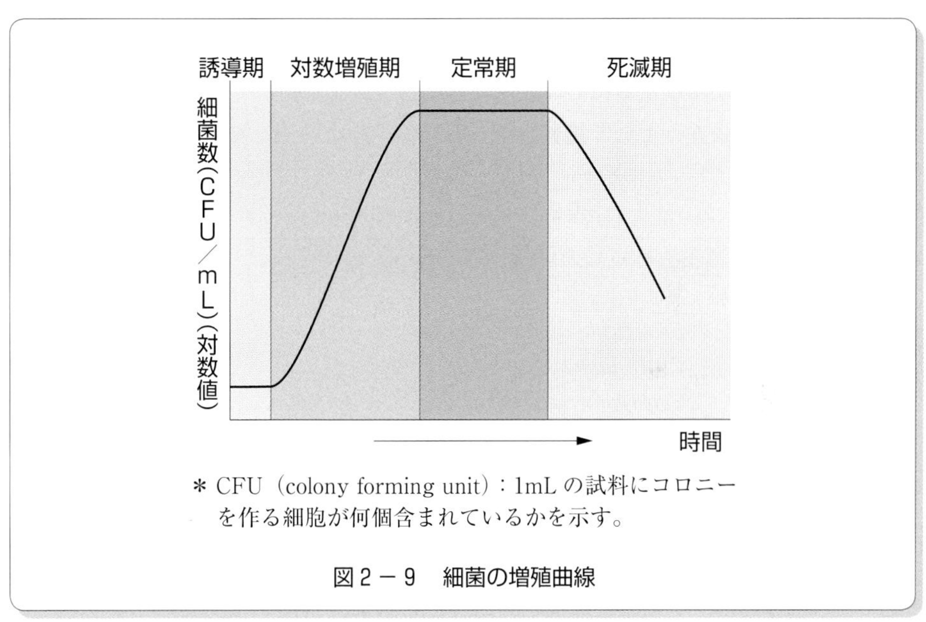

＊ CFU（colony forming unit）：1mLの試料にコロニーを作る細胞が何個含まれているかを示す。

図2－9　細菌の増殖曲線

2．2　細菌の増殖条件

細菌の増殖条件には様々な要因があるが，不適当な条件が一つでもあれば，増殖が停止し，死滅する。このため，細菌の増殖条件を把握することは後述する食品の保存法および食中毒の予防対策にとっても不可欠である。

（1）水分

食品中の水分には，食品成分と結合している結合水と，食品成分と結合していない自由水とがあり，微生物が利用できるのは自由水である。したがって，微生物の増殖条件では，全体の水分含量（%）ではなく，自由水の割合を示した**水分活性**（Water activity：**Aw**）を用いる。水分活性は次式で表す。なお，Poは純水の水蒸気圧，Pは同一温度において食品の示す水蒸気圧である。

$$\mathrm{Aw}\ (\text{水分活性}) = \frac{\mathrm{P}\ (\text{食品の水蒸気圧})}{\mathrm{Po}\ (\text{純水の水蒸気圧})} \quad (0 \leqq \mathrm{Aw} \leqq 1)$$

食品の示す水蒸気圧は純水の水蒸気圧と比べて小さいため，Awは1より小さい値をとり，食品が仮に純水であればAw＝1となる。自由水が少ないほどAwは小さくなるが，微生物の増殖に必要な水分活性は，一般細菌では0.90以上，酵母では0.88以上，カビでは0.80以上である。ただし，耐乾性の酵母やカビなどは0.60程度で増殖するものもある。このことから，Awが0.60以下であればほとんどの微生物の増殖が抑えられるといえる。微生物ごとの最低Awを表2－1に示す。食品を乾燥したり，冷凍したり，塩蔵や糖蔵したりすると，自由水が減少するためAw値は低くなる。

（2）栄養分

細菌が増殖するためには，他の生物と同様に外界から栄養分を摂取しなければならない。栄養分として無機物のみで生育可能な細菌を**独立栄養菌**，有機物を必要とする

表2－1　微生物の増殖に必要な最低水分活性値

菌　　類	Aw
細　菌	
Escherichia coli（大腸菌）	0.94～0.96
Clostridium botulinum（ボツリヌス菌）	0.97
Staphylococcus aureus（黄色ぶどう球菌）	0.86～0.89
Vibrio parahaemolyticus（腸炎ビブリオ）	0.94
Salmonella Newport（サルモネラ属菌）	0.94～0.95
Bacillus subtilis（枯草菌）	0.93～0.95
その他大部分の細菌	＞0.90
酵　母	
Saccharomyces cerevisiae（パン酵母）	0.90～0.92
Zygosaccharomyces rouxii（醤油酵母）	0.60～0.61
Candida utilis	0.94
その他大部分の酵母	＞0.88
カ　ビ	
Mucor plumbeus	0.93
Rhizopus nigricans	0.93
Aspergillus spp.	0.68～0.88
Penicillium spp.	0.80～0.90
Monascus（*Xeromyces*）*bisporus*	0.61

細菌を**従属栄養菌**という。食品衛生で問題となる食中毒菌や腐敗微生物の大部分は従属栄養菌であり，炭素源，窒素源，無機塩類，ビタミン類などを必要とする。吸収されたこれらの栄養分は，微生物の体内の代謝経路によって分解され，微生物の増殖維持に必要なエネルギー源となる。放置された食べ残し食品や不適切に保存された食品などは細菌の増殖を促し，食中毒の原因となり得る。

（3）温度

細菌はかなり広い温度帯で増殖することができるが，それぞれの菌には増殖に最も適した温度があり，それより高くても低くても増殖速度は低下する。また，増殖可能な最低温度と最高温度があり，最高温度以上になると急激に死滅し，最低温度以下になると活動を停止する。このように増殖可能な温度領域によって，**低温菌**，**中温菌**，**高温菌**に分類することができる。

主な細菌の増殖温度を表2－2に示した。低温菌は，生育最適温度が15～25℃付近であり，グラム陰性の桿菌が多い。強力なタンパク質分解作用をもつプロテアーゼやリパーゼを産生するものがあり，低温貯蔵の動物性食品（牛乳，畜肉，鶏肉，鮮魚介類など）の腐敗，変敗の主要な原因菌となっている。中温菌は，生育最適温度が25～40℃の細菌であり，自然界にも広く分布している。ヒトおよび多くの哺乳動物の病原菌や食中毒菌および各種食品の腐敗微生物がある。特に多くの食中毒菌や感染症菌などは35～37℃を最適温度としている。高温菌は，生育最適温度が50～60℃の高温であり，缶詰の腐敗などを起こすものがある。

表2－2　微生物の増殖温度（℃）

	最低	最適	最高	例
高温(細)菌（thermophiles）	30～45	50～60	70～90	缶詰の腐敗菌など
中温(細)菌（mesophiles）	5～10	25～40	45～55	食中毒菌，病原菌など
低温(細)菌（psychrophiles）	－5～5	15～25	30～35	低温貯蔵食品の腐敗菌など

（4）酸素

高等動植物は，呼吸のために酸素が必要であるが，微生物のなかには酸素があるとむしろ増殖できず，死滅してしまう菌もある。微生物を酸素の要求性により分類すると，表2－3のようになる。**好気性菌**は，酸素がないと増殖できない菌で，枯草菌や結核菌などがある。**偏性嫌気性菌**は，酸素があると有害であるため，酸素のない条件で増殖する菌で，ボツリヌス菌やウエルシュ菌などがある。通常，嫌気性菌と呼ばれる。**通性嫌気性菌**は，酸素の有無にかかわらず増殖する細菌で，大腸菌などの腸内細菌や腸炎ビブリオなど，重要な細菌が多く含まれる。ほかに，3～15％程度の酸素濃度でしか増殖できない**微好気性菌**もあり，これの一例としてカンピロバクターがある。

表2－3　微生物の酸素要求性

分類	性質	例
好気性菌 (aerobes)	酸素がなければ増殖できない菌	カビ類，シュードモナス属菌，枯草菌，結核菌など
偏性嫌気性菌 (obligate anaerobes)	酸素があると増殖できない菌	ボツリヌス菌，酪酸菌，ウエルシュ菌など
通性嫌気性菌 (facultative anaerobes)	酸素があってもなくても増殖できる菌	腸炎ビブリオ，ぶどう球菌，セレウス菌，大腸菌など
微好気性菌 (microaerophiles)	酸素濃度（約3～15%）でしか増殖できない菌	カンピロバクターなど

（5）水素イオン濃度（pH）

一般に，細菌は中性から弱アルカリ側（pH7～7.5）に最適（至適）pH領域があり，酵母やカビは酸性側（pH4～6）に最適pHがある（図2－10）。pH3以下あるいは10以上では生育することができないものが多い。そのため，酸性を示す食品では，カビや酵母が増殖しやすく，中性から弱アルカリ性を示す食品では，細菌などが増殖しやすい。ただし，酢酸菌や乳酸菌などは強い酸性領域で生育可能である。また，食品中での細菌の増殖抑制効果を同じpHで比較すると，無機酸より有機酸の方が強い。

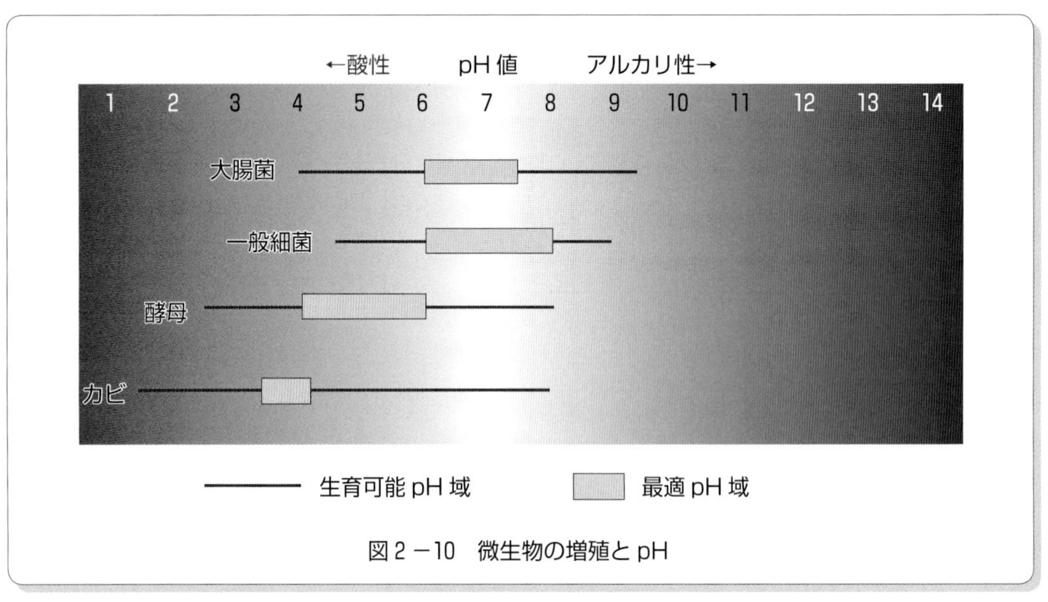

図2－10　微生物の増殖とpH

（6）浸透圧

大部分の細菌は，生理食塩水の塩濃度（NaCl）0.9%程度が最適な浸透圧になり，この濃度を超えると増殖が抑制される。しかし，海洋細菌の腸炎ビブリオやコレラ菌のように3％程度の塩濃度で最もよく増殖する好塩菌や，黄色ぶどう球菌のように7.5％の塩濃度でも増殖できる耐塩菌も存在する。一方，高濃度の糖質が溶解している場合（シロップ漬け）も浸透圧が高くなり，微生物の増殖を抑制する効果がある。

2. 3　薬剤耐性菌

抗生物質を含む抗菌薬の発見は，人類をこれまで長く脅かしてきた感染症の恐怖から解放し，多くの人間の命を救ったことから，20世紀最大の発見の一つといえる。しかし，抗菌薬が広く利用されるようになった今日，これらに耐性を持った多くの**薬剤耐性（antimicrobial resistance：AMR）菌**が出現してきており，人，動物，環境を巻き込んだ総合的な対策が急務となっている。

（1）抗菌薬と抗菌作用

1928年，英国の細菌学者フレミングが最初の抗生物質であるペニシリンを発見して以来，ストレプトマイシン，クロラムフェニコールなどの数多くの抗生物質が単離されるようになった。一般に，微生物によって生産され，他の微生物の増殖を抑えて生育を抑制する化学物質のことを抗生物質（antibiotics）という。その後，抗生物質の性状が明らかになってくると，こうした抗菌作用を持った化学物質が人工的に合成されるようになり，これまでの抗生物質も含め，ひろく**抗菌薬**（antibacterial agents）と呼ばれるようになった。また，いくつかの抗菌薬の中には，細菌などの微生物に対する抗菌作用だけでなく，がん細胞の生育を抑制する生理活性なども認められている。

抗菌薬の抗菌作用のメカニズムとしては，①ペプチドグリカンなどの細胞壁構成成分の合成阻害，②リボソームに結合しその機能を抑えることによるタンパク質の合成阻害，③DNAやRNAなどの核酸の合成阻害，④細胞膜の脂質の分解やその透過性を高める作用などがあり，いずれも細菌の増殖や生育に必要な様々な段階を阻害することによって抗菌作用が達成される。これ以外にも，細胞のエネルギー代謝や補酵素の合成などを阻害する場合もある。最初に発見されたペニシリンは，細胞壁の合成を阻害するβ－ラクタム系の抗生物質である。その後も，セファム系やモノベクタム系，さらにはカルバペネム系などの抗菌薬が次々に実用化されてきた。

（2）薬剤耐性菌とその問題

感染症に対して，大きな効力を発揮した抗菌薬も，その利用が始まると間もなく，それらに耐性を備えた**薬剤耐性菌**が現れるようになった。現在，医療現場や畜産業界など，世界中で大量の抗菌薬が使われており，新しい抗菌薬の開発と新たな薬剤耐性菌の出現が交互に起きているような状況である。

薬剤耐性菌の出現は，感受性を持った細菌の持つ遺伝子が突然変異を起こして変化するか，感受性細菌が別の耐性細菌から薬剤耐性遺伝子を獲得するかのいずれかで起こりうる。このうち，薬剤耐性遺伝子の獲得は，接合時に薬剤耐性因子（R因子，p.16）

のようなプラスミドによって運ばれる場合と，バクテリオファージから形質導入によって持ちこまれる場合が考えられる。特に，いくつかの耐性遺伝子をセットで有するプラスミドによる媒介は，短時間のうちに多剤耐性菌の出現を容易にするため，非常に大きな問題となっている。

現在特に問題となっている耐性菌は，ペニシリン耐性肺炎球菌，メチシリン耐性黄色ぶどう球菌（MRSA），バンコマイシン耐性腸球菌（VRE），多剤耐性アシネトバクター，カルバペネム耐性腸内細菌科細菌などである。

（3）薬剤耐性問題への対策

抗菌薬は病院での治療に幅広く使用されているため，薬剤耐性菌の院内感染が問題になってきている。それに加え，耐性菌が市中に広がることもあり，市中感染への対策も急務となっている。一方，人間だけでなく，畜産動物や愛玩動物などを含む動物への抗菌薬の使用が大きな割合を占めるようになり，人間と動物，それらを取り囲む環境を一体化したワンヘルス・アプローチによる取組みが提唱されている。WHO（世界保健機関）は，2011年の世界保健デーにおいてこの問題を取り上げ，各国に注意を喚起した。日本においても，2016年に**薬剤耐性対策アクションプラン**が提起され，抗菌薬の適切な使用の推進を含む6つの分野目標を定めた取組みが始まっている（表2－4）。特に，食品生産の現場と直結する畜産業界においては，抗菌薬の代替となりうる動物用ワクチンの開発・実用化や，飼育管理を徹底することにより，抗菌薬そのものの使用量の削減が計られている。また，食品衛生上の観点から，その徹底のためにHACCP導入推進の取組みが重点的に行われている。

表2－4　薬剤耐性（AMR）対策の6分野と目標

分野	目標
1　普及啓発・教育	国民の薬剤耐性に関する知識や理解を深め，専門職等への教育・研修を推進する
2　動向調査・監視	薬剤耐性及び抗微生物剤の使用量を継続的に監視し，薬剤耐性の変化や拡大の予兆を適確に把握する
3　感染予防・管理	適切な感染予防・管理の実践により，薬剤耐性微生物の拡大を阻止する
4　抗微生物剤の適正使用	医療，畜水産等の分野における抗微生物剤の適正な使用を推進する
5　研究開発・創薬	薬剤耐性の研究や，薬剤耐性微生物に対する予防・診断・治療手段を確保するための研究開発を推進する
6　国際協力	国際的視野で多分野と協働し，薬剤耐性対策を推進する

出典）厚生労働省：薬剤耐性（AMR）対策アクションプラン2016-2020，2016

3．食品の変質

3．1　食品の変質機序

食品が時間とともに劣化して可食性を失うことを変質というが，変質を引き起こす主な原因として，微生物による分解や食品中の酵素反応などが考えられる。変質は大きく3つに分けられ，タンパク質が腐敗微生物によって分解され，低分子の物質に変化することを**腐敗**（putrefaction），タンパク質以外の脂質や糖質類が微生物その他の影響で変質することを**変敗**（deterioration），油脂が酸素，光，金属，酵素などの影響で悪臭，変色，風味などの劣化を起こすことを**酸敗**（rancidity）という。また，糖質類が微生物により嫌気的に分解され，有益なアルコールや各種有機酸などを作り出す場合には，これを**発酵**（fermentation）と呼んで区別する。

食品にはタンパク質，糖質，脂質などが混在しているため，腐敗，変敗，酸敗などの現象はほぼ同時に進行し，様々な分解物が生成する（図2－11）。通常，“くさる（腐る）”という表現は細菌による食品の劣化や可食性を失うことを指す。一般に，細菌はタンパク質を直接分解する作用は弱いが，自己消化などでペプチドやアミノ酸が生じると，アンモニアやアミンまで速やかに分解する。特に，タンパク質を構成するアミノ酸の分解については，好気性細菌と嫌気性細菌でその機序が異なる。すなわち，好気性菌や通性嫌気性菌の場合は，食品表面で増殖し，好気的条件下で脱アミノ反応によりアンモニアを放出し，脂肪酸やケト酸などの有機酸を生成する。嫌気性菌の場合は，食品内部で増殖し，嫌気的条件下の脱炭酸反応で二酸化炭素（炭酸ガス）を放出し，アミンを生成する（図2－12）。特に，ヒスチジンを多く含む食品の腐敗（ヒス

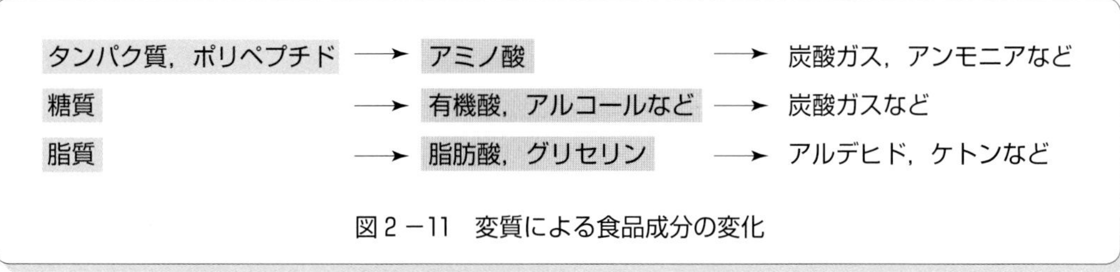

図2－11　変質による食品成分の変化

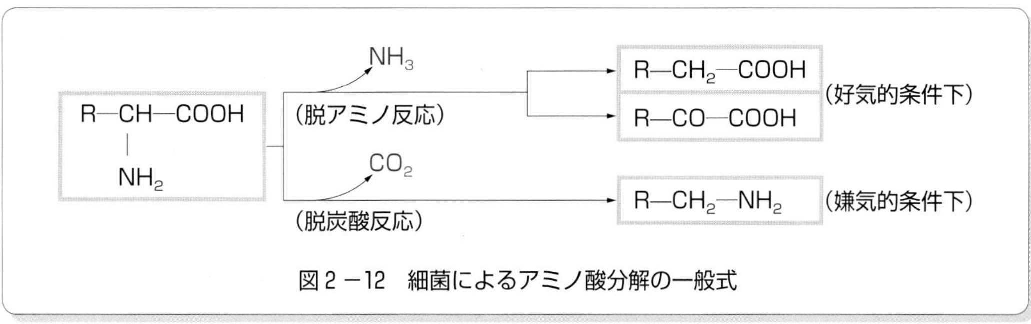

図2－12　細菌によるアミノ酸分解の一般式

タミン生成細菌の増殖）ではヒスタミンが生成し，アレルギー性食中毒を起こす場合もある（p.118）。

3. 2　食品の変質指標

腐敗に関与する微生物（腐敗微生物）は，自然環境で生息する細菌，カビ，酵母などで，特定の腐敗微生物が存在しているというわけではない。また，食品中のミクロフローラの変遷によっても腐敗微生物の種類は変化する。食品の変質は，その原因となる細菌数の変化や変質に伴って生じる生成物などを測定することで，その状況を判定することができる。食品の変質指標としては，腐敗によって増殖する細菌数を測定する生物学的指標と，様々な腐敗生成物の生成量を測定する化学的指標がある。

（1）生物学的指標

通常の食品には必ず細菌汚染があり，細菌数が高くなれば品質が劣化し，腐敗となる。食品1gあたりの生菌数が，10^7～10^8個検出されれば，初期腐敗とみなされる。適当な栄養培地で培養し，希釈後の菌体数を計測する生菌数測定と，顕微鏡下の染色像を計測する直接鏡検法がある。ただし，後者は死菌も数えるため総菌数となる。

（2）化学的指標

1）揮発性塩基窒素（VBN）

食品中に含まれるタンパク質を構成しているアミノ酸の分解に伴い，アミンやアンモニアなどの窒素化合物が増加する。これらを**揮発性塩基窒素**（volatile basic nitrogen：VBN）といい，定量すると腐敗の程度がわかる。初期腐敗の判定は，肉類で20mg/100g，魚介類で30～40mg/100gである。ただし，サメなどの尿素含有量が多い魚類は，アンモニアによりVBNが多く生成されることから判定には使えない。

2）トリメチルアミン（TMA）

トリメチルアミン（trimethylamine：TMA）は魚臭（魚肉の生臭さ）の原因物質である。新鮮な魚肉に含まれるトリメチルアミンオキシド（無臭）が，細菌の還元酵素によって還元されて生成される。TMAはアンモニアよりも早く生成されることから，しばしば初期腐敗の判定に利用される。初期腐敗の判定は4～12mg/100gである。

3）水素イオン濃度（pH）

変敗によって炭水化物などから有機酸が生じると**pH**は低下する。例えば，米などの炭水化物が多い食品では，pHの低下が顕著となる。一般に，食品の変質に伴ってpHはわずかに低下し，その後，腐敗が進行するとタンパク質の分解による脱アミノ反応も進行するため，pHは上昇に転じる場合もある。このように食品のpHは時間とともに変動する場合が多く，変質指標としての取り扱いには注意を要する。

4）K値

新鮮な魚肉には核酸の構成成分であるヌクレオチドが多量に存在するが，ヌクレオチドの一種であるATPは，鮮度が低下するとともに次のように分解されていく。

ATP（アデノシン三リン酸）→ADP（アデノシン二リン酸）→AMP（アデノシン一リン酸）→IMP（イノシン酸）→HxR（イノシン）→Hx（ヒポキサンチン）。

K値は，ATPおよびその分解生成物全量に対するイノシンとヒポキサンチンの量の割合（%）で，次のように表される。

$$\text{K値（\%）}=\frac{\text{HxR}+\text{Hx}}{\text{ATP}+\text{ADP}+\text{AMP}+\text{IMP}+\text{HxR}+\text{Hx}}\times 100$$

ATPの分解は非常に速いためK値は感度がよく，魚介類や食肉の**鮮度判定**にも利用される。K値が60%以上になると，初期腐敗と判定される。

（3）官能試験

食品が初期腐敗に至ると，色やにおい，あるいは味や弾力性に様々な変化が生じ，それらはヒトの五感によって捉えることができる。特に，腐敗に伴う悪臭は腐敗臭と呼ばれるが，アンモニア，トリメチルアミンのような揮発性塩基窒素類，酢酸や酪酸のような揮発性酸類，硫化水素のような硫化物などが考えられる。そこで，食品の色調，臭気，味覚や食感の変化などを調べることも食品の腐敗状態を判定する重要な指標となる。ただし，このような**官能試験**は個人差が大きいため，結果の判定には注意を要する。現在では味覚センサーのような測定装置も開発されている。

（4）油脂の変質

油脂（主にトリグリセリド）および油脂を多く含む食品は，保存状態が悪かったり，加熱したりすると風味が悪くなり，不快臭を発するようになる。これに伴って油脂中の高度不飽和脂肪酸が減少し，さらには有毒成分が生じて可食性を失う。このような油脂の変質を**変敗**または**酸敗**という。

油脂は光，熱，放射線などにより脱水素してフリーラジカル（L・）となり，さらに酸素と反応してパーオキシラジカル（LOO・）となる。このパーオキシラジカル（LOO・）は未反応の不飽和脂肪酸（LH）から水素ラジカルを引き抜き過酸化脂質（LOOH）となる。水素を引き抜かれた油脂ラジカル（L・）は酸素と反応して，LOO・となって，さらに未反応の不飽和脂肪酸の水素ラジカルを引き抜く。この反応は，酸素の存在下で連続的に進行することから，油脂の**自動酸化**と呼ばれる。ここで生成した過酸化脂質は，徐々に分解して短鎖脂肪酸，アルデヒド，アルコール，ケトンなどの二次生成物を生じる。アルデヒドは悪臭の原因となり，毒性を示すものもある（図2－13）。

油脂の変質の程度を知る方法として，理化学的方法では**酸価**（acid value：AV），**過酸化物価**（peroxide value：POV）などがあり，その他，官能試験や指示薬による方法などもある。酸価は，油脂の加水分解によって生じた遊離脂肪酸や自動酸化の二次生

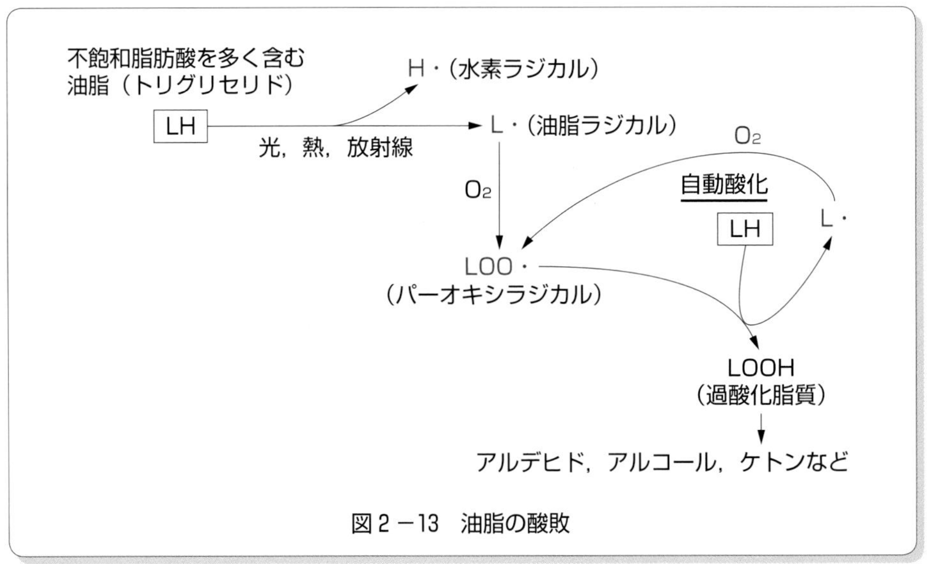

図2－13　油脂の酸敗

成物として生じた脂肪酸の量を測定するもので，「試料1g中に含まれる遊離脂肪酸を中和するために必要な水酸化カリウムのmg数」であらわされる。過酸化物価は，油脂の自動酸化によって生成した過酸化物の量を測定するもので，「油脂1kgにヨウ化カリウムを添加したとき遊離するヨウ素のmg当量数」であらわされる。

これらの指標は油脂の酸敗による事故を防止するために用いられており，食品・食品添加物等規格基準では，即席めん類，油脂で処理した菓子に成分規格や指導要領が定められている（表2－5）。

表2－5　油脂および油脂性食品の規格基準

即席めん類	成分規格 保存基準	含有油脂の酸価が3以下または過酸化物価が30以下 直射日光を避けて保存
食用油	規　格	未精製油　酸価0.2～4.0以下 精製油　酸価0.2～0.6以下 サラダ油　酸価0.15以下
食用精製加工油脂	規　格	酸価が0.3以下，過酸化物価が3.0以下
油揚げ菓子（油脂分が10%以上のもの）	指導要領	直射日光，高温多湿を避ける {酸価が3を超え，過酸化物価が30を超えるもの 酸価が5を超えるか，過酸化物価が50を超えるもの} は販売できない

（5）酸敗の防止

油脂の酸敗を防止するための方法としては，次のようなものがある。

① 真空包装，不活性ガス置換，脱酸素剤による酸素からの遮断
② 不透明あるいは着色容器，包装による光の遮断
③ 低温での保存
④ 金属の除去あるいは金属との接触防止

⑤　酸化防止剤の使用

4．食品の保存法

前節までみたように，食品の変質は主として微生物によって起こる。微生物は食品成分を分解しエネルギーを得て増殖し，食品は腐敗するため可食性が失われる。つまり，食品を保存するには微生物をいかに制御するかが重要である。

4．1　冷蔵・冷凍

微生物の増殖，酵素反応や酸化反応，青果物の呼吸は環境温度に依存しており，いずれも環境を低温にすることで反応速度を抑制することができる。低温保存は温度帯により，冷蔵，新温度帯，冷凍の3つに大きく分類される（表2－6）。

表2－6　食品の低温保存法の分類と特徴

名称		温度（℃）	特徴	保存する食品例
冷蔵		0～10	・青果物は呼吸している ・増殖する微生物も存在	多くの食品
新温度帯	チルド	－5～5	・氷結点に近く，低温かつ非凍結状態（0℃程度で運用）	食肉
	氷温冷蔵	－2～0.5	・氷結点付近の温度で保存	野菜・魚介類
	パーシャルフリージング	－5～－2	・食品の表面は凍結しているが，内部は未凍結（－3℃程度で運用） ・低温菌増殖の抑制が可能	食肉・魚介類
冷凍		－15（食品衛生法） －18（国際規格）	・微生物の増殖，化学反応が概ね停止する ・長期保存が可能	多くの食品

冷蔵は0～10℃での保存である。微生物の増殖や酵素反応はある程度抑えられるものの，完全に止めることはできない。特に，一部の低温細菌は増殖可能である。また，バナナやさつまいもなど青果物の中には**低温障害**を起こすものが存在する。

新温度帯は－5～5℃で保存する方法であり，保存温度によりチルド，氷温冷蔵，パーシャルフリージングなどに分けられる。共通する特徴は，冷蔵よりも低温であることから鮮度保持効果が高く，また，完全に凍結はしないことから，凍結により発生しうる食品の劣化を避けることができる。**チルド**は0℃付近で保存する方法であり，主に食肉の保存に用いられる。**氷温冷蔵**は食品の氷結点（－2～0.5℃）付近で保存する方法で，主に野菜や魚介類の保存に用いられる。**パーシャルフリージング**は氷結点より若干低温で保存することで，食品の表面のみを凍結し内部は未凍結の状態で保存する方法である。食肉や魚介類の保存に用いられ，食品表面を凍結させることで，冷蔵では困難であるような細菌の増殖抑制が可能である。

冷凍は食品を氷結点以下の温度で凍結して保存する方法で，食品衛生法上では，－15℃以下で保存することになっている。冷凍することによりほとんどの微生物は活動を休止し，酵素反応も抑制されることから，長期保存が可能である。食品を冷凍する際は，**最大氷結晶生成帯**（－1～－5℃）を速やかに通過する**急速凍結**を行うことで，氷結晶生成による細胞の損傷を抑えることが可能である（図2－14，2－15）。

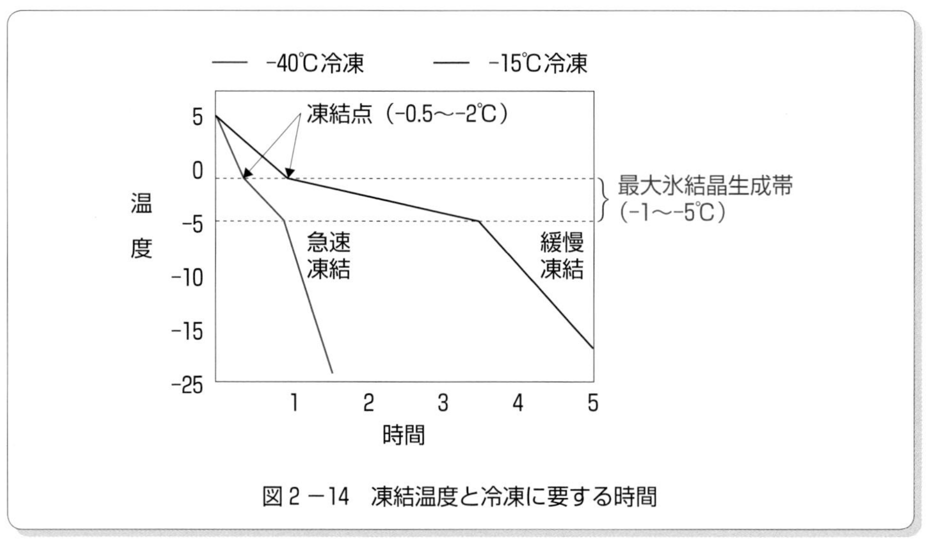

図2－14　凍結温度と冷凍に要する時間

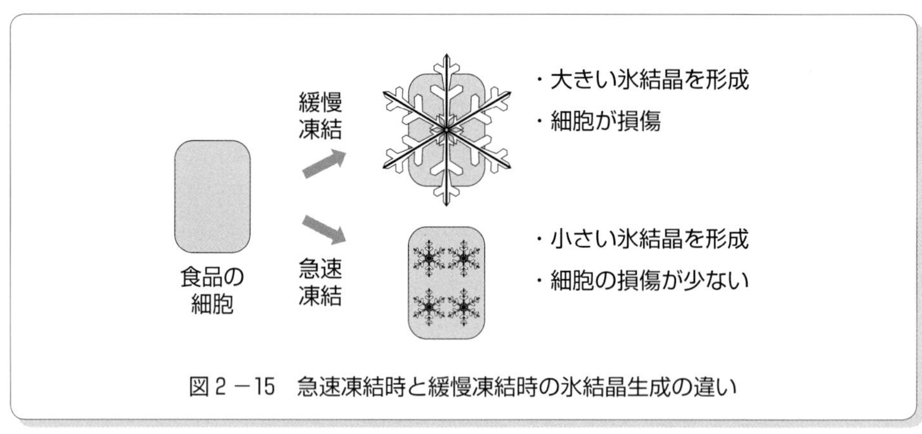

図2－15　急速凍結時と緩慢凍結時の氷結晶生成の違い

4．2　乾燥およびくん煙

微生物は栄養成分の取り込み，老廃物の排出を，いずれも水を介して行う。したがって，食品中で微生物が増殖するには水が不可欠である。**乾燥**や**くん（燻）煙**は，食品から水分を除去することで**水分活性**（p.20）を低下させ，微生物の増殖を抑え，保存性を高める方法である。

（1）乾燥

食品の乾燥方法は自然乾燥と人工乾燥に分けられる。**自然乾燥**は天日乾燥のように太陽の熱や風を利用した方法である。安価に行えることが利点であるが，乾燥に時間を要し，天候に左右され，製品の品質を安定させることが難しい。**人工乾燥**は人工熱源による乾燥方法であり，乾燥時間の短縮や一定した品質の製品の供給が可能であるが，設備投資が必要である。さらに人工乾燥は圧力条件により，常圧乾燥，減圧乾燥，加圧乾燥の3種類に分けられる（表2－7）。特に**真空凍結乾燥**は，低温で乾燥させることにより食品の変質を抑えることができる。この方法では水分が凍結後昇華により失われるため，食品の組織が維持される。そのことで食品に水を加えた際の復元性が良く，また，真空状態であることから酸化が起こらず，食品の長期保存が可能である。

（2）くん煙

くん（燻）煙はサクラ，ナラ，クヌギ，カシなどの木を不完全燃焼させて発生させた煙により食品を燻(いぶ)す方法である。くん煙により食品は乾燥し，水分活性が低下する。また，煙にはアルデヒド類やフェノール類など抗菌性を持つ物質が多数含まれている。このような成分により食品の表面に被膜が形成され，強い抗菌性を持つとともに食品内部が保護される。くん煙は温度により冷燻法，温燻法，熱燻法の3つに分けられる（表2－8）。温燻法や熱燻法はくん煙による風味付けが主な目的であり，水分は50％以上含まれることから保存性は低い。

表2－7　乾燥方法の分類と特徴

圧力条件	乾燥方法	特徴	食品例
常圧乾燥	熱風乾燥	・食品に乾燥した熱風を送り，水分を水蒸気として除去	各種食品
	噴霧乾燥	・液状の食品を熱風中に噴霧し，急速に水分を除き乾燥	インスタントコーヒー等
	被膜乾燥	・ペースト状の食品を加熱ドラムの表面に薄く塗りつけて乾燥	マッシュポテト等
	油煤乾燥	・食用油の中で食品を短時間加熱，水分を水蒸気に変えて乾燥	インスタント麺等
減圧乾燥	真空乾燥	・減圧によりより低温で乾燥が可能であり，食品の変質が少ない ・真空状態のため，食品が酸化しない ・水を加えた際の復元性が良い	インスタントコーヒー，インスタントスープ等 各種食品
	真空凍結乾燥	・水分を凍結後，昇華，乾燥するため多孔質になり，吸湿性が高い	
加圧乾燥		食品を容器ごと加熱し圧力が上昇後，一気に減圧し瞬間的に水分を水蒸気にして乾燥	ポン菓子

表2－8　燻製方法の分類と特徴

方法	温度（℃）	期間	特徴
冷燻法	10～30	1～3週間	長期間の燻煙により硬くなるが，水分が40％以下になるため保存性が良い
温燻法	50～90	数時間～数日	風味付けが主目的であり，水分が50％以上のため保存性は低い
熱燻法	120～140	2～4時間	高温，短時間処理により表面は凝固し，内部は柔らかいが，保存性は低い

4. 3　塩漬・砂糖漬

青果や畜肉は，ジャムや漬物，塩辛など，塩や砂糖を加えることで長期間保存が可能である。このように高濃度の塩や砂糖に食品を漬け込む保存方法は，塩蔵，糖蔵とも呼ばれ伝統的に使用されてきた。次に挙げる2つの原理により食品中の微生物の増殖が抑制され長期保存が可能になる。

第一は，塩や砂糖を加えることによる水分活性の低下である。食品中の自由水は，加えられた塩や砂糖により結合水となり，水分含量は同じでも自由水の割合が低下する。塩と砂糖をそれぞれ同じ濃度（%）で食品に添加した場合，水分活性の低下は塩の方が大きい。これは塩と砂糖では分子量が大きく異なり，同濃度の溶液に含まれる分子数が異なる（塩の方が多い）ためである。

第二に，高濃度の塩や砂糖による浸透圧上昇の影響である。**浸透圧**が高い中では，半透膜に覆われた微生物や食品の細胞は脱水される。その結果，食品中の水分活性が低下するとともに，微生物細胞から生育に必要なミネラル類が流出し，微生物の増殖が困難になる。一般的な微生物であれば5～10%程度の食塩添加や50%程度の砂糖の添加で生育が阻害される。ただし，13%以上の塩分濃度でも増殖できる耐塩性微生物も存在する。

4. 4　加熱殺菌

食品の変質は微生物の影響が大きいことから，食品に存在する微生物を殺菌することは食品の衛生管理上重要な方法の一つであるが，この最も一般的な方法が加熱による殺菌である。**加熱殺菌**が用いられる代表的な食品は缶詰，びん詰め，レトルト食品などである。

（1）加熱殺菌条件

加熱殺菌の温度は対象とする微生物の種類や食品成分，食品の品質へ与える影響を考慮し決定する。一般的なカビは60℃，5～10分の加熱で，酵母は50～60℃，10～15分の加熱で殺菌が可能である。細菌の場合，種類によって熱抵抗性が異なり，特にボツリヌス菌の芽胞は熱抵抗性が高く，121℃，4分の加熱が必要である。

食品の性状によっては，より低い温度で殺菌することも可能である。食品に微生物の増殖抑制成分（塩，砂糖，酸等）が含まれていた場合，その食品成分による微生物の生育抑制が相乗的に期待される。特に缶詰の場合，食品のpHがボツリヌス菌の生育限界pHである4.6以上か未満かにより加熱殺菌条件が大きく異なる。pH4.6未満の酸性食品であれば，仮にボツリヌス菌の芽胞が食品中に残存したとしても発芽が抑制されることから，100℃以下の加熱条件で殺菌可能である。一方，pH4.6以上の中性食品の場合，酸による生育抑制が期待できないことから，加圧下で100℃以上の加熱が必要である。

(2) D値とZ値

加熱殺菌条件を決めるために利用されるのがD値やZ値である。**D値**はある細菌を一定温度で加熱した際の細菌数の変化を表した**熱死滅曲線**（図2－16）から求められる。D値は加熱によって細菌数を1/10に減少させるのに必要な時間を表しており，細菌種により異なる。

Z値はD値の時間を1/10に短縮するために必要な温度増加幅を表し，**加熱致死時間曲線**から求められる（図2－17）。

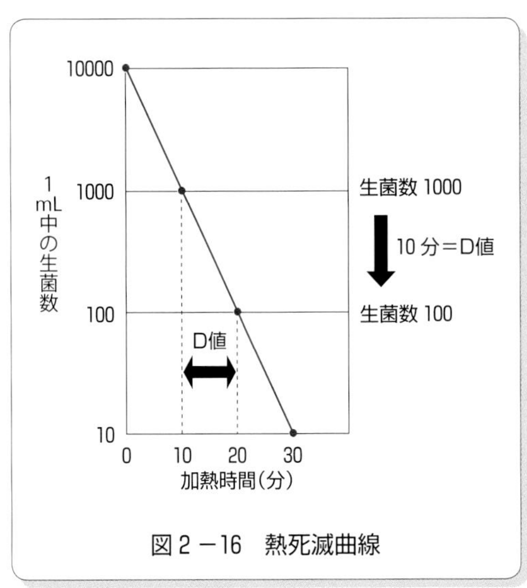

図2－16　熱死滅曲線

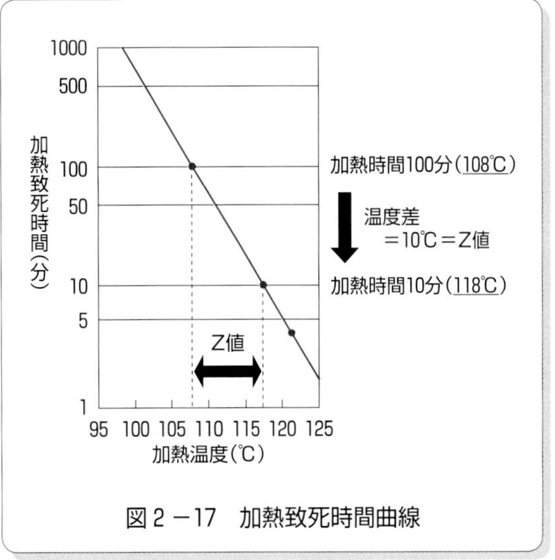

図2－17　加熱致死時間曲線

(3) 牛乳の加熱殺菌指標

牛乳はヒトにとって栄養価の高い食品であるが，それは微生物にとっても同様である。牛乳の原料生乳は搾乳から工場搬入までの間に微生物による汚染を受ける。日本では食品衛生法に基づく「乳及び乳製品の成分規格等に関する省令（**乳等省令**）」により，牛乳の成分規格として「細菌数が1 mLあたり5×10^4以下，大腸菌群陰性」と定められている。そして，牛乳の製造方法の基準として「保持式により63℃で30分間加熱するか，又はこれと同等以上の殺菌効果を有する方法で加熱殺菌すること」と規定されている。

牛乳の殺菌方法は加熱温度と加熱時間により5つに分類される（表2－9）。国内で主流の方法は，**超高温瞬間殺菌法**である。また，低温保持殺菌法，高温短時間殺菌法，高温保持殺菌法を用いた製品も製造されている。これらの殺菌方法は牛乳の品質は維持しつつ，有害な病原微生物の殺菌を目的として行われる。近年では，超高温滅菌法を用いた牛乳が製造されている。この方法により加熱された牛乳は無菌状態となり，パッケージに無菌充填することで常温で60日間保存可能である。このような牛乳は，**ロングライフ牛乳**（LL牛乳）と呼ばれている。

表２－９　牛乳の殺菌方法の分類

名称	温度	時間
低温保持殺菌法 (LTLT 法：Low-Temperature Long-Time pasteurization method)	63～65℃	30分
高温保持殺菌法 (HTLT 法：High-Temperature Long-Time pasteurization method)	75℃以上	15分間以上
高温短時間殺菌法 (HTST 法：High-Temperature Short-Time pasteurization method)	72℃以上	15秒間以上
超高温瞬間殺菌法 (UHT 法：Ultra High Temperature method)	120～130℃	２～３秒
超高温滅菌法	135～150℃以上	１～４秒間

4．5　真空包装・脱酸素剤

大気中の酸素は，ヒトをはじめとした多くの生物に必須であるが，食品の保存という観点からは，好気性微生物の増殖，食品成分の酸化，青果物の呼吸による劣化など，品質低下の要因にもなる。食品の品質を維持するためには，食品周辺から酸素を除去することもひとつの有効な方法となる。

(1) 真空包装

食品を保存する容器や包装内部の酸素を除去し，真空状態にして密閉する方法である。食肉加工品，水産加工品，総菜などに幅広く用いられ，近年，**低温真空調理法**も注目されている。容器包装内の酸素が除去されていることから，食品の酸化による変敗の抑制には非常に効果的である。微生物制御に関しては，カビをはじめとした好気性の微生物の増殖を抑制することが可能であるが，ボツリヌス菌のような偏性嫌気性菌は生育しやすい環境と考えられる。

(2) 脱酸素剤

脱酸素剤は，食品とともに密閉容器内に封入する薬剤で，包装内の酸素や外部から透過する酸素を取り除き，食品の貯蔵性を向上させる。主な脱酸素剤の素材は鉄である。脱酸素剤中の鉄が包装内の酸素と反応して酸化鉄になる反応を利用し，包装内の酸素濃度を0.1％以下まで低下させることができる。

4．6　食品添加物

食品衛生法により食品に使用可能な添加物は限定されており，食品の保存目的で使用可能な添加物は，保存料，防カビ剤，殺菌料，酸化防止剤である（第６章）。

4．7　紫外線

加熱以外の微生物の殺菌方法として電磁波が利用されている。中でも波長210～296nm の間にある**紫外線**は殺菌力を持つことが知られており，殺菌灯では260nm

(253.7nm が最も殺菌力が強い）の紫外線が使われている。生物が持つ DNA は紫外線を吸収すると損傷することがあり，DNA の変異等が誘発され，結果的に微生物が死滅すると考えられている。紫外線による殺菌はあらゆる微生物に有効と考えられるが，紫外線への微生物の感受性は種類によって異なり，一般にカビや芽胞は抵抗性が強い。紫外線は物質透過力が低いことから，殺菌可能な範囲は物質の表面に限られる。また，紫外線の酸化力が強いため食品の殺菌に利用することは困難である。飲料水，調理器具や食品を取り扱う空間の空気の殺菌に主として用いられている。

4．8　放射線

放射線を出す物質（元素）を放射性物質という。**放射性物質**のうち，ウラン235（^{235}U）やプルトニウム239（^{239}Pu）は原子力発電用核燃料として利用される。

また，放射線を利用した**放射線照射食品**がある。放射能汚染食品としばしば混同されるがまったく意味の異なる食品である。1952年に放射線のジャガイモの発芽防止効果が報告されて以来，米国を中心に**放射線照射食品**の研究が進められた。放射線照射食品は殺菌，殺虫，発芽防止，熟度遅延などの目的で，食品にガンマ線やベータ線などの放射線を照射したもので，線源としては**コバルト60**（^{60}Co）や**セシウム137**（^{137}Cs）などが用いられる。この方法は，食品の温度を上昇させないため，加熱殺菌が難しい香辛料，生鮮食品（肉類），冷凍食品などに利用され，しかも包装したままで殺菌・殺虫できるという利点をもつことから，多くの国々で使用が許可されている（表２－10)。日本では^{60}Co による**ジャガイモの発芽防止**のための使用以外は禁止されている。

放射線を照射することにより，食品自体が放射能汚染されることはない。懸念されるのは放射線によって成分変化が起こり，その成分による被害が生じる場合である。しかし，現在許可されている線量（表２－11）以下の照射であれば大きな問題のないことが確認されている。

日本国内においては照射食品の輸入が規制されており，しばしば，検疫所において違反の照射食品が発見されている。

表2－10　各国の照射許可及び実用化品目

国名	照射食品名														
	豆類	鶏肉	魚（含む冷凍）	ニンニク	肉類	タマネギ	パパイヤ	ジャガイモ	米	エビ（含む冷凍）	香辛料	イチゴ	乾燥野菜	小麦	その他許可品目
ブラジル	◎	○	○	○	○	○	○	○	○	○	◎	○		○	果実ジュース，濃縮果実ジュース
チリ	○	○	○			◎	○	◎	○		◎	○		○	カカオ豆
中国				◎		◎		◎	◎		◎			○	ソーセージ
フランス		○		○		○				◎	◎		○		家禽肉
イスラエル	○	○					○		○		◎	○	○	○	穀類
日本								◎							
韓国				○		○		○			◎		○		粉末味噌・醤油
オランダ	○	○								◎	◎		◎		シリアルフレーク
南アフリカ		○	○			○		○	○		◎		○		ベビーフード
タイ	○	○	○	○		◎	○	○	○	○	◎	○		○	ムーヨー（調理済ソーセージ）
英国	○	○	○	○		○	○	○	○	○	◎	○	○	○	無菌食
米国		○			◎		○	○			◎	○	○	○	鶏卵
その他40カ国許可国数	8	13	10	16	5	24	12	23	13	9	34	11	10	13	
許可国数	14	22	15	22	7	32	18	32	20	14	45	17	17	20	

◎許可および実用化されている品目　　○許可されている品目
出典）原子力政策大綱（2005）より

表2－11　照射食品の応用区分，対象品目，線量

応用区分	対象品目	線量（kGy）
発芽防止	ジャガイモ，タマネギ，ニンニク，甘藷など	0.03－0.15
殺虫および不妊化，寄生虫殺滅	穀類，豆類，果実，カカオ豆，豚肉など	0.1－1.0
成熟遅延	生鮮果実，野菜など	0.5－1.0
品質改善	乾燥野菜，コーヒー豆など	1.0－10.0
病原菌の殺菌（胞子非形成型病原性細菌）	冷凍エビ，冷凍カエル脚，食鳥肉，畜肉，飼料原料など	1.0－7.0
腐敗菌の殺菌（貯蔵性向上）	果実，水産加工品，畜産加工品，魚など	1.0－7.0
殺菌（衛生化）	香辛料，乾燥野菜，アラビアガムなど	3.0－10.0
滅菌（完全な殺菌）	宇宙食，病院食	20.0－50.0

出典）日本原子力文化振興財団プレスリリーズ No.109「食品の放射線処理」（2003）

第 3 章

食中毒

食中毒は，飲食物に由来した健康被害をいう。1998（平成10）年10月，**感染症法**が公布されるに至ってfoodborne diseaseの概念に基づき，飲食物を汚染した有害微生物，有毒物質を原因とし，主に急性胃腸炎症状を呈する疾病はすべて食中毒として取り扱うようになった（表3－1）。

届出にあたって食中毒と診断した医師は，食品衛生法第58条に基づいて24時間以内に保健所長に届出をしなければならない。届出を受けた保健所長は必要な疫学調査を行い都道府県知事に報告する。知事は報告書を作成し，厚生労働大臣へ提出する。厚生労働省医薬・生活衛生局食品監視安全課ではこのデータを食中毒事件録として集積し，将来のための予防資料としている。

表3－1　食中毒病因物質の分類

1	サルモネラ属菌	18	その他のウイルス（サポウイルス，ロタウイルス，A型・E型肝炎ウイルス等）
2	ぶどう球菌	19	クドア（クドア・セプテンプンクタータ）
3	ボツリヌス菌	20	サルコシスティス（サルコシスティス・フェアリー）
4	腸炎ビブリオ	21	アニサキス（アニサキス科およびシュードテラノーバ科の線虫）
5	腸管出血性大腸菌	22	その他の寄生虫（クリプトスポリジウム，サイクロスポラ，肺吸虫，旋尾虫，条虫等）
6	その他の病原大腸菌	23	化学物質（メタノール，ヒスタミン，ヒ素，鉛，カドミウム，銅，アンチモン等の無機物，ヒ酸塩，ヒ酸石灰等の無機化合物，有機水銀，ホルマリン，パラチオン等）
7	ウエルシュ菌	24	植物性自然毒（麦芽成分，ばれいしょ芽毒成分，生銀杏および生梅の有毒成分，彼岸花毒成分，毒うつぎ成分，朝鮮朝顔毒成分，とりかぶとおよびやまとりかぶとの毒成分，毒きのこの毒成分，やまごぼうの根毒成分，ヒルガオ科植物種子，その他植物に自然に含まれる毒成分）
8	セレウス菌	25	動物性自然毒（フグ毒，シガテラ毒，麻痺性貝毒，下痢性貝毒，テトラミン，神経性貝毒，ドウモイ酸，その他動物に自然に含まれる毒成分）
9	エルシニア・エンテロコリチカ	26	その他
10	カンピロバクター・ジェジュニ／コリ	27	不明
11	ナグビブリオ		
12	コレラ菌		
13	赤痢菌		
14	チフス菌		
15	パラチフスA菌		
16	その他の細菌（エロモナス・ヒドロフィラ，エロモナス・ソブリア，プレシオモナス・シゲロイデス，ビブリオ・フルビアリス，リステリア・モノサイトゲネス等）		
17	ノロウイルス		

出典）食中毒統計作成要領（衛食第218号）の一部改正，食安監発1228第1号（2012（平成24）年12月28日）別表2食中毒病因物質の分類より引用

1．食中毒の分類

欧米では古くから微生物によるものを食中毒としているが，わが国では微生物（細菌，ウイルス，寄生虫・原虫）のみならず，フグや毒キノコなどの自然毒によるもの，ヒスタミン，重金属，農薬などの化学物質によるものを含めて食中毒として分類している（図3－1）。

1．1　細菌性食中毒

（1）感染型食中毒

食品中で増殖した**細菌**が飲食物とともに摂取され，腸管内で定着，増殖する食中毒である。腸管内では上皮細胞または組織内に侵入して発症，または増殖する間に産生されたタンパク性の毒素（外毒素）によって発症する。前者を**感染侵入型**といい，サルモネラ属菌，チフス菌，パラチフス菌，腸管侵入性大腸菌，腸管病原性大腸菌，赤痢菌，カンピロバクター ジェジュニ／コリ，エルシニア エンテロコリチカ，リステリア菌が属している。後者は**生体内毒素型**と称し，腸管毒素原性大腸菌，腸管出血性大腸菌，腸炎ビブリオ，ウエルシュ菌，コレラ菌，ナグビブリオ，下痢型セレウス菌などが属している。潜伏期の多くは12～24時間で，症状は発熱を伴う急性胃腸炎であるが，感染菌量の少ない腸管出血性大腸菌，カンピロバクター，チフス菌，パラチフス菌の潜伏期は長く，数日後に発症する。

細菌性食中毒
- 感染型：
  - 感染侵入型：サルモネラ属菌，チフス菌，パラチフス菌，腸管侵入性大腸菌，腸管病原性大腸菌，赤痢菌，カンピロバクター，エルシニア属菌，リステリア菌
  - 生体内毒素型：腸管毒素原性大腸菌，腸管出血性大腸菌，腸炎ビブリオ，ウエルシュ菌，コレラ菌，ナグビブリオ，下痢型セレウス菌
- 毒素型：ぶどう球菌，ボツリヌス菌，嘔吐型セレウス菌

ウイルス性食中毒：ノロウイルス，その他のウイルス（サポウイルス，ロタウイルス，A型・E型肝炎ウイルス等）

寄生虫性食中毒：クドア，サルコシスティス，アニサキス，その他の寄生虫（クリプトスポリジウム，サイクロスポラ等）

化学性食中毒：ヒスタミン，油脂の酸敗，有害重金属，農薬　等

自然毒食中毒
- 動物性自然毒：フグ毒，麻痺性貝毒，下痢性貝毒，イシナギ　等
- 植物性自然毒：キノコ毒，じゃがいも（ソラニン），青梅（青酸配糖体），オゴノリ，有毒植物（アルカロイド類）他

図3－1　食中毒の分類

出典）厚生労働省医薬食品局食品安全部：食品衛生法施行規則の一部改正について，食安発1228第7号（2012（平成24）年12月28日）

（2）毒素型食中毒

食品中で菌が増殖する間に産生された**毒素**を摂取することによって発症するものである。ぶどう球菌，ボツリヌス菌，嘔吐型セレウス菌による。毒素が直接の原因となるので，潜伏期は感染型より短く，数時間で発症するが，ボツリヌス菌はやや長い。症状は嘔気・嘔吐，ボツリヌス菌食中毒は，その他神経障害を主症状とする。

1．2　ウイルス性食中毒

1997（平成９）年６月より追加登録されたものであるが，二枚貝などを感染源とする**ノロウイルス**，その他のウイルスとしてサポウイルス，ロタウイルス，A型およびE型肝炎ウイルスなどが存在する。

1．3　寄生虫性食中毒

近年，**アニサキス**（サバなど），**クドア**（ヒラメ）や**サルコシスティス・フェアリー**（馬肉）等による食中毒が増加している。厚生労働省では2013（平成25）年よりアニサキス，クドア，サルコシスティス，その他の寄生虫（原虫を含む）に分類して掲載するようになった。

1．4　化学性食中毒

厚生労働省の食中毒統計資料によると，近年最も多い化学性食中毒は**ヒスタミン**によるものである。また事例は少ないが，油脂の酸敗，有害重金属，次亜塩素酸ナトリウムの残留による中毒事例がみられる。

1．5　自然毒食中毒

自然毒による食中毒は動物性自然毒と植物性自然毒に分類される。

（1）動物性自然毒

毒化したフグの臓器や貝類の中腸腺，唾液腺を摂食することで発症する。海洋細菌や海洋植物プランクトンが産生した**テトロドトキシン**（TTX）やその他の毒素を体内に蓄積して食中毒を引き起こす。

（2）植物性自然毒

毒キノコおよびジャガイモの芽や緑色部分を摂食した場合が多く，オゴノリは少数例である。毒キノコ中毒の多くは，食用のものと誤食したことにより発症している。また，各種のアルカロイド，青酸配糖体を原因としたものとして，生あん製造用豆類や青ウメがあるが，近年は事例がない。

2．食中毒発生状況

2．1　年次別発生状況

1998（平成10）年以降，事件数は700～3,000件，患者数は10,000～40,000人，死者は10人以下の推移となっている。患者数1人の事例を掲載するようになった1997年以降，1事件当たりの患者数は少なく20人前後である。患者数500人以上の大規模食中毒の多くは近年，仕出屋を原因施設としたものが多いが，2017（平成29）年は学校給食によるノロウイルス食中毒（きざみのり）が2件，2021（令和3）年は学校給食における牛乳を原因とした食中毒（病因物質としては病原大腸菌 OUT: H18の疑い），仕出屋が原因となったノロウイルス食中毒（給食弁当）の2件が発生している（表3－2）。

2．2　月別発生状況

2021年の月別発生状況は，食中毒全体としては3月が88件（12.3%）と最も多く，次いで10月が87件（12.1%），12月が84件（11.7%）であった。細菌性食中毒は，**高温多湿の夏季**に多く発生するが，近年は地球の温暖化現象の影響か年末まで発生がみられ，年間では230件（32.0%）であった。ウイルス性食中毒は72件発生しているが，**冬季**に多発する傾向があり，1～3月および12月に全体の60%が発生していた。寄生虫によるものは年間を通して発生がみられた。自然毒食中毒は毒キノコやフグなどの採取・摂食時期に多くみられる。化学性食中毒は特定の発生時期はない（表3－3）。

2．3　病因物質別発生状況

2021年の病因物質発生状況を表3－4に示した。事件総数は717件であるが，うち寄生虫によるものが最も多く，次いで細菌，ウイルスの順であった。病因物質別にはアニサキス，カンピロバクウター，ノロウイルスが上位を占めていた。患者数は総数11,080人中，ノロウイルス，その他の病原大腸菌，ウエルシュ菌，カンピロバクターの順に多く発生していた。

1事件当たりの患者数は，患者数500人以上の大規模事例となったその他の病原大腸菌（上述の牛乳の事例）を除き，ノロウイルスによるものが65.7人，ウエルシュ菌が63.9人で，いずれも仕出屋および給食施設での発生が大きく影響していた（表3－4）。

2．4　原因食品別発生状況

原因食品は「その他」を除いて，事件数では例年通り魚介類，複合調理食品，肉類およびその加工品の順であった。患者数は，乳類およびその加工品，複合調理食品，魚介類の順で多くみられた。また死者は，野菜およびその加工品（春菊の和え物およびイヌサフラン）で2人発生していた（表3－5）。

表３－２　年次別食中毒発生状況（1998～2021年）

年　次	事件数	患者数（人）	死者数（人）	１事件当たりの患者数(人)	罹患率 人口10万対	死亡率 人口10万対
1998	3,010 *1,612（53.6%）	46,179 1,612（3.5%）	9 1	15.3	36.5	0.0
1999	2,697 *1,416（52.5%）	35,214 1,416（4.0%）	7 3	13.1	27.8	0.0
2000	2,247 *1,007（44.8%）	43,307 1,007（2.3%）	4 0	19.3	34.2	0.0
2001	1,928 *882（45.7%）	25,862 882（3.4%）	4 1	13.4	20.3	0.0
2002	1,850 *861（46.5%）	27,629 861（3.1%）	18 4	14.9	21.7	0.0
2003	1,585 *627（39.6%）	29,355 627（2.1%）	6 2	18.5	23.0	0.0
2004	1,666 *678（40.7%）	28,175 678（2.4%）	5 2	16.9	22.1	0.0
2005	1,545 *587（38.0%）	27,019 587（2.2%）	7 2	17.5	21.1	0.0
2006	1,491 *359（24.1%）	39,026 359（0.9%）	6 5	26.2	30.5	0.0
2007	1,289 *294（22.8%）	33,477 294（0.9%）	7 4	26.0	26.2	0.0
2008	1,369 *314（22.9%）	24,303 314（1.3%）	4 3	17.8	19.0	0.0
2009	1,048 *196（18.7%）	20,249 196（1.0%）	0 0	19.3	15.9	0.0
2010	1,254 *214（17.1%）	25,972 *214（0.8%）	0 0	20.7	20.3	0.0
2011	1,062 *161（15.2%）	21,616 *161（0.7%）	11 0	20.4	16.9	0.0
2012	1,100 *176（16.0%）	26,699 *176（0.7%）	11 0	24.3	20.9	0.0
2013	916 *175（18.8%）	20,802 *175（0.8%）	1 1	22.3	16.3	0.0
2014	976 *189（19.4%）	19,355 *189（1.0%）	2 2	19.8	15.2	0.0
2015	1,202 *210（17.5%）	22,718 *210（0.9%）	6 4	18.9	17.9	0.0
2016	1,139 *183（16.1%）	20,252 *183（0.9%）	14 3	17.8	16.0	0.0
2017	1,014 *269（26.5%）	16,464 *269（1.6%）	3 1	16.2	13.0	0.0
2018	1,330 *508（38.2%）	17,282 *508（2.9%）	3 2	13.0	13.7	0.0
2019	1,061 *372（35.1%）	13,018 *372（2.9%）	4 2	12.3	10.3	0.0
2020	887 *435（49.0%）	14,613 *435（3.0%）	3 2	16.5	11.6	0.0
2021	717 *377（52.6%）	11,080 *377（3.4%）	2 1	15.5	8.8	0.0

注）*患者１人の事例。（　）内は全体に対する患者数１人の事例の割合
出典）厚生労働省：食中毒発生状況および食品衛生研究

表３－３　月別発生状況（2021年）

（件）

	総数	１月	２月	３月	４月	５月	６月	７月	８月	９月	10月	11月	12月
細菌性食中毒	230	8	7	19	19	12	20	19	15	13	34	37	27
ウイルス性食中毒	72	6	12	12	10	4	5	1	1	1	−	4	16
寄生虫性食中毒	348	18	24	53	20	23	26	27	18	28	43	32	36
化学性食中毒	9	1	2	−	1	−	1	−	−	1	2	1	−
自然毒食中毒	45	3	1	3	6	5	1	−	3	9	6	5	3
その他	1	−	−	−	−	−	−	−	−	−	−	1	−
不明	12	−	1	1	2	−	1	2	−	1	2	−	2

出典）厚生労働省：食中毒統計資料，2022

表３－４　病因物質別発生状況（2021年）

病因物質		事件数	患者数（人）	１事件当たりの患者数（人）	死者数（人）
総　　数		717	11,080	15.5	2
細菌性	総数	230	5,638	24.5	1
	サルモネラ属菌	8	318	39.8	1
	ぶどう球菌	18	285	15.8	−
	ボツリヌス菌	1	4	4.0	−
	腸炎ビブリオ	−	−	−	−
	腸管出血性大腸菌（ＶＴ産生）	9	42	4.7	−
	その他の病原大腸菌	5	2,258	451.6	−
	ウエルシュ菌	30	1,916	63.9	−
	セレウス菌	5	51	10.2	−
	エルシニア・エンテロコリチカ	−	−	−	−
	カンピロバクター・ジェジュニ／コリ	154	764	5.0	−
	ナグビブリオ	−	−	−	−
	コレラ菌	−	−	−	−
	赤痢菌	−	−	−	−
	チフス菌	−	−	−	−
	パラチフスＡ菌	−	−	−	−
	その他の細菌	−	−	−	−
ウイルス	総数	72	4,733	65.7	−
	ノロウイルス	72	4,733	65.7	−
	その他のウイルス	−	−	−	−
寄生虫	総数	348	368	1.1	
	クドア	4	14	3.5	
	サルコシスティス	−	−	−	
	アニサキス	344	354	1.0	
	その他の寄生虫	−	−	−	
化 学 物 質		9	98	10.9	−
自然毒	総数	45	88	2.0	1
	植物性自然毒	27	62	2.3	1
	動物性自然毒	18	26	1.4	−
そ の 他		1	5	5.0	−
不　　明		12	150	12.5	−

出典）厚生労働省：食中毒統計資料，2022

表３－５　原因食品別発生状況（2021年）

原因食品		事件数	患者数（人）	死者数（人）
総数		717	11,080	2
魚介類	総数	223	335	－
	貝類	2	8	－
	ふぐ	13	19	－
	その他	208	308	－
魚介類加工品	総数	2	24	－
	魚肉練り製品	－	－	－
	その他	2	24	－
肉類およびその加工品		31	158	－
卵類およびその加工品		－	－	－
乳類およびその加工品		1	1,896	－
穀類およびその加工品		1	29	－
野菜およびその加工品	総数	29	212	2
	豆類	－	－	－
	きのこ類	12	42	－
	その他	17	170	2
菓子類		5	106	－
複合調理食品		41	1,039	－
その他	総数	202	6,773	－
	食品特定	11	116	－
	食事特定	191	6,657	－
不明		182	508	－

出典）厚生労働省：食中毒統計資料，2022

2．5　原因施設別発生状況

過去10年間の食中毒発生状況をみると事件数は1,000件前後，患者数は20,000人前後を推移しており，そのほとんどは飲食店によって占められている。特定給食施設である学校では，1997年以降，**学校給食衛生管理基準**に沿った衛生管理がなされるようになり，食中毒は徐々に減少している。

2021年の食中毒統計表では，事件数では常に第３位であった旅館が減少し，飲食店，家庭，販売店の順に発生がみられた。患者数は仕出屋，飲食店，製造所の順であった（表３－６）。病因物質と原因施設の関係は扱う食材によって異なるが，特定給食施設はノロウイルスによるものが最も多くみられた，飲食店ではカンピロバクター，アニサキス，ノロウイルスの順であり，家庭はアニサキスと自然毒によるものが多く認められた（図３－２）。

2．6　食中毒調査

食中毒の発生が探知され，保健所による調査が始まってから報告書作成に至るまでの手順については，厚生労働省から示された食中毒調査マニュアルに従って行われる。再発防止のための事件後の措置は，食品衛生法に定められた行政処分や施設への改善命令等の罰則がとられている。具体的には医師，患者とその関係者，学校，消防署等，

表3－6　原因施設別発生状況（2021年）

原因施設				事件数	患者数（人）	一事件当たりの患者数（人）	死者数（人）
総数				717	11,080	15.5	2
原因施設判明				516	10,390	20.1	2
家庭				106	156	1.5	1
事業場	総数			31	1,189	38.4	－
事業場	給食施設	事業所等		5	438	87.6	－
事業場	給食施設	保育所		5	191	38.2	－
事業場	給食施設	老人ホーム		17	505	29.7	1
事業場	寄宿舎			2	44	22.0	－
事業場	その他			2	11	5.5	－
学校	総数			10	542	54.2	－
学校	給食施設	単独調理場	幼稚園	1	12	12.0	－
学校	給食施設	単独調理場	小学校	－	－	－	－
学校	給食施設	単独調理場	中学校	－	－	－	－
学校	給食施設	単独調理場	その他	－	－	－	－
学校	給食施設	共同調理場		－	－	－	－
学校	給食施設	その他		1	54	54.0	－
学校	寄宿舎			6	390	65.0	－
学校	その他			2	86	43.0	－
病院	総数			5	283	56.6	－
病院	給食施設			4	273	68.3	－
病院	寄宿舎			－	－	－	－
病院	その他			1	10	10.0	－
旅館				12	386	32.2	－
飲食店				283	2,646	9.3	－
販売店				40	44	1.1	－
製造所				10	2,127	212.7	－
仕出屋				16	3,010	188.1	－
採取場所				1	3	3.0	－
その他				2	4	2.0	－
不明				201	690	3.4	－

出典）厚生労働省：食中毒統計資料，2022

営業者などから保健所に食中毒発生の届出や連絡があった際には，保健所職員が調査を行う。保健所の**食品衛生監視員**は患者や関係者に直接面談し，発生日時，症状，医師への受診，受診した医療機関，家族の発生など症候学的（しょうこうがくてき）（患者の示す様々な訴えや診察所見）調査を実施する。さらには患者や関係者の喫食状態の調査，原因施設として疑われる施設の衛生状態，食材の仕入れ状況，利用者など詳細な施設調査や，原因食品を疑われる食品の販売経路等が調査される。

原因物質を究明するためには患者，喫食者や関係者から検査材料を採取し，細菌学的，ウイルス学的，あるいは化学的な調査を行う。また，原因食品を特定するために，患者群，非発病者（対象者群）を対象に喫食調査を行って，容疑食品を洗い出し，それぞれの食品について喫食の有無を集計した**マスターテーブル**（仮説要因に対する暴露

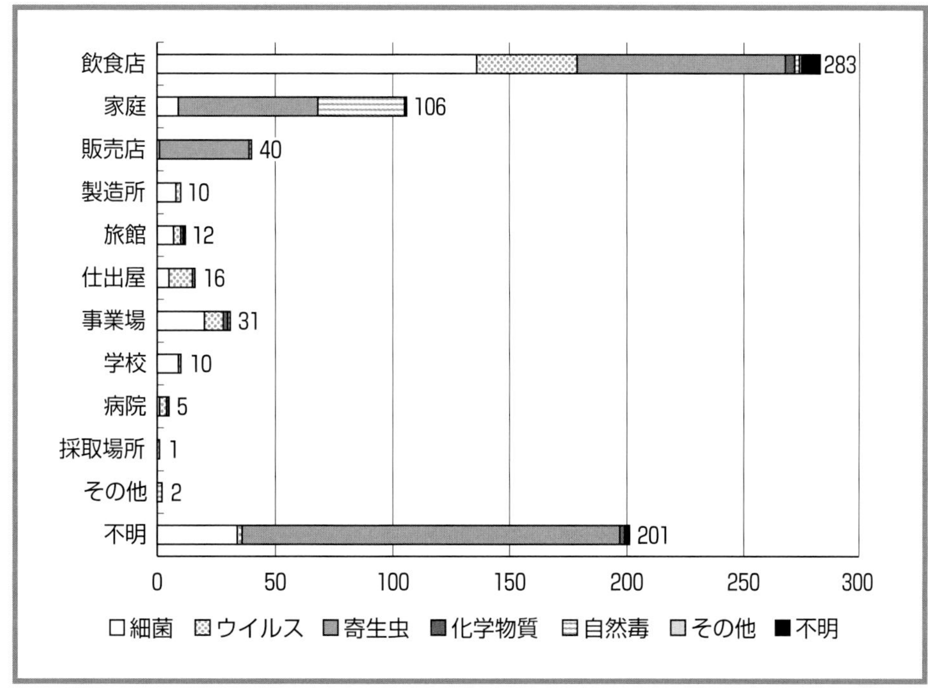

図3－2　原因施設別・病因物質別発生状況（事件数，2021）
出典）厚生労働省：食中毒統計資料，2022

状況の比較）を作成する。マスターテーブルをもとに統計学的手法（χ^2検定（かいにじょう）など）により原因食品を特定する。原因食品の決定には疫学調査のほかに原因物質の検査成績も重要である。

近年，広域または大規模食中毒事案の増加により，厚生労働省は原材料の遡（さかのぼ）り調査や腸管出血性大腸菌等の感染症法に関わる疾病の発生があった場合は，対策が遅れないよう関係各所と連携を取るように，食中毒処理要領および食中毒調査マニュアルの改正を行った。

3．細菌性食中毒

3．1　感染型食中毒

(1) サルモネラ属菌

サルモネラ属菌は1885年，サルモン（Salmon）とスミス（Smith）により，ブタコレラ菌として初めて分離された。現在ではブタコレラはウイルスによることが明らかになっているが，当時は細菌が原因と考えられていた。1888年，ゲルトナー（Gärtner）はドイツで発生した中毒患者の脾臓から腸炎菌を分離した。その後次々に類似の菌が発見され，この一群の菌種を整理したSalmonの名にちなんで**サルモネラ**（*Salmonella*）と命名された。

現在，サルモネラは免疫学的，あるいは血清型別に分類すると約2,500種以上存在するといわれる。このうちよく知られているものには血清型 O9 群に分類されている**サルモネラ・エンテリティディス**（*S.* Enteritidis：SE，以下 SE 菌と略す），O4 群のサルモネラ・ティフィムリウム（*S.* Typhimurium：ST），O7 群のサルモネラ・インファンテス（*S.* Infantis），サルモネラ・トンプソン（*S.* Thompson）などがある。従来より SE 菌が多発する傾向を示していたが，2012年以降徐々に減少し，近年ではトンプソン菌が SE 菌に迫る勢いで増加している（図3－3）。

1）菌の分布と性質

サルモネラ属菌はヒトおよび家畜，ネズミ，鳥類，は虫類，両生類など多くの動物の腸管内からしばしば検出されるが，河川，湖沼などの自然界からも分離されている。

グラム陰性の周毛性桿菌で運動性を有し，通性嫌気性である。増殖温度は5.2～46.2℃で，至適温度は35～43℃である。加熱に対しては弱く，**60℃，15分**で死滅する。

2）臨床症状

感染菌量は一般に10^5個以上といわれているが，**SE 菌**については**100～1,000個**でも発症することが明らかとなっている。**潜伏期**は菌の摂取量によって異なるが，**12～48時間**である。なお，SE 菌は感染菌量が少ない場合，潜伏期は他のサルモネラ属菌による場合より長くなる。症状は**高熱（38～40℃）**を特徴とし，下痢，腹痛，嘔吐を伴う。この症状は一般に4～5日で回復するが，サルモネラ属菌は重症の腸管感染症を起こすことがある。特に小児や高齢者に重症例が多い，致死率は0.1～0.2％といわれる。

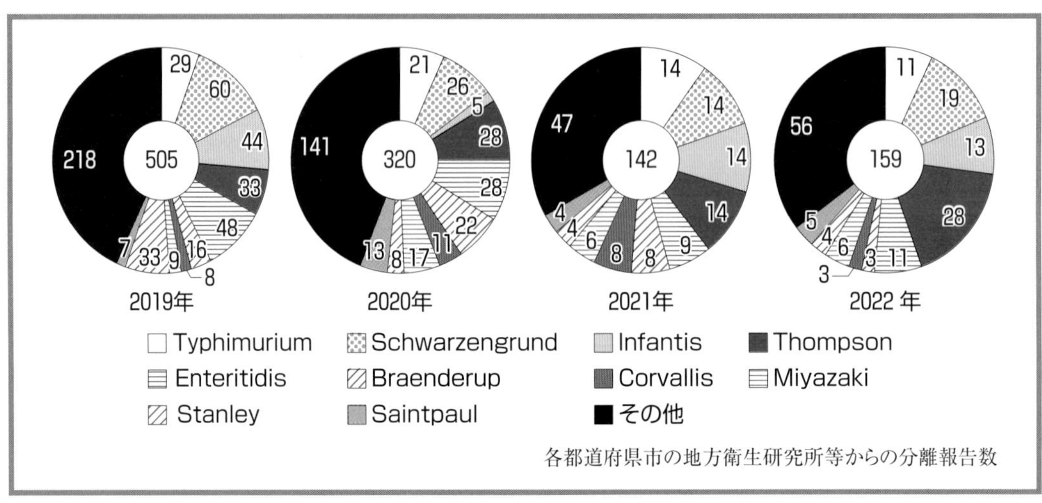

図3－3　サルモネラ属菌の血清型割合

出典）国立感染症研究所感染症情報センター：病原微生物検出情報（2022（令和4）年12月30日）

3）原因食品

サルモネラ属菌は**食肉，鶏卵およびその加工品**，その他ウナギやスッポンからも検出される。2016～2021年の原因食品は複合調理食品が最も多く，次いで肉類およびその加工品，野菜およびその加工品の順に発生が認められた（図3－4）。

1989（平成元）年以降は卵調理食品によるSE菌食中毒が多発したことから，厚生労働省では卵の食中毒を防止する目的で，1999（平成11）年11月1日より殻つき卵については，生食のための賞味期限表示を義務づけるようにした。食鳥卵および肉類のサルモネラ属菌の成分規格は，次のようである。

●食鳥卵　殺菌液卵（鶏卵）　陰性／25g（増菌培養法）

●食肉製品　非加熱食肉製品　陰性／25g（増菌培養法）

特定加熱食肉製品　陰性／25g（増菌培養法）

加熱食肉製品（加熱殺菌後包装）　陰性／25g（増菌培養法）

また，食品の製造，加工，調理過程でサルモネラ汚染を受けた食品が原因となるケースも多いので注意を要する。

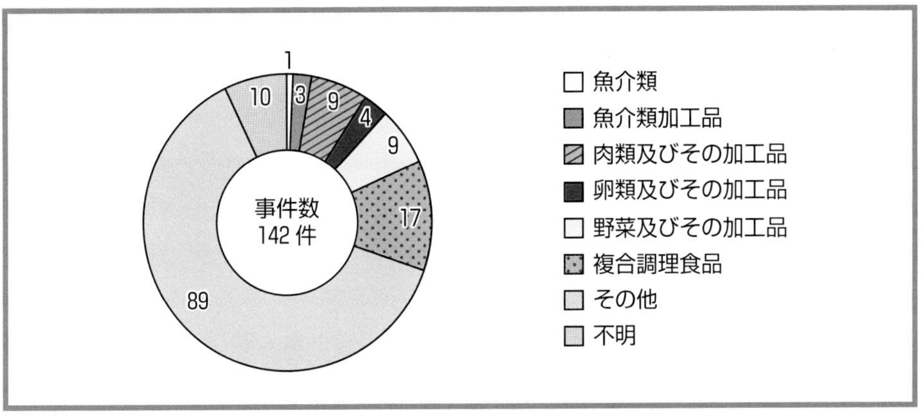

図3－4　サルモネラ属菌食中毒の原因食品（事件数）

出典）厚生労働省：食中毒発生状況，2022

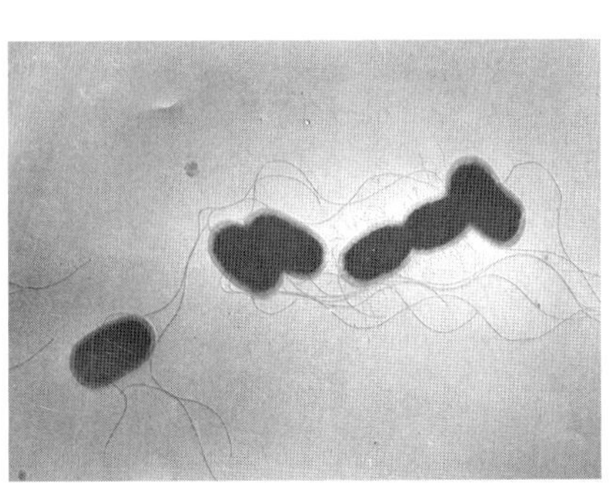

図3－5　サルモネラの電子顕微鏡像

4）予防対策

細菌性食中毒の予防にあたっては，「つけない（手洗い，相互汚染防止）」，「増やさない（低温管理）」，「やっつける（加熱殺菌）」の三原則を守ることが重要である。

a）つけない　サルモネラの一次汚染食品として，食肉，鶏卵から多く検出される。生産段階の汚染防止を心掛ける必要があるが，二次汚染はネズミによるものが多いので，厨房内のネズミ・衛生害虫の駆除を行うことが重要である。SE菌は少量の菌で感染するので，手指や調理器具からの二次汚染を防止するためにも手指の洗浄・調理器具の消毒を徹底する。

b）増やさない　サルモネラの最低増殖温度は5.2℃であり，冷蔵庫内では増殖しにくい。SE菌のような一部の菌を除き，サルモネラ食中毒は大量菌の一時摂取で感染が成立するので，調理後は極力早いうちに摂食するか，冷蔵庫内で保存する。なお，卵では卵黄成分があると爆発的に増殖するので，液卵，溶き卵の扱いには特に注意が必要である。

c）やっつける　サルモネラは易熱性で，加熱には弱い。摂食前の加熱調理は中毒防止上きわめて有効である。

d）その他　鶏卵のSE菌による食中毒対策として，生産から消費に至る間の衛生管理のあり方を以下に要約する。

〈生産段階での衛生管理〉

・SE菌の検疫強化とワクチン（SE菌，ST菌）の使用。
・鶏舎の管理と定期的な消毒。
・ひび割れ卵は生食禁止。

〈GPセンターの衛生管理〉

①原料卵の受け入れにあたっては，搬入年月日，搬入量（個数または重量），採卵養鶏場の所在地および氏名，産卵日または採卵日を記載し，その記録を3か月間保管する。
消毒は，150ppmの次亜塩素酸ナトリウムまたはそれと同等な効果を有する薬剤で行う。

②卵の表示

○生食可能な卵
・採卵養鶏場名，所在地または選別包装者名，選別施設の所在地の記載。
・期限表示。
・購入後は冷蔵庫保管，生食用である旨の記載。

○加熱加工用（加熱後提供）
・採卵養鶏場名，所在地または選別包装者名，選別施設の所在地の記載。
・産卵日，格付け日，包装日のいずれかをもって期限表示。
・加熱加工用である旨の記載。

〈飲食店，洋菓子製造業者の衛生管理〉

・卵は原則として殺菌済みのものを仕入れること。仕入れにあたっては，流通保管時の温度管理記録，容器包装の清潔状態，殻にひび割れや破損がないか必ず検収し，10℃以下（液卵は８℃以下，凍結液卵は－15℃以下）で，保管する。

・未殺菌の殻付きの卵を仕入れる場合には，仕入れ後速やかに次亜塩素酸ナトリウム溶液で消毒・洗卵するとともに，常温に放置しないようにする。液卵にあっては直ちに冷蔵庫に保管する。

・卵を触れた手で他の原材料等に触らないようにする。

・割卵後，早いうちに消費するよう努め，**中心温度が75℃，１分以上の加熱**を行う。特に未殺菌液卵の扱いには注意する。

〈家庭〉

・購入した卵の冷蔵庫保管。調理後の器具の洗浄・消毒の徹底。

・調理に際しては，中心温度が75℃以上になるよう加熱をする。溶き卵は早いうちに摂食する。

〈事件例〉

2018年３月15日，和歌山県Ｉ市の私立保育園から園児が食中毒症状を呈している旨の通報が保健所にあった。患者の発生率は摂食者178名中，１歳児８名（34.8％），２歳児11名（47.8％），３歳児５名（20％），４歳児12名（30.8％），５歳児12名（35.3％）であった。スキムミルクを摂取していない０歳児と職員からは患者の発生がみられないことから，３月６～７日のおやつに提供されスキムミルクを原因としたサルモネラ属菌による食中毒と判断された。主な症状は下痢（100％），発熱（81.3％），腹痛（77.1％）等であった。病因物質として，患者の便12検体中11検体よりサルモネラ・バレイリー（*S.* Bareilly）が検出された。検食や施設のふき取りからは菌が検出されず，汚染原因は不明であったが，別途スキムミルクの調製を再現してもらった結果，加熱時の最高温度は55℃，摂取時の温度（28℃）になるまで，３時間以上室温で放置されたことが明らかとなった。サルモネラに汚染された食材が原因と考えられるものの，下処理室と調理場が区画されず，近接していることによる交差汚染も疑われた。事故後の措置は，３日間の営業停止と，スキムミルク調製時の加熱温度（75℃以上）や，作業区域の区別を明確にし，細菌が増殖する危険温度帯（10～60℃）での長時間放置を避けること。調理器具の洗浄消毒，手洗いについての指導がなされた。（森本康弘：食品衛生学雑誌，60(2)，公社）日本食品衛生学会，2019，pp. J-31～J33）

（２）病原大腸菌（下痢原性大腸菌）

腸内細菌科である大腸菌のＯ抗原は181種，Ｈ抗原は56種（H13，H22，H50は欠番）に分類されている。そのうち下痢症を起こす大腸菌を病原大腸菌といい，発生機序や臨床面から腸管出血性大腸菌，腸管病原性大腸菌，腸管毒素原性大腸菌，腸管侵入性大腸菌，腸管凝集付着性大腸菌の5つに分類されている。食中毒統計表では，「腸管出血性大腸菌（VT産生）」と「その他の病原大腸菌」に分けて処理している。

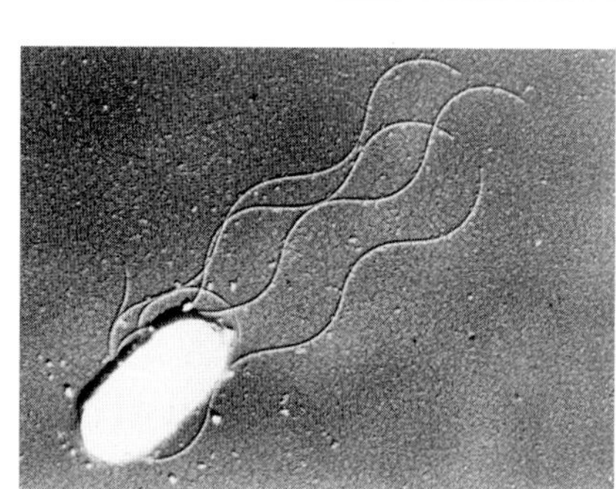

図3－6　腸管出血性大腸菌O157の電子顕微鏡像

1）腸管出血性大腸菌（Enterohemorrhagic *Escherichia coli*：EHEC）

腸管出血性大腸菌は，1982年アメリカのミシガン州，オレゴン州にてハンバーガーを原因とした集団食中毒が発生したことから注目されるようになった。わが国では1990（平成2）年10月，埼玉県浦和市S幼稚園で井戸水を原因として発生して以来，散発事例もみられたが，1996（平成8）年5月，岡山県邑久町の学校給食を原因とした集団食中毒に端を発し，広島市，盛岡市，堺市をはじめとする大規模食中毒が全国的に発生したことによって認知された。

本食中毒の主な血清型は**O157：H7**であるが，O26，O111，O121，O145等も検出されている。表3－7は2005～2021年に発生した腸管出血性大腸菌食中毒および感染症を示したものであるが，死因の多くは肉類（ユッケ，ローストビーフ）および野菜類（白菜の浅漬け，きゅうりのゆかり和え）を原因としていた。3類感染症としては，3,090～4,617人報告されており，2021年の10人以上の陽性者事例報告では保育施設でのヒト→ヒト感染が多かった（表3－8）。

感染菌量は**10～100個**で，潜伏期は**3～8日間（平均5日間）**である。志賀赤痢菌が産生する毒素に類似する**ベロ（vero）毒素**（VT1，VT2）を産生する。初期症状は激しい腹痛と水様性下痢であるが1～2日後に**出血性下痢**を起こすようになる。また，小児の6～7％は**溶血性尿毒症症候群**（Hemolytic Uremic Syndrome：**HUS**）や**脳症**を併発する。死亡例の多くはHUSによるものと推察される。

本菌は牛が保菌動物であるから，牛肉，牛レバー，ユッケ，ローストビーフなどの生食または加熱不十分なものが原因食品となっている。わが国ではそれに加えてサラダ類，かいわれ大根，メロンなど，さまざまな食品によって起こっている。また患者との接触感染によっても発症している。

表３－７　腸管出血性大腸菌食中毒（左）および感染症届出数（右）

	事件数	患者数	死者数
2005年	24	105	－
2006年	24	179	－
2007年	25	928	－
2008年	17	115	－
2009年	26	181	－
2010年	27	358	－
2011年	25	714	7
2012年	16	392	8
2013年	13	105	－
2014年	25	766	－
2015年	17	156	－
2016年	14	252	10
2017年	17	168	1
2018年	32	456	－
2019年	20	165	－
2020年	5	30	－
2021年	9	42	－

出典）厚生労働省：食中毒統計資料，2022

期間		届け報告数
2005年	1/1～12/31	3,594
2006年	1/1～12/31	3,922
2007年	1/1～12/31	4,617
2008年	1/1～12/31	4,329
2009年	1/1～12/31	3,879
2010年	1/1～12/31	4,135
2011年	1/1～12/31	3,939
2012年	1/1～12/31	3,770
2013年	1/1～12/31	4,045
2014年	1/1～12/31	4,156
2015年	1/1～12/31	3,568
2016年	1/1～12/31	3,648
2017年	1/1～12/31	3,904
2018年	1/1～12/31	3,855
2019年	1/1～12/31	3,745
2020年	1/1～12/31	3,090
2021年	1/1～12/31	3,236

注）国立感染症研究所：腸管出血性大腸菌2022年4月現在，IASR43(5)，2022

表３－８　腸管出血性大腸菌感染症集団発生事例（2021年）

No.	発生地	発生期間	報告された推定伝播経路	発生施設	血清型	毒素型	発症者数	摂取者数	菌陽性者数/被検者数	家庭内感染*
1	前橋市	6.4～6.25	ヒト→ヒトまたは食品	保育施設	O172：H25	VT2 VTNT	48	208	12/215	不明
2	横浜市	5.22～6.18	ヒト→ヒト	保育施設	O111：H-	VT1	49	…	63/271	有(18)
3	奈良県	6.29～8.25	ヒト→ヒト	保育施設	O157：H7	VT1&2	20	…	20/230	有(7)
4	岩手県	8.28～9.10	ヒト→ヒト	保育施設	O157：H-	VT2	4	…	10/68	有(5)
5	福島県	12.13～(22).1.1	ヒト→ヒト	保育施設	O26：H11	VT1	15	…	13/68	有(6)
6	堺市	8.2～8.15	ヒト→ヒト	保育施設	O157：HNT	VT1&2	25	…	26/201	有(8)
7	滋賀県	6.26～7.4	食品	飲食店	O157：H7	VT1&2	2	5	2/2	不明
8	滋賀県	7.1～7.2	食品	飲食店	O157：H7	VT1&2	2	6	4/4	不明
9	滋賀県	6.28～7.8	食品	飲食店	O157：H7	VT1&2	6	10	7/10	不明
10	長崎県	12.8～12.20	ヒト→ヒト	保育施設	O157：H-	VT1&2	12	…	12/178	有(5)

菌陽性者（無症状者を含む）10名以上の事例。… ヒト→ヒト伝播と推定されているので該当せず。
*（　）内は二次感染者数
出典）地方衛生研究所からの「集団発生病原体票」および「病原体個票」速報（病原微生物検出情報：2022年２月21日現在），食中毒事件詳報およびIASR記事により作成

生食用食肉の衛生基準は，1998年，当時の厚生省から各都道府県・政令市・特別区の首長に通知されていたが，特に法的な規制はなかった。2006（平成18）年以降，焼肉店を原因施設とした，ユッケ，生レバー等による食中毒が続発したため，厚生労働省により2011（平成23）年に生食用食肉についての規格基準が制定され，2012（平成24）年には牛レバーの生食提供を禁止する規格基準も通知された（巻末付表参照）。

2）腸管病原性大腸菌（Enteropathogenic *Escherichia coli*：EPEC）

本菌は，乳幼児の胃腸炎原因菌として最も古く報告されたもので，病原因子はインチミンのHep-2細胞付着により発症する。感染菌量は10^4～10^5，潜伏期は12～72時間であり，症状は下痢，発熱，腹痛，嘔吐を呈する。海外ではO55やO111の血清型が多いが，わが国ではO18，O44などの血清型が多い。原因食品は乳，カキ，複合食品によって発症している。食中毒統計表の上では，その他の病原大腸菌として分類している。

3）腸管毒素原性大腸菌（Enterotoxigenic *Escherichia coli*：ETEC）

乳幼児の下痢症として古くから知られている。1970年代になると発展途上国への旅行者からしばしば検出されたことから，旅行者下痢症の原因菌として知られるようになった。この一群はEPECと同様に小腸粘膜に定着，増殖し，**コレラ様毒素**である**易熱性エンテロトキシン**（heat-labile enterotoxin：LT，60℃，10分で失活）と**耐熱性エンテロトキシン**（heat-stable enterotoxin：ST，100℃，30分でも活性持続）の2種類の毒素のいずれか，または両者を産生する菌である。感染菌量および潜伏期はEPECと同様である。症状は発熱，嘔気，水様性下痢を呈する。わが国で検出率が高い血清型はO6，O25，O148，O169である。

4）腸管侵入性大腸菌（Enteroinvasive *Escherichia coli*：EIEC）

赤痢に類似した症状を呈するEIECは，大腸粘膜上皮細胞へ侵入して増殖し，粘膜に炎症および潰瘍（かいよう）を起こす。かつては日本でも集団感染がみられたが，近年は海外渡航者からの検出が多い。感染菌量は100個程度，潜伏期は1～2日で，下痢（粘血便），発熱，悪心，腹痛，嘔吐を呈する。本菌はヒトが感染源であると考えられ，食品以外にヒトからヒトへと二次感染することがある。

5）腸管凝集付着性大腸菌（Enteroaggregative *Escherichia coli*：EAEC）

Hep-2細胞に付着性をもつ大腸菌で不明な点も多いが，小腸や大腸粘膜上皮細胞に付着して炎症を引き起こすと考えられている。本菌による食中毒は少ないが，EPECの症状に類似した耐熱性毒素により，7～48時間の潜伏期を経て，下痢，腹痛を起こすという。検出頻度の高い血清型はO44，O111，O127，O128である。

6）予防対策

a）つけない　病原大腸菌は，ヒトおよび動物の腸内常在菌として存在するものであり，健康人においても保菌率は2～5％あるといわれる。予防にあたっては，手洗いの励行と飲料水の衛生管理，ネズミ・昆虫類の駆除など，直接・間接的な汚染を防ぐことにある。また，調理器具からの二次汚染を避けるためにも，生肉などを扱った器具類については洗浄・消毒の徹底が重要である。海外旅行先ではカットフルーツ，氷，生水，生の魚介類などにも注意する。

b）増やさない　病原大腸菌は中温菌であり，食品の低温管理は食中毒予防上重要である。幼小児に対しては，微量菌感染症として特に注意する。また，調理後の早い摂食は，細菌の増殖の機会を与えないことからも必要である。

c）やっつける 本菌は熱に弱い。特に腸管出血性大腸菌対策としては食材の中心温度が**75℃以上**になるよう行政指導されている。

〈事件例〉

2016（平成28）年8月27，28日に千葉県および東京都の老人福祉施設において，同一の委託業者によって施設内の厨房で調理した給食を入居者に提供していた。症状は下痢と血便で，複数の感染者の糞便からEHEC O157の菌株が検出された。患者は千葉県52人（うち5人死亡），東京都32人（うち5人死亡）であった。本事例では，新たな分子疫学的解析法である反復配列多型解析法（MLVA法）を用いたことで，患者の便由来株と「きゅうりのゆかり和え」から検出された菌株が一致し，原因食品と断定された。

きゅうりのゆかり和えを調理する過程で，食材の洗浄が不十分であったことが集団食中毒発生の原因になったとされている。参考までに有症者発生施設と非発生施設での処理方法を以下に示す。

有症者発生施設①：きゅうりの流水洗浄→スライス→ゆかりと和える→冷蔵保管

有症者発生施設②：きゅうりの流水洗浄→スライス→塩もみ→ゆかりと和える→冷蔵保管

有症者非発生施設①：きゅうりの流水洗浄→次亜塩素酸Na漬け込み（40ppm，5分間）→流水洗浄（20～30分）→スライス→塩もみ→ゆかりと和える→冷蔵保管

有症者非発生施設②：きゅうりの流水洗浄→スライス→加熱（沸騰水に入れて3～5分）→流水洗浄→ゆかりと和える→冷蔵保管

（厚生労働省HP：老人ホーム等における食中毒予防の徹底について，生食監発0916第1号（2016,9,16））

（3）腸炎ビブリオ

1950（昭和25）年，大阪大学の藤野らは「シラス干し」中毒事件に際し，普通培地では生育しにくい新菌種を分離し，パストレラ・パラヘモリティカ（*Pasteurella parahaemolytica*）と命名した。1955（昭和30）年，国立横浜病院で「キュウリの浅漬」を原因とする食中毒が発生し，滝川らは分離した菌種を病原性好塩菌（シュードモナス・エンテリティス：*Pseudomonas enteritis*）と命名した。その後，坂崎，福見らの研究により，これらは同一菌種であることがわかり，1963（昭和38）年に**腸炎ビブリオ**（ビブリオ・パラヘモリティクス：*Vibrio parahaemolyticus*）と命名された。

1）菌の分布と性質

グラム陰性の通性嫌気性桿菌で，一本の極性鞭毛をもち，運動性を有する。本菌は3％の食塩水で良好な発育を有する**海水細菌**である。増殖温度は10～42℃（至適温度35～37℃）であるが，海水中では水温が20℃以上になると増殖するといわれ，夏季の魚の水揚げに際して付着して中毒の原因となっている。菌の一世代期は最適

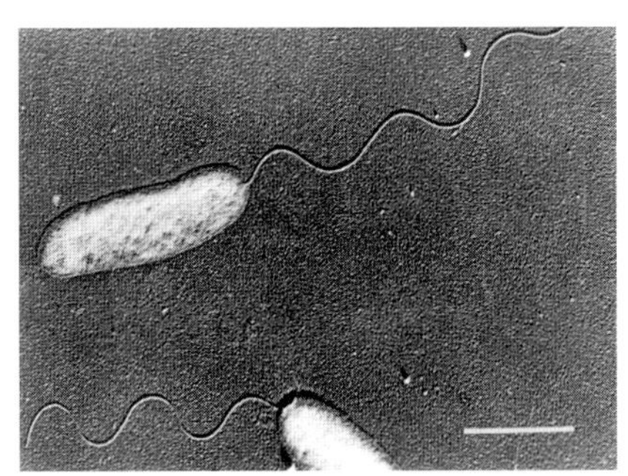

図3－7　腸炎ビブリオの電子顕微鏡像

条件で8～10分と他の食中毒細菌に比較して短いのが特徴である。したがって，腐敗菌が増殖する以前に感染菌量に達するため，新鮮と判断される魚介類においても食中毒の原因となる。また，加熱に弱く，沸騰水中では瞬時に死滅する。腸炎ビブリオの病原株は，耐熱性溶血毒あるいは類似の溶血毒を産生する。

2）臨床症状

感染菌量は**1万～数千万個**といわれている。潜伏期は**平均10～24時間**であるが，早いものでは2～3時間で発症する場合がある。主症状は腹部違和感と**上腹部痛**から始まり，水様性の下痢，発熱（37～38℃），嘔吐を主症状とする。特に下痢は1日数回以上と頻繁に起こり，ときには粘血便を示す。致命率はきわめて低く，通常数日～1週間で回復に向かう。

3）原因食品

刺身，たたき，すしなどで，特に**近海魚の生食**が原因となる場合が多い（事件例参照）。その他，魚介類の調理に伴って二次汚染を受けた野菜の浅漬や塩濃度の低い塩辛などによっても発生している。

成分規格基準は，「生食用鮮魚介類」，「生食用むき身かき」については1gあたり100個以下，「ゆでだこ」，「ゆでがに」については陰性であることとなっている（巻末付表参照）。

4）予防対策

腸炎ビブリオ食中毒は，2001（平成13）年の食品衛生法の改正によって成分規格が制定され，同時に生産から消費までの一連の流れの中で汚染原因を分析し，対策をとった結果，事件数・患者数とも著しく減少していった（図3－8）。

a）**つけない**　夏季に水揚げされる魚介類は，腸炎ビブリオに汚染されていると考え，まな板などの調理器具は他の食品用と区別し，洗浄・消毒を徹底する必要がある。また，本菌は淡水に弱いので，調理に際しては十分に真水で水洗することが望ましい。

b）**増やさない**　本菌は中温菌なので，低温流通を徹底する。かつて冷凍される

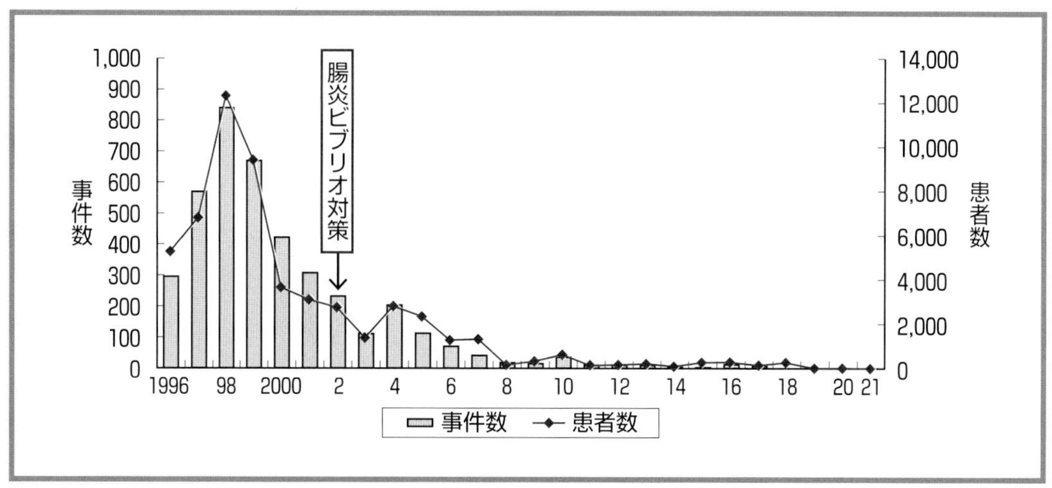

図3－8　腸炎ビブリオの年次別発生状況（1996～2021年）

出典）厚生労働省：食中毒統計資料，2022

と腸炎ビブリオは死滅するといわれていたが，凍結状態で長い間生存するという報告もみられる。一世代期が非常に短いので，清潔な扱いと同時に調理後は早い時期に摂食する。

c）やっつける　加熱調理は有効な手段である。

〈事件例〉

2009（平成21）年８月，福岡市西区において刺身定食を原因とする腸炎ビブリオ（O３：K6）中毒が発生した。摂食者数166人，患者数13人である。症状は下痢（100％），発熱（92％），嘔吐（85％），腹痛（69％）で平均潜伏期は13.5時間であった。原因食品として推定された「刺身定食」はタイ，カンパチに加えて，カジキマグロ，バチマグロ，ヤリイカのうち１種を盛り付けたものであった。マグロとイカは店舗にて十分水洗して刺身としたが，タイおよびカンパチは，福岡市内の業者から「さく（切り身）」の状態で仕入れ，水道水で洗浄することなく刺身として提供したことが発生原因であった。この店舗では，調理器具は交差汚染がないように食材毎に区別して使っており，手洗いに関しても問題はなかったが，仕入れに際して，保冷車を使わずに魚を搬送させるなど，取引先への衛生管理を求めていなかったこと。魚の「さく（切り身）」を水道水で洗浄することなく提供するなど，食中毒の予防に関する知識の欠如に原因があったと判断された。（池尻康孝；食品衛生学雑誌，51(3)，公社）日本食品衛生学会，2010，pp. J-369～J-370）

（4）カンピロバクター・ジェジュニ／コリ

カンピロバクターはウシ，ヒツジの流産・早産の原因菌として，獣医学領域では古くから知られていた。ヒトの下痢症原因菌としては，1973年，ベルギーのバッツラー（Butzler）によって最初に報告され，1977年，イギリスのスキロー（Skirrow）らも，下痢症患者から高頻度に検出されることを報告した。それ以降，わが国でもしばしば食中毒原因菌として分離されるようになり，1982（昭和57）年，食中毒病因物質として追加登録された。

カンピロバクター属のうち，ヒトの食中毒として重要視されるのは**カンピロバクター・ジェジュニ**（*Campylobacter jejuni*）と**カンピロバクター・コリ**（*C. coli*）であるが，菌の性質として性格的には類似性が高いのでカンピロバクター・ジェジュニ／コリ（*C. jejuni/coli*）と一括して扱うことが多い。図３－10にカンピロバクターの月別発生状況を示した。

１）菌の分布と性質

本菌は，ニワトリ，ブタ，ウシ，イヌや野鳥，野生動物などの多くの動物腸管内に分布している。

グラム陰性のラセン状の菌で，一端または両端に鞭毛を有して活発な運動を示す。**微好気性菌**（酸素濃度３～15％）といわれ，培養には混合ガス法（N_2 85%，CO_2

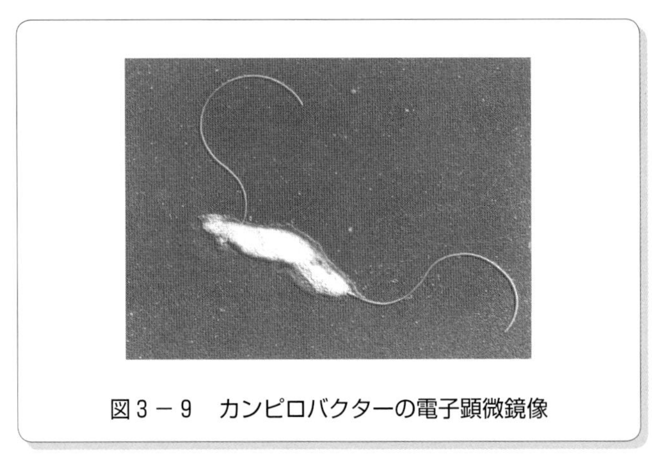

図３－９　カンピロバクターの電子顕微鏡像

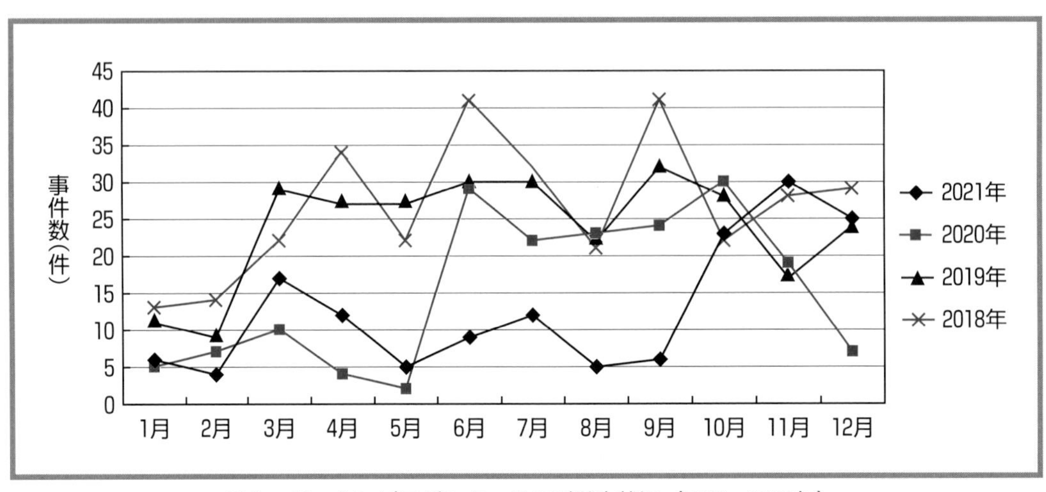

図３－10　カンピロバクターの月別発生状況（2018～2021年）

出典）厚生労働省：食中毒統計資料，2022

10%，O_2 5％）が用いられる。増殖温度は**25～42℃**と高く，25℃以下では発育できない。ジェジュニとコリは馬尿酸分解性において区別され，前者は陽性であるのに対し，後者は陰性である。

2）臨床症状

感染菌量は，**100個**程度でも発症するとの報告がみられる。潜伏期は摂取菌量によって異なるが，一般に**2～5日（平均2～3日）**である。主な症状は下痢，腹痛，発熱（38℃以上）とサルモネラ症と類似しているが，下痢はしばしば出血を伴う。合併症としては1～3週間後に四肢の筋力低下，歩行困難などの運動麻痺を主徴とする**ギラン・バレー症候群**を起こす場合がある。また，わが国ではギラン・バレー症候群を発症した患者の約40％がカンピロバクター感染者であるともいわれる。

3）原因食品

鶏肉からの検出率が高く，原因食品は生食や加熱不十分の**鶏肉（鳥刺し），レバー（鶏，豚）**等である。生の鶏肉やレバーの提供・喫食は避ける（事件例参照）。

4）予防対策

a）つけない　カンピロバクター属は家禽，家畜，ペット類が多く保有しており，直接・間接的に食肉や水を汚染している。手洗いの励行はもちろんのこと，鶏肉などを扱った調理器具の洗浄・消毒を徹底することである。

b）増やさない　本菌は微好気的条件でなければ発育できず，増殖温度が25～42℃なので，食品中でカンピロバクターが増殖することはほとんどない。大気にさらされると急速に死滅するが，低温下では長時間生存できる。

c）やっつける　**60℃，20分の加熱**で死滅するので，摂食前の加熱は中毒防止対策として効果的である。

〈事件例〉

2016年4月28日～5月8日に全国5会場で開催された肉フェスタのうち，お台場と福岡の2会場で鶏肉の寿司を原因とする大規模食中毒が発生した。患者数は，東京都609人（4/28），福岡県266人（5/1）。

原因食品は東京都：ハーブチキンささみ寿司（大山産ハーブチキン），福岡県：鶏ささみ寿司および鶏むね肉のたたき寿司であった。主な症状は，下痢（98.7％），腹痛（92％），発熱（78％）等である。調理を行ったN社はイベント会場に設けられた改造コンテナー（1棟2店舗使用）にて調理を行ったが，提供食数に比較して調理場が狭い施設であった。

事故の主な原因は，次のようであった。①鶏肉の加熱時間が短かった。②所定の温度に達していないお湯で茹でたため，加熱不足になり，付着していたカンピロバクターの生残（せいざん）につながった。③調理に不慣れな従事者の手指を介して二次汚染を起こした。（佐伯亜也子：イベントにおけるカンピロバクター食中毒事例，58(2)，公社）日本食品衛生学会，2017，pp. J-36～J-37）

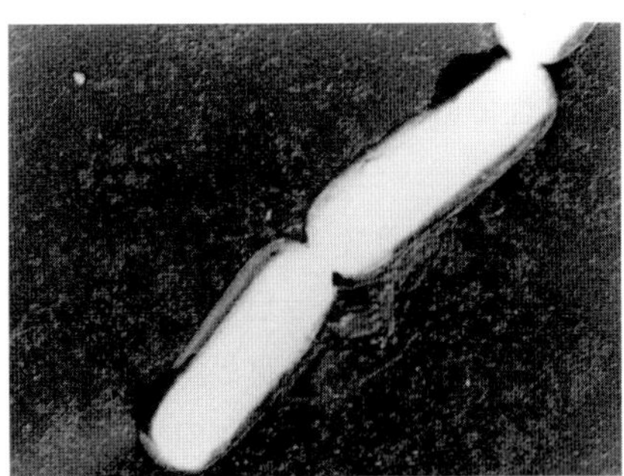

図３－11　ウエルシュ菌の電子顕微鏡像

（５）ウエルシュ菌

クロストリジウム・パーフリンゲンス（*Clostridium perfringens*）は，ガス壊疽（えそ）の原因菌として古くから知られていた。ホブス（Hobbs）らはロンドンにて発生した23例の胃腸炎患者から分離し，食中毒の原因菌であることを明らかにした。

１）菌の分布と性質

ウエルシュ菌はヒトや動物の腸管内，土壌，塵埃（じんあい），下水など広く環境中に存在している。グラム陽性の**偏性嫌気性芽胞形成桿菌**で運動性はない。**増殖温度は12～50℃で至適温度は43～47℃**である。本菌は毒素の種類によってＡ～Ｅ型に分類され，ヒトに中毒を起こすのはＡ型菌が多く，また，この菌は100℃，１～４時間の加熱にも耐える耐熱性菌である。食中毒は夏季が多いが，最近は年間を通して発症している。大量調理施設で多く発生していることから**給食病**とも呼ばれている。

２）臨床症状

食品とともに摂取されたウエルシュ菌は腸管内でさらに増殖し，芽胞形成時にエンテロトキシンを産生して発症する。本菌を10^8～10^9個摂取することによって発症する。**潜伏期は６～18時間（平均12時間）**である。**主症状は水様性下痢**と腹痛であり，嘔吐，発熱などはまれである。一般に症状は軽く，数日間で回復する。

３）原因食品

深鍋で調理した食品，特に食肉および魚介類などのタンパク性食品を利用した煮物によるものが多い。特に食肉にはグルタチオン等の還元物質が豊富に含まれているので，加熱後も嫌気条件が保たれ，ウエルシュ菌の増殖を促進させると考えられている。

主な原因食品は，日本ではカレー，シチュー，煮魚，麺のつけ汁，野菜の煮物など，欧米ではローストビーフ，シチューなどの食肉調理品が多い（事件例参照）。

4）予防対策

a）つけない　本来は土壌菌であり，環境からの汚染を考えなくてはならないが，ヒトおよび動物の腸内常在菌でもあることから，直接・間接的な汚染源になる。手洗いの励行と原材料の扱いには特に注意することが重要である。

b）増やさない　調理後，速やかに喫食する。また深鍋で加熱調理した食品を保存する場合は，嫌気条件を避けるように小分けをして，速やかに冷却する。

c）やっつける　食品中で増殖した菌の多くは栄養型（芽胞を作る前の状態）となっているので，摂食直前の加熱は中毒防止上効果的である。

〈事件例〉

2017年2月9～10日，福島県のスキー場に併設してあるホテル滞在者に食中毒症状を訴える者がいることが報告された。摂食者231人中，患者数55人で，うち14人からエンテロトキシン産生ウエルシュ菌が検出された。患者の共通食はレストハウス内の飲食店で提供されたカレーライスに限られていたことから，保健所は原因食品をカレーライス，病因物質をウエルシュ菌と判断した。

カレーの調製は前日から回転釜で行われ，一部（5バット）は昼食で提供された。残りは流水で冷却後，8バットに分けて冷蔵庫で保管された。これを翌日90℃で再加熱して提供時には95℃で3時間保管して提供した。当該施設では，カレーの調製方法，作業工程は定めていたが，再加熱時の温度確認は1バットしか行われず，確認が不十分であったことが，今回の食中毒を引き起こす結果につながったものと判断された。（谷津明彦：食品衛生学雑誌，59(2)，公社）日本食品衛生学会，(2018)，pp. J-37～J-38）

（6）セレウス菌

バチルス・セレウス（*Bacillus cereus*）は1950年，ホッジ（Hauge）によって食中毒原因菌として明らかにされた。**下痢型**（感染毒素型）と**嘔吐型**（毒素型）に分類されるが，わが国の事例は嘔吐型が多い。

1）菌の分布と性質

土壌や塵埃（じんあい），河川水などの自然界に広く分布する腐敗菌の仲間で，グラム陽性の**通性嫌気性芽胞形成桿菌**である。増殖温度は**10～48℃**（至適温度32℃）である。

2）臨床症状

感染菌量，潜伏期，毒素，症状等については，表3－9にまとめた。

3）原因食品

下痢型は食肉製品，スープ，野菜，プリン，乳・乳製品など。嘔吐型は焼飯，弁当，パスタ，豆腐などが原因となっている。

4）予防対策

環境中に存在するので，汚染を完全に防止することは難しい。また，芽胞は耐熱性で通常の加熱調理条件で殺菌することは困難である。調理食品は低温保存するこ

表3－9　セレウス菌食中毒の特徴

	嘔吐型	下痢型
感染菌量	10^5～10^8/g	
潜伏時間	30分～6時間	8～16時間
症状	吐気，嘔吐等	腹痛，水溶性下痢等
毒素を作る場所	食品中	小腸
病原因子	セレウリド（嘔吐毒素）	エンテロトキシン
毒素の熱抵抗性	121℃，90分	56℃，5分
芽胞の抵抗性（D_{95}℃値）	でんぷん非分解性（6.3～25min）	でんぷん分解性（4.1～7.0min）
国内での発生はほとんどが嘔吐型である。		

出典）渡邊治雄，山本茂貴，米谷民雄ほか：食中毒予防必携（第3版），日本食品衛生協会，2013

とが望ましく，加熱食品といえども極力早いうちに摂食する。

（7）リステリア・モノサイトゲネス

リステリア・モノサイトゲネス（*Listeria monocytogenes*）は，動物の腸管内，土壌・河川水など環境中に広く存在する**グラム陽性**の無芽胞桿菌である。

1）菌の分布と性質

人獣共通感染症菌でもあり，増殖温度は**－0.4～45℃**（至適温度37℃）の易熱性菌（65℃，数分で死滅）である。また，**耐塩性**が強く，12％の塩濃度でも増殖する。

2）臨床症状

感染初期はインフルエンザ様症状を示すことが多く，その後発熱（38～39 ℃），頭痛，嘔吐等の症状が出るが，健康な成人では無症状のまま経過することが多い。腸管組織に侵入後，菌は血中に移行するため，重症化すると**敗血症**および**髄膜炎**を引き起こし，意識障害や痙攣を伴う場合もある。また，妊婦が感染した場合，発熱，悪寒，背部痛を主徴とするが，胎児は垂直感染を受け，胎児敗血症を引き起こして流産や早産の原因となる。

3）原因食品

日本では，2001年，北海道において**ナチュラルチーズ**によるリステリア食中毒が発生した。諸外国でも見られるように長期間保存され，非加熱で摂食できる食品，すなわちナチュラルチーズ，生ハム，ミートパテ，スモークサーモン等が原因となりやすい。

リステリアの成分規格基準は，以下のように設定されている。

対象食品：ナチュラルチーズ（ソフト，セミハード），非加熱食肉製品

規格基準：100／g 以下

4）予防対策

・賞味期限内に喫食し，開封後は期限にかかわらず速やかに消費する。

・低温でも増殖するので冷蔵庫を過信しないこと。長期間保存する場合は冷凍庫

やチルド室で管理する。
- 他の食中毒菌と同様に，加熱調理は食中毒予防の上で有効である。
- 生野菜からも検出されるので，流水で繰り返し洗浄する。

（8）エルシニア・エンテロコリチカ

エルシニア・エンテロコリチカ（*Yersinia enterocolitica*）による感染症が，わが国で注目されるようになったのは1972（昭和47）年，善養寺らの報告に始まる。本菌は腸内細菌科であるにもかかわらず，至適温度が**25～30℃**と若干低く，4℃でも徐々に増殖するなど**低温細菌**の性格をもつ。しかし，増殖速度は遅く，至適条件でも一世代期は40分位とされている。自然界にも存在するが，ブタ等の糞便からの検出率が高い。**潜伏期**は**2～5日**，10日以上に及ぶこともある。主症状は腹痛，下痢，発熱で，腹痛が激しい場合は虫垂炎症状を呈する。原因食品は，**豚肉**あるいは豚肉からの二次汚染による場合が多い。予防対策は手指の洗浄，消毒はもちろんのこと，低温でも増殖するのでこれらの食品を保存する場合は短期間とする。やむを得ず長期間保存する場合は，冷凍することが望ましい。また，水も原因となるので塩素消毒を行ったものを使用する。

（9）ナグビブリオとベンガルコレラ

ナグビブリオ（ビブリオ・コレラ・ノン O1：*Vibrio cholerae* non-O1）はコレラ菌のO1 血清に凝集しない菌の総称である。熱帯，亜熱帯の海水常在菌であるが，わが国でも都市河川から検出され，1982年，食中毒菌として登録された。潜伏期は**1～3日**，毒素は耐熱性エンテロトキシン，コレラ毒素，腸炎ビブリオの耐熱性溶血毒などを産生する。水，魚介類，特に**甲殻類**を介して感染し，コレラと類似症状を呈する。

1992（平成4）年，インドのベンガル地方を中心にO139による下痢症が大流行し，瞬く間（またたくま）にインド亜大陸に拡大した。本菌はコレラと近似し，伝染性も強く，**ベンガルコレラ**（ビブリオ・コレラ・O139・ベンガル：*V. cholerae* O139 Bengal）と命名された。わが国では現在のところ大規模な感染例は報告されていないが，輸入食品が原因となる可能性が高いので十分注意しなくてはならない。

（10）その他の感染型食中毒菌

その他の感染型食中毒菌は表3－10に示すようなものがある。

なお，3類感染症として扱われるコレラ菌，赤痢菌，腸チフス菌，パラチフス菌についても食品を介して発症した場合は食中毒として統計処理されるが，詳細は経口感染症として第4章で述べる。

表3－10　その他の感染型食中毒菌

	原因食品	潜伏期	症　状
ビブリオ・バルニフィカス (*Vibrio vulnificus*)	魚介類の生食	7～24時間	発熱，疼痛，紅斑・紫斑等の皮膚症状
ビブリオ・フルビアリス (*Vibrio fluvialis*)	魚介類の生食	6～18時間	水様性下痢，嘔吐，腹痛
エロモナス・ハイドロフィラ／ソブリア (*Aeromonasu hydrophila/sobria*)	魚介類，甲殻類，カキ	12～14時間	水様性下痢，ときに粘液便や血便，嘔吐，発熱
エンテロバクター・サカザキ菌 (*Enterobacter sakazakii*)	調製粉乳	特定されていない	髄膜炎，敗血症

3. 2　毒素型食中毒

(1) 黄色ぶどう球菌

食品中で**黄色ぶどう球菌**が増殖する際に産生する**毒素（エンテロトキシン）**を，食品とともに摂取して起こる代表的な毒素型食中毒である。かつては腸炎ビブリオ，サルモネラ属菌とともに三大細菌性食中毒と呼ばれていた。近年では本菌に対する認識も高まり，件数，患者数とも徐々に減少してきたが，2000（平成12）年，Y乳業会社大阪工場の加工乳を原因とするエンテロトキシンA型食中毒では患者数約14,000名を超える大事件となった（図3－13）。

黄色ぶどう球菌はヒトに食中毒を起こすだけでなく，**化膿性疾患**，**敗血症**などの原因として臨床医学上でも重要視されている。なお，最近では抗生物質に耐性をもつ**メチシリン耐性黄色ぶどう球菌**（Methicillin Resistant *Staphylococcus aureus*：MRSA）や**バンコマイシン耐性黄色ぶどう球菌**（Vancomycin Resistant *Staphylococcus aureus*：VRSA）による感染症が大きな問題となっている。多剤耐性黄色ぶどう球菌の制御は院内感染症において重要な課題である。

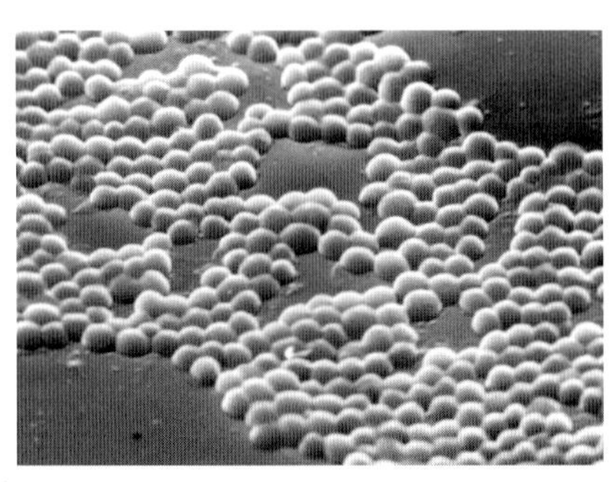

図3－12　黄色ぶどう球菌の電子顕微鏡像

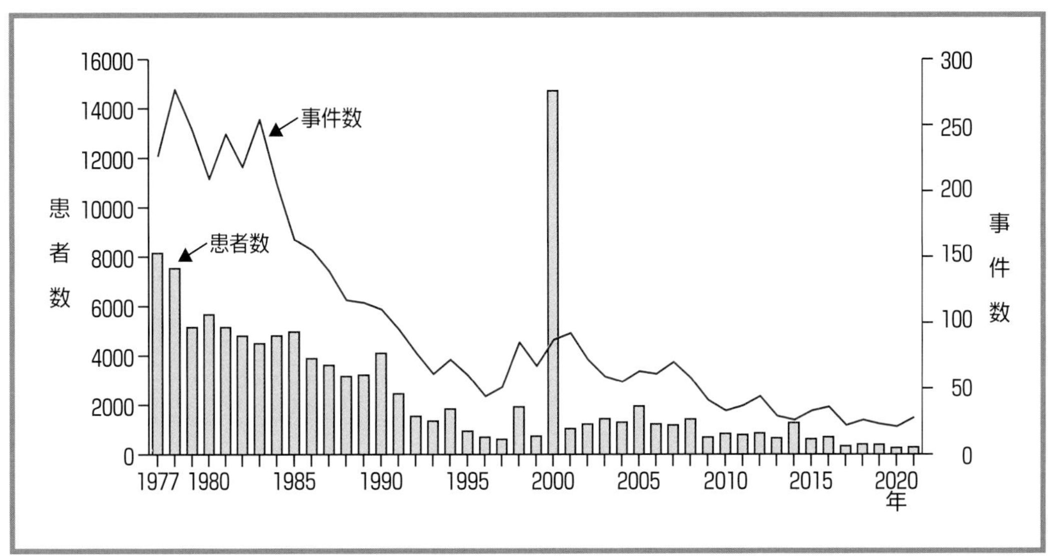

図３－13　ぶどう球菌食中毒発生状況（1977～2021年）
出典）厚生労働省：食中毒統計資料，2022

表３－11　主なぶどう球菌の種類と性質

菌　　種	菌の性質
黄色ぶどう球菌 (*Staphylococcus aureus*)	コアグラーゼ反応陽性，レシチナーゼ反応陽性，マンニット分解，耐塩性，黄色色素産生，毒素産生，食中毒原性，一定のファージを持つ
表皮性ぶどう球菌 (*Staphylococcus epidermidis*)	コアグラーゼ反応陰性，レシチナーゼ反応陰性，マンニット非分解，食塩非抵抗性，毒素非産生

出典）渡邊治雄，山本茂貴，米谷民雄ほか：食中毒予防必携（第３版），日本食品衛生協会，2013

１）菌の分布と性質

グラム陽性球菌で増殖温度は**５～47.８℃**（至適温度30～37℃）であるが，エンテロトキシンの産生温度域は10～46℃と報告されている。

健康なヒトの皮膚，鼻腔，頭髪，手指のみならず，塵埃（じんあい）など自然界にも広く分布する。ぶどう球菌のうち食品衛生上問題となるのは**黄色ぶどう球菌**（スタヒロコッカス・アウレウス：*S. aureus*）で，ウサギやヒトの血漿を凝固させるコアグラーゼ（Ⅰ～Ⅷ型）やファージ型別（Ⅰ～Ⅳ型），エンテロトキシン型別（A～E型）によって，汚染源などの疫学的追究が行われている（表３－11）。

２）毒素

中毒の原因となる**エンテロトキシン**は免疫学的にA，B，C（C_1，C_2，C_3），D，Eの５型に分類される。本毒素は100℃，30分の加熱でも活性をもつ**耐熱性**であるため，通常の調理方法では毒素を失活することはできない。

3）臨床症状

潜伏期は**1～5時間（平均3時間）**と短いのが特徴である。発症は急激で，当初は唾液の分泌が増加し，悪心，嘔吐，腹痛，下痢などを起こすが，**激しい嘔吐**が本中毒の特徴である。これらの症状はかなり重症の場合でも一過性で，比較的短時間のうちに回復する。発熱はほとんどない。

4）原因食品

きわめて多彩で，多くの食品が原因となっている。にぎりめし，弁当などの穀類・**デンプン性食品**や菓子類，複合調理食品によるものが多いが，魚介類・肉類およびその加工品によっても発生している（図3－14）。欧米では乳・乳製品，ハムなどの食肉加工品が多いが，日本でも加工乳による大規模食中毒の発生があったことを忘れてはならない。

5）予防対策

a）つけない　手指に傷や化膿創がある場合は，食品に直接触れる業務は控える。健康者でも鼻腔などに保菌している場合もあるので，清潔なマスクで鼻を覆うように着用すること。手指の消毒は厳重に行う。

b）増やさない　エンテロトキシンの産生域は10～46℃の間といわれているので，低温保存は中毒防止上重要である。

c）やっつける　エンテロトキシンは加熱調理しても破壊されないが，菌自身は熱に弱く，毒素が産生する以前の加熱は，中毒防止上効果的である。

〈事件例〉

2016年4月に発生した熊本地震により，多数の被災者が避難していたが，同年5月6日，熊本市消防局救急課から指定避難所の小学校において約10人が食中毒症状を起こし救急搬送されたことが報告された。患者は避難所の昼食を摂食した避難者，

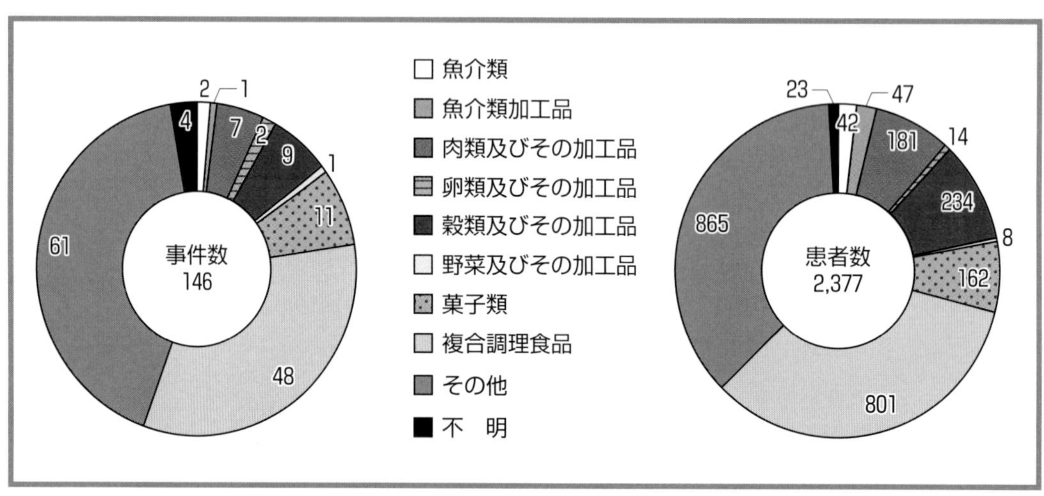

図3－14　ぶどう球菌食中毒の原因食品（2015～2021）
出典）厚生労働省：食中毒発生状況，2022

災害ボランティア，小学校児童37人中34人（発症率92%）であった。昼食を提供した飲食店の従業員17人も同じものをまかないとして食べていたが，食中毒の発症には至らなかった。患者発生のピークは2～4時間で嘔吐（91%），下痢（82%），腹痛（76%）等を呈していた。

提供された「おかかおにぎり」は，当日朝作られたものであり，手指に傷のある者，体調不良者もいなかった。おにぎりは手袋をして，ラップを利用して握られたが，作り終えるまで手袋の交換はされなかった。

保健所では，おにぎりが作られた間に何らかの要因で黄色ブドウ球菌の汚染があったこと。さらにおにぎりは冷ますことなく，発泡スチロールの容器に入れて冷蔵設備のない避難所に配送され，喫食までの6時間そのまま容器に放置されたことで菌の増殖と毒素産生があったと推定した。

原因食品が支援物資であったため，食品衛生法による行政処分はなかったが，調理施設の清掃・消毒の指導，調理従事者の衛生教育は保健所によって行われた。（久保麻衣子：食品衛生学雑誌，58(2)，公社）日本食品衛生学会，2017，pp. J-35～J-36）

（2）ボツリヌス菌

ボツリヌス菌（クロストリジウム・ボツリヌム：*Clostridium botulinum*）は，ヨーロッパにおいてハム，ソーセージによる食中毒として古くから注目されていた。菌の名称はラテン語の**腸詰め**（ボツラス botulus）に由来する。

わが国のボツリヌス菌中毒は1951（昭和26）年，北海道においてニシンの**いずし**で発生したE型中毒が最初といわれ，その後の発生もE型に限られていた（毒素型はp.67参照）。しかし，1969（昭和44）年には宮崎県で**びん詰キャビア**によるB型中毒（喫食者65人，患者数21人，死者数3人），1976（昭和51）年には東京都でA型中毒の散発例（患者数2人，死者数1人）が，1984（昭和59）年には熊本県で製造された**からし蓮根**によりA型中毒（14都県市で発生，患者数36人，死者数11人）が発生した。

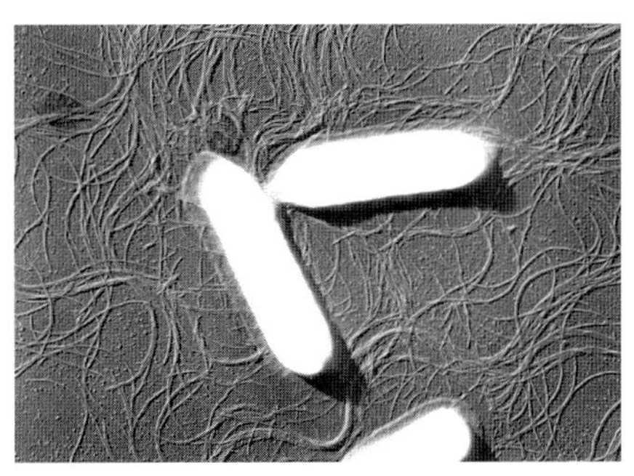

図3－15　ボツリヌスE型菌の電子顕微鏡像

また，2017（平成29）年には東京都で乳児によるボツリヌス症（**乳児ボツリヌス症**）の死亡例が発生し，あらためて乳児への蜂蜜投与の危険性が注目された。

現在，**ボツリヌス毒素**によって起こる神経麻痺性中毒疾患を**ボツリヌス症**といい，発症機序によって，①食餌性ボツリヌス症（ボツリヌス食中毒），②乳児ボツリヌス症，③創傷ボツリヌス症，④成人腸管定着ボツリヌス症，⑤その他（医療行為や生物兵器による病態）に分け，4類感染症に分類されている。この中で毒素型食中毒として扱うべきものは食餌性ボツリヌス症のみで，最近はほとんど発生していないが，致死率は高いので注意しなくてはならない。

1）菌の分布と性質

ボツリヌス菌は，土壌や河川，動物の腸管などの自然界に広く存在する。ヒトに食中毒をもたらす**A型菌**は特に欧米の森林土壌に，日本では九州地方から検出されている。**B型菌**は農耕土壌に多くみられる。**E型菌**は世界各地の湖，池，河川，沿岸等に分布し，日本では北海道，東北地方はE型菌の濃厚汚染地域である。1991（平成3）年以降のボツリヌス菌食中毒発生状況を表3－12に示した。

ボツリヌス菌の性質は**グラム陽性**の**偏性嫌気性芽胞形成桿菌**で周毛性鞭毛を有し，

表3－12　ボツリヌス食中毒の発生状況（1991～2021年）

発生年	発生場所	毒素型	患者数	原因施設	原因食品
1991	青森県	E	1	家庭	ウグイいずし
	青森県	E	1	家庭	アユいずし
	広島市	A	1	不明	不明
1993	高槻市	不明	1	不明	不明
	秋田県	A	4	製造所	里芋の缶詰
1995	北海道	E	6	家庭	サケいずし
	青森県	E	1	家庭	コハダいずし
	青森県	E	3	家庭	ウグイいずし
1996	茂原市	A	1	不明	不明
1997	福島県	E	3	家庭	ハヤいずし
	福島県	E	1	家庭	イワナいずし
1998	東京都	B	18	飲食店	瓶詰めオリーブ
1999	柏市	A	1	家庭	真空パック詰ハヤシライス
2006	宮城県	A	1	家庭	井戸水
2007	岩手県	E	1	家庭	自家製アユいずし
2010	船橋市	B	1	家庭	不明
2012	鳥取県	A	2	家庭	あずきばっとう
2016	奈良市	A	1	－	不明
2017	福山市	B	1	－	不明
2019	埼玉県	A	1	－	不明
2021	東京都	F＊	1	－	真空パック食品
	熊本県	C	3	家庭	白米もしくは市販の惣菜

出典）国立感染症研究所レファレンス委員会：ボツリヌス，2022年7月20日，および厚生労働省：食中毒統計資料より作成
注）（　）内は死者数
＊・・F型毒素産生性 *Clostridium baratii* による感染

活発な運動を示す。菌型により，芽胞の耐熱性が異なる。タンパク分解能をもつA，B，F型菌（I群）の芽胞は最も加熱に対する抵抗性が強く，120℃，4分で失活する。タンパク非分解性のB，E，F型菌（II群）芽胞で80℃，6分，タンパク非分解性のC，D型菌（III群）芽胞で100℃，15分で失活される。IV群に属するG型について発症例は少なく，不明な点が多い。

2）毒素

免疫学的特性によりA，B，C_α，C_β，D，E，F，G型に分類される。ヒトに中毒を起こすのはA，B，Eの3つの型であり，C_α型は水鳥，C_β型はウシ，ウマ，ミンク，D型はウシの中毒原因となる。F型によるものは少数例報告されるのみである。AおよびB型毒素は80℃，20分，または100℃，1～2分で，E型毒素は65℃，数十分で不活性化する。作用機序は，コリン作動性神経末端からのアセチルコリンの遊離の阻害であり，その結果，神経の支配を受ける筋肉が麻痺を起こす。ボツリヌス毒素は細菌が産生する毒素の中で最も猛毒であり，マウスに対する毒性の強さは，B>A>E>F>C>Dといわれている。

3）臨床症状

潜伏期は**8～36時間**で，早いものでは5～6時間，遅い場合は2～3日後という。初期症状の悪心，嘔吐に続いて，**神経症状**があらわれ，視力低下，複視，眼瞼下垂，瞳孔散大などの眼症状，言語障害，嚥下障害，腹部膨満などの症状を起こす。さらに症状が進行すると顔面や横隔膜神経が麻痺し，呼吸困難を起こして死に至るが，通常，意識は最後まで侵されない。致命率は**30～50%**と非常に高いが，わが国では1962（昭和37）年以降，抗毒素血清療法が行われるようになり，4%まで低下した。

4）原因食品

わが国では，ニシン，ハタハタなどの海産魚，アユ，ハヤなどの淡水魚のいずしによるE型菌中毒が大多数を占めていたが，食生活の多様化，輸入食品の増加によって，びん詰，真空包装食品などによってA型およびB型菌中毒も発生している（事件例参照）。

5）予防対策

a）つけない　わが国ではいずしによるE型菌中毒が多いが，いずしを作る場合は新鮮な魚を選び，魚肉を腸内容物で汚染しないよう注意する。内臓摘出後は，水洗いを十分に行う。

b）増やさない　E型菌は4℃付近でも増殖して毒素を産生するので，冷蔵庫に保存しても過信してはならない。いずし調理は低温下で素早く行う。また，膨張缶，膨張した包装食品は，嫌気性菌が増殖しているので廃棄する。

c）やっつける　毒素は熱に弱いので，摂食前の加熱は中毒防止上有効である。缶詰などは加熱滅菌することが義務づけられており，その基準はボツリヌス菌芽胞を殺滅する条件となっている。

〈事件例〉

2012（平成24）年３月23日に鳥取県米子市で真空パックされた「あずきばっとう」を夫婦２人で摂食して夕方から夫が発症した。24日午前２時半頃から両者とも眼瞼下垂等の体調の異変を感じて救急搬送を要請した。搬送時は，２人とも嘔気，両眼瞼下垂，ろれつ難，ふらつきがみられ，午前７時前後には，一時的に心肺停止状態に陥ったが，救急措置により蘇生した。ボツリヌス症が疑われたため，ボツリヌス毒素抗血清が24日夕方に投与された。国および自治体の研究機関の検査で２人の血清，糞便および食品からＡ型ボツリヌス毒素とボツリヌス菌が検出された。

「あずきばっとう」の製造工程で１時間の煮沸工程はあるが，毒素は失活しても芽胞菌を完全に死滅させることはできないため，保存中に菌が発芽増殖し，産生された毒素によって食中毒が起こったと推察された。（国立感染症研究所：IASR，33，2012，pp.218～219）

４．ウイルス性食中毒

4.1　ノロウイルス

ヒトに胃腸炎症状を引き起こすウイルスは10種類以上存在するが，食品衛生上問題となる主要なウイルスは**ノロウイルス**である。日本で発生する食中毒事件の患者数としては，ノロウイルスを原因とした食中毒が長年最も多く，毎年，全食中毒患者数の半数を占めるほどである。また，ウイルス性食中毒のおよそ９割の原因がノロウイルスである。したがって，ノロウイルスの制御は食品衛生上重要な課題と考えられる。

（1）ノロウイルスの分類

ノロウイルスのプロトタイプは，1968年アメリカのオハイオ州の小学校で発生した食中毒患者の糞便から発見されたノーウォークウイルスである。その後，非細菌性急性胃腸炎の患者から検出される形態的に類似したウイルスはノーウォーク様ウイルス，あるいはサッポロ様ウイルスのように発生した地名を冠する形で呼ばれていた。現在は，**カリシウイルス科ノロウイルス属ノーウォークウイルス種**と分類されている。

ウイルスの形態は小型（直径約40nm）で，エンベロープ（ウイルスの被膜）を持たない正20面体型のRNA ウイルスである（図３－16）。RNA 上にはカプシドをはじめとした構造遺伝子等がコードされている。ノーウォークウイルス種は，さらにこのカプシドの塩基配列の相同性により分類される。GI～GVIII の８グループの遺伝子群に分けられ（2017年），このうちヒトに感染し，病原性を示すグループは主にGI（９種）とGII（24種）である。このように抗原性が異なる遺伝子型のノロウイルスが存在することから，ヒトの免疫応答を回避し，毎年多数の感染者が生じると考えられている。

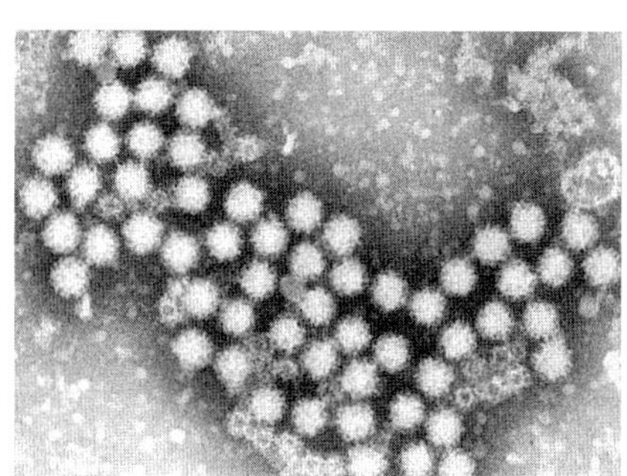

図３－16　ノロウイルスの電子顕微鏡像

（２）感染経路・感染源

ノロウイルスへの感染は主に汚染された食品の摂取による**経口感染**である。また，ヒトからヒトへの飛沫，塵埃（じんあい）感染も確認されている。１年間通してノロウイルス食中毒事件は報告されているが，**冬季**に増加する傾向にある（図３－17）。

これまでのノロウイルス食中毒の調査結果から，ウイルスの感染源となった食品を特定することは難しく，ノロウイルス食中毒事件のおよそ７割では原因食品の特定には至っていない。原因食品の特定が困難な理由のひとつとして，ノロウイルス食中毒事件の大半はノロウイルスに感染した**食品取扱者からの食品の二次汚染**による事例が大半を占めていることが挙げられる。

特定されている原因食品として代表的なものは，カキをはじめとした**二枚貝**の生食や加熱不十分なものである。貝類は本来ノロウイルスを持っておらず，貝の体内でウイルスが増殖することはない。貝類がウイルス汚染を受ける原因は主に下水である。ノロウイルスは**ヒトの腸管内でのみ増殖**し，感染者の糞便等は下水処理されるものの完全には除去されず河川や海へ放流される。カキは１時間に10～20L の海水を吸引することから，海水中のノロウイルスを中腸腺（カキの消化管）に蓄積，濃縮するためノロウイルスに汚染される（図３－18）。

2000（平成12）年前後ではノロウイルス食中毒事件の原因食品として貝類が２～３割を占めていたものの，近年では原因食品の１割弱程度として報告されている（表３－13）。貝類以外では，学校給食（ロールパン，食パン，きざみのり）からも報告された例がある。ただし，原因食品の特定には至っていない事例の中には，カキの生食が疑われる事例が散見されることから，注意は必要である。

（３）臨床症状

ノロウイルスはウイルス**10～100個**の摂取で発症すると推定されている。感染から発症までの潜伏期は，一般に**24～48時間**である。ノロウイルスはヒトの小腸上皮細胞に感染し，細胞の破壊等を引き起こす。主な症状としては嘔気，嘔吐，下痢，腹痛が

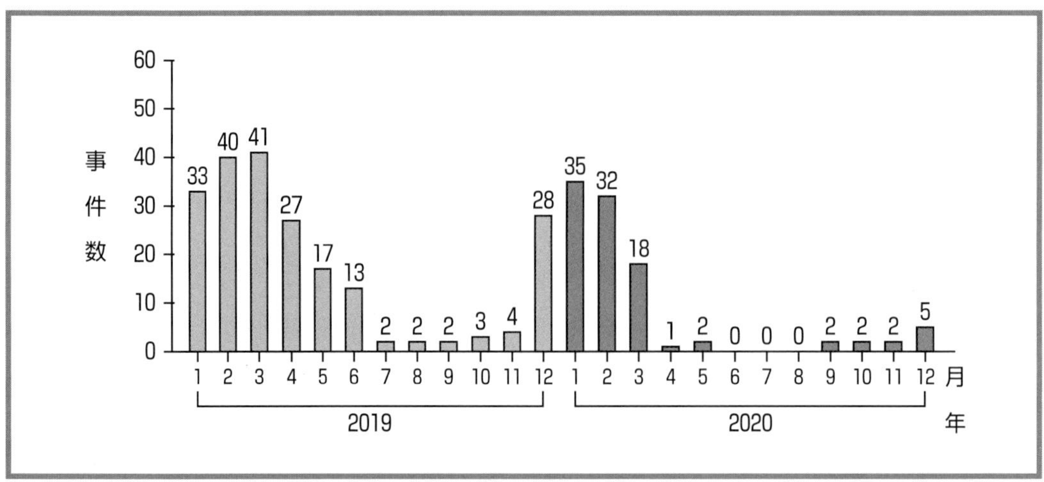

図3－17　ノロウイルス食中毒の月別発生状況（事件数，2019～2020年）

出典）厚生労働省：食中毒統計資料，2021

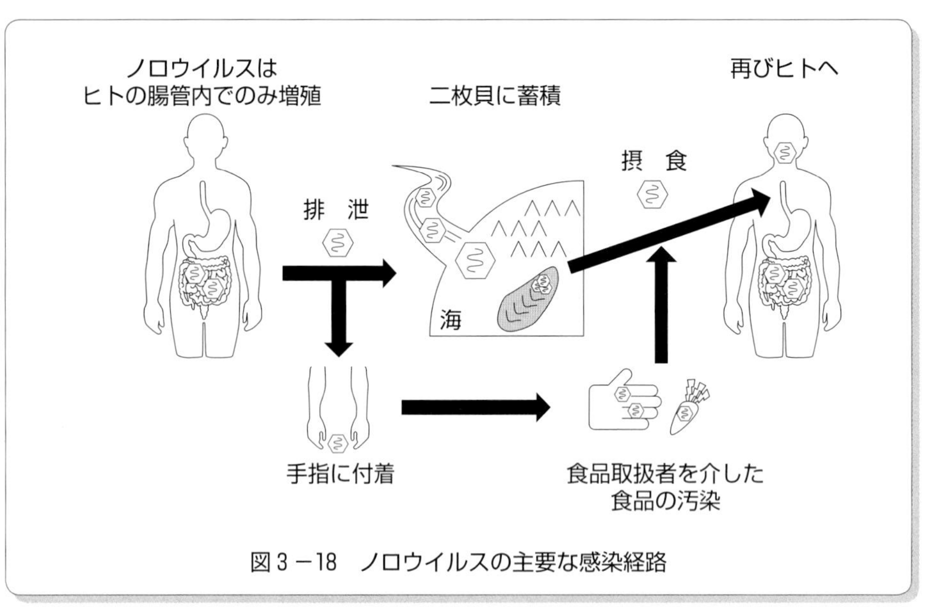

図3－18　ノロウイルスの主要な感染経路

表3－13　ノロウイルス食中毒事件数と貝類が原因になった件数（2010～2020年）

	2010	2011	2012	2013	2014	2015	2016	2017	2018	2019	2020
ノロウイルス食中毒事件数	399	296	416	328	293	481	354	214	256	212	99
貝類が原因の件数	57	50	41	25	24	68	30	3	19	14	6

ある。これらの症状は**1～2日**程度で治癒することが多い。

(4) 予防対策

ノロウイルスは一般的な消毒方法に対し高い抵抗力を示すことから，食品にノロウイルスを付着させないことが重要である。したがって，主要な食品の汚染源と考えられる食品取扱者の体調管理や手洗いを徹底する。あらかじめ食品がノロウイルスに汚染されている場合は十分に加熱することが必要である。ノロウイルスは60℃，30分の加熱では感染性を維持することが知られており，**中心温度85～90℃で90秒以上加熱調理**することが重要である。吐しゃ物などを処理する場合は，ノロウイルスはエンベロープを持たないため消毒用アルコールへの抵抗性が考えられることから，高濃度の**次亜塩素酸ナトリウム**の使用が望ましい。

4．2　A型，E型肝炎ウイルス

肝炎ウイルス（hepatitis virus）はA～E型の5種類が存在するが，食品を介して感染するのはA型肝炎ウイルス（hepatitis A virus：HAV）とE型肝炎ウイルス（hepatitis E virus：HEV）である。

(1) A型肝炎ウイルス（HAV）

HAVは，**ピコルナウイルス科ヘパトウイルス属**に分類される直径約27nmのエンベロープを持たないウイルスである。経口的に摂取されたHAVは肝細胞に取り込まれ，発熱や胃腸炎症状，**黄疸**などの**急性肝炎**を引き起こす。HAVの潜伏期間は**2～7週間**（平均4週間）である。

主な感染源はA型肝炎ウイルスに汚染された**水や野菜・果物の生食**，カキなどの**二枚貝**が中心である。近年では衛生環境の改善に伴い大規模な流行は確認されず，年間300人程度の患者数である。

(2) E型肝炎ウイルス（HEV）

HEVは，**ヘペウイルス科ヘペウイルス属**に分類される直径約30nmのエンベロープを持たないRNAウイルスである。潜伏期間は**2～7週間**（平均6週間）であるが，HEVの感染は不顕性感染が多いとされている。発症した場合，他の肝炎と同様の症状を示し，黄疸を生じる。致死率は1～3％とA型肝炎の約10倍であり，特に妊婦では重症化しやすいことが知られている。患者数は2016年以降では300件を上回り，増加傾向にあるものと考えられる（図3－19）。

主な感染源はウイルスに汚染された水であるが，近年，加熱が不十分な**ブタ，イノシシおよびシカ肉**の摂食を原因とした動物由来感染症として注目されている。2003（平成15）年に生シカ肉の摂食が原因と考えられるE型肝炎が発生し，HEVが食品の摂食によりヒトに感染することが示された。この事件以降，汚染動物の実態調査が進め

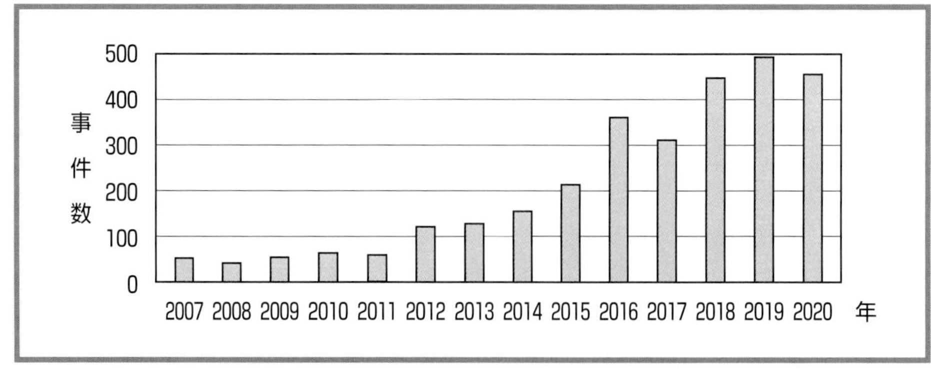

図３－19　Ｅ型肝炎食中毒事件数（2007～2020年）
出典）国立感染症研究所感染症疫学センター：感染症発生動向調査事業年報より作成

られ，ブタだけでなく，イノシシやシカ等でも HEV の遺伝子が検出されている。2012～2014年の国内の原因食品が推定された HEV 感染事例では，ブタ（36%），イノシシ（13%），シカ（７%）であった。これらの状況からブタの内臓を含む食肉の生食用販売が禁止された（2015年）。HEV は，**63℃，30分間**の加熱により感染性を失うことから，食品の十分な加熱が重要である。

５．自然毒食中毒

自然毒とは，「動植物が体内で生産し，または食物連鎖を通して有害物質を摂取し，さらにこれらを組織内に蓄積し，しかも当該動植物体には毒性を示さないもの」と定義されている。動物性自然毒による食中毒は，主に食物連鎖により毒化した海産魚介類を摂取した場合が多いが，植物性自然毒による食中毒は，食べられると思って誤って有毒植物を摂食したり（誤食），食べられる野草に有毒植物が混在していたという事例が多い。近年の自然食ブームにより，植物性自然毒による食中毒は毎年発生している。有毒植物による食中毒は，春先に多く発生するが，毒キノコによる食中毒は秋に多発している。一般的に，自然毒の潜伏期は30分～数時間と短いが，有毒成分が様々であることから，特有な症状を示すものが多い。

5.１　動物性自然毒

（１）フグ毒

フグ毒は動物性自然毒の代表的なものである。日本人は，古くからフグには猛毒があることを知っていながら，世界中で最も多くフグを消費している。そのため，フグ中毒の件数や死者数が多いのがわが国の特徴といえる。フグ毒の本体は，**テトロドトキシン**（Tetrodotoxin：TTX，分子量319）で，神経細胞の Na^+ チャネルに作用する神経毒として知られている。TTX の毒力はマウス単位（mouse unit：MU）で表され，「１MU は体重20g の雄マウスに腹腔内投与したときに，30分で死亡する量」と定義されている。また，TTXの1MUは0.22μgに相当しており，青酸の1,000倍以上の猛毒である。ヒトに対する致死量は10,000MU（1～2mg）といわれる。フグ体内では，卵巣と肝臓に最も多く含まれ，次いで，腸，皮および精巣に多い。なお，筋肉には多くのフグでほとんど含まれていない（表3－14）。毒性の強さは，フグの種類や組織で大きく異なるのに加え，個体，季節および地域の違いで大きく異なる。

TTXはフグだけでなく，多様な生物に分布していることが明らかになっている。例えば，ヒョウモンダコ，ツムギハゼ，カリフォルニアイモリ，スベスベマンジュウガニ，ボウシュウボラ，バイ，ヒモムシ類，紅藻ヒメモサズキなどでも確認されていたが，TTXを産生する海洋細菌（*Vibrio* 属，*Pseudomonas* 属など）が明らかにされたことから，細菌から始まる食物連鎖によって獲得されたものであると考えられている。

TTXは，神経細胞や骨格筋の細胞膜に存在する Na^+ チャネルを阻害することによって末梢神経麻痺を起こす。潜伏期は食後30分～5時間で，初期症状として唇や舌の軽いしびれ，指先のしびれが起こり，次いで，嘔吐，歩行困難，知覚麻痺，言語障害が起こる。さらに，血圧低下，呼吸困難，意識混濁が起こり，呼吸停止により死に至る。致死時間は4～6時間で，発症後8時間以上生命が維持できれば回復に向かうといわれる。

フグ食中毒の原因の多くは，素人調理であることから，素人調理を避けることが最大の予防対策である。各都道府県では，条例により資格試験を行い，フグの調理師免許を出している。1983（昭和58）年厚生省（当時）では，「フグの衛生確保について」の通知を出し，可食フグの漁獲地域，種類，部位を定めて，営業者への指導と消費者への啓蒙を図っている（表3－14）。

（2）シガテラ毒

シガテラとは，カリブ海，太平洋，インド洋などの熱帯・亜熱帯地域のサンゴ礁に生息する魚類による食中毒の総称である。シガテラの語源は，カリブ海で獲れるシガ（cigua）という巻貝（*Cittarium pica*）を原因とした食中毒に由来している。中毒症状は，食後30分～数時間で現れ，**ドライアイスセンセーション**（dry ice sensation，温度感覚異常），筋肉痛，関節痛などの神経障害，下痢や腹痛などの消化器障害，血圧低下などの循環器障害が複雑に絡み合っている。死亡することはほとんどないが，神経障害の回復には数か月を要することがある。

シガテラの毒成分は，脂溶性の**シガトキシン**（ciguatoxin，分子量1,111）類が最も多いが，他にマイトトキシン（分子量3,422）も知られている。シガテラ毒は，海藻表面に付着している有毒渦（うず）鞭毛藻類が産生しており，藻食魚から肉食魚へと食物連鎖を介して移行していると考えられる。有毒魚種は，ドクカマス，バラフエダイ，バラハタ，カンパチ，ヒラマサなど多数の魚類が知られているが，毒性の強さは，個体，漁獲地域，漁獲時期で大きく異なることが報告されている。特に，体長1mを超す大型魚には毒性が強いものが多い。ドクカマスは1953（昭和28）年食用禁止となっている。

表3－14 食用にできるフグの種類とその部位に関するガイドライン

科名	種類（種名）	部位		
		筋肉	皮	精巣
フグ科	クサフグ	○	—	—
	コモンフグ	○	—	—
	ヒガンフグ	○	—	—
	ショウサイフグ	○	—	○
	*ナシフグ	○	—	—
	マフグ	○	—	○
	メフグ	○	—	○
	アカメフグ	○	—	○
	トラフグ	○	○	○
	カラス	○	○	○
	シマフグ	○	○	○
	ゴマフグ	○	—	○
	カナフグ	○	○	○
	シロサバフグ	○	○	○
	クロサバフグ	○	○	○
	ヨリトフグ	○	○	○
	サンセイフグ	○	—	—
ハリセンボン科	イシガキフグ	○	○	○
	ハリセンボン	○	○	○
	ヒトヅラハリセンボン	○	○	○
	ネズミフグ	○	○	○
ハコフグ科	ハコフグ	○	—	○

注1　本表は，有毒魚介類に関する検討委員会における検討結果に基づき作成したものであり，ここに掲載されていないフグであっても，今後，鑑別法および毒性が明らかになれば追加することもある。

2　本表は，日本の沿岸域，日本海，渤海，黄海および東シナ海で漁獲されるフグに適用する。ただし岩手県越喜来湾および釜石湾ならびに宮城県雄勝湾で漁獲されるコモンフグおよびヒガンフグについては適用しない。

3　○は可食部位

4　まれに，いわゆる両性フグといわれる雌雄同体のフグがみられることがあり，この場合の生殖巣はすべて有毒部位とする。

5　筋肉には骨を，皮にはヒレを含む。

6　フグは，トラフグとカラスの中間種のような個体が出現することがあるので，これらのフグについては，両種とも○の部位のみを可食部位とする。

*有明海および橘湾で漁獲されたものに限る。1995年12月改正。

出典）旧厚生省局長通知

現在，日本各地の魚市場ではシガテラ毒魚が見つかり次第，廃棄処分にされている。

(3) ビタミンA

イシナギは，北海道以南に生息するハタ科の深海魚で，肝臓に**ビタミンA**が高濃度（10～20万単位/g）含まれている。イシナギの肝臓を5～10g（100万単位以上）摂取すると，「ビタミンA過剰症」としての症状を呈する。摂取後30分～12時間で，激しい頭痛，発熱，嘔吐が起こる。最も特徴的な症状として，2日目ごろから顔面や頭部，さらには全身に水疱，皮膚剥離が認められるようになる。回復には1か月程度かかるといわれる。1960（昭和35）年，イシナギの肝臓は食用禁止になっているが，イシナギの他に，サメ，マグロ，カツオ，ブリなどの大型魚の肝臓を食べても同様の症状を呈することがある。

(4) 脂質

バラムツやアブラソコムツは大型の深海魚であるが，これらの筋肉質の約20%が脂質であり，この脂質の主な成分として**ワックス**（ロウ物質：高級アルコールと高級脂肪酸のエステル）が含まれている。1970（昭和45）年，都内でカジキマグロの切り身といって販売され，激しい下痢，腹痛を起こす中毒が発生した。このようなワックス魚のバラムツは1970年に，アブラソコムツは1981（昭和56）年に食用禁止となった。

(5) 貝毒

1) 麻痺性貝毒（Paralytic shellfish poison，PSP）

北米やカナダでは古くからイガイ中毒として知られており，日本では全海域で毒化がみられる。この原因は渦鞭毛藻類のアレキサンドリウム属（*Alexandrium catenella*，*A. tamarense*）が産生した毒成分の**サキシトキシン**（saxitoxin, STX），ゴニオトキシン（gonyautoxin, GTX），ネオサキシトキシン（neosaxitoxin）が，ムラサキイガイやホタテガイなどの二枚貝の中腸腺に蓄積されたことによる。これらの毒成分は，水溶性で，TTXと類似し Na^{+} チャネルを選択的に遮断することから**麻痺性貝毒**（PSP）と呼ばれる。臨床症状としては，食後30分～3時間以内に唇・舌に刺激があらわれ，手足の麻痺，運動失調，言語障害，流涎，虚脱感，呼吸困難から死に至る。ヒトの致死量は3,000～30,000MUと推測されている。アカザラカイ，マガキ，アサリにも同一の毒化現象がみられることがある。PSPによる食中毒防止のため，二枚貝の生産地では定期的な毒性調査を実施し，可食部1g当たり4MU以上のPSPを含むものは出荷規制が行われる。

2) 下痢性貝毒（Diarrheic shellfish poison，DSP）

1978（昭和53）年以降に，ムラサキイガイやホタテガイなどから確認された貝毒である。毒成分は**オカダ酸**およびその誘導体（ジノフィシストキシン）であるが，これらは渦鞭毛藻類のディノフィシス属（*Dinophysis fortii*，*D. acuminata* など）によって産生され，食物連鎖を介して，貝類の中腸腺に蓄積する。毒化は6～7月に起こりやすい。臨床症状としては，食後4時間以内に，吐き気，嘔吐，腹痛および下痢を起こす。これらは必発症状で，1日あたり約10回もの水様便を起こすが，3日以内にはほぼ回復する。なお，2017年，DSPについてはマウスを用いた毒性試験法は廃止され，毒成分を直接定量する機器分析法に変わった。可食部1kg当たり0.16mgオカダ酸当量以上含む場合には出荷規制が行われる。

（6）その他の動物性自然毒

その他，表3－15に示した動物性自然毒（貝類，魚類）による食中毒も発生している。

5．2　植物性自然毒

（1）毒キノコ

植物性自然毒の大半はキノコによる中毒である。わが国には数千種類のキノコが自生するといわれるが，そのうち約150種が毒キノコとして知られている。ツキヨタケ，クサウラベニタケ，カキシメジによる食中毒が特に多く，全体の約60%を占めている。食中毒はこれらの誤食によって起こり，9～10月に多発している。キノコ毒は，作用する部位の違いにより，腸管毒（胃腸炎型），細胞毒（コレラ型），神経毒（脳症型）に分けられる。

1）腸管毒（胃腸炎型）

ツキヨタケの毒成分**イルージンS**（ランプテノール）はこれに分類される。摂食後30分～1時間後に，口渇，腹痛，嘔吐，下痢などの胃腸炎症状をもたらす。クサ

表3－15　その他の動物性自然毒による食中毒

貝類・魚類・藻類	毒成分	中毒症状
アサリ	ベネルピン	1942年と1949年に静岡県浜名湖で発生。潜伏期1～2日後，倦怠感，悪寒，悪心，吐き気，出血斑。その後，肝肥大，黄疸，昏睡状態から，1週間以内に死亡（死者数150名以上）。
バイ貝（バイ属）	ネオスルガトキシン，プロスルガトキシン，スルガトキシン	視力減退，瞳孔散大，口渇など
アオブダイ，カニ類（ディマニア属，ヒロハオウギガニ），イワスナギンチャク	パリトキシン	筋肉痛，関節痛，ミオグロビン尿症
ムラサキイガイ，カニ類（ダンジネスクラブ），紅藻ハナヤナギ，珪藻ニッチャ	ドウモイ酸	吐き気，嘔吐，腹痛，下痢，見当識障害，記憶喪失
ツブ貝（ヒメエゾボラ，エゾボラモドキ）	テトラミン	頭痛，めまい，船酔い感，眼底の痛み
コイ科魚類	5α-シプリノール硫酸エステル	コイの胆のうを摂食して発症。嘔吐，腹痛，下痢，肝不全（黄疸），腎不全（乏尿，浮腫）

出典）楠　博文：「食品衛生研究」，45(3)，11，1995.

ウラベニタケ，カキシメジ，イッポンシメジなどの毒成分も腸管毒の症状を起こすが，毒成分はよくわかっていない。

2）細胞毒（コレラ型）

アマニタ（*Amanita*）属のドクツルタケ，タマゴテングタケ，シロタマゴテングタケは，猛毒のアマニタトキシン（α-，β-およびγ-**アマニチン**，ファロイン，ファロイジン）を含んでいる。摂食すると，6～12時間後に発症する。特に，ドクツルタケは猛毒で，コレラ様の激しい胃腸炎症状を起こし，その後，虚脱，けいれん，さらに24～72時間後には，肝・腎機能障害を起こして死に至る。

3）神経毒（脳症型）

ベニテングタケ，テングタケなどは，**ムスカリン**（副交感神経興奮作用），イボテン酸やムッシモール（副交感神経遮断作用）などの毒成分を含んでいる。これらを摂食すると，30分位で中枢神経，自律神経に作用し，顔面紅潮，発汗亢進や異常興奮，狂騒状態などの神経障害を起こす。一方，シビレタケ，ワライタケなどは，**シロシビン**やシロシンなどの毒成分（中枢神経遮断作用）を含んでおり，幻覚を起こす。

4）予防対策

毒キノコの特徴として，①色調が鮮やかである，②茎につばがある，③ 茎が縦にさけない，④銀さじ試験陽性，などがいわれているが，食用キノコの中にも，これらの特徴をもつものも多い。食用キノコと毒キノコを区別するには，専門家の判断にゆだねることが重要である。

（2）ジャガイモ

小学校においてジャガイモによる食中毒が毎年数件報告されている。ジャガイモには，もともと低濃度の**ソラニン**やチャコニンなどの毒成分が含まれているが，発芽部および緑変部では10倍以上に増加している。これらの毒成分による成人の中毒量は200～400mg といわれるが，小児の場合，20mg 以下でも発症した例が報告されている。症状は嘔吐，下痢，腹痛などの胃腸障害と，めまい，意識障害，呼吸中枢麻痺などの神経障害であり，摂食後15分位で発症している。ソラニンは耐熱性（285℃で分解）であることから，通常の調理操作では分解されない。中毒防止には，発芽部および緑変部は深く切り取る（深さ約1cm），皮を除去する，また粒の小さいジャガイモ（直径3cm 以下）は摂食を避けることが必要である。

（3）青酸配糖体（シアン配糖体）

植物には色々な青酸配糖体が成分として存在することが知られているが，中でも，ウメ，アーモンド，アンニンに含まれる**アミグダリン**と，生あん製造用豆類（サルタニ豆，サルタピア豆，バター豆，ペギア豆，ホワイト豆，ライマ豆），キャッサバ，プルナンに含まれる**リナマリン**は食品衛生上，重要な毒成分である。これらを経口摂取すると，腸内細菌により加水分解され，腸内で猛毒の青酸が遊離してくる。少量であれば問題はないが，多量に摂取すると，嘔吐，頭痛，めまい，さらには中枢神経麻痺（血圧低下，歩行困難，意識混濁）が起こる可能性がある。

青ウメなどの未熟果実中のアミグダリンは，加熱，塩蔵，アルコール漬けなどの加工により低減化される。生あん製造用豆類やキャッサバに含まれるリナマリンは，加熱および粉末にして水にさらすことにより無毒化される。食品衛生法では，豆類および生あんに対し，シアン化合物は検出されてはいけない，と規定されている。ただし，生あん製造用豆類では，青酸として500ppm 以下であること，また，生あんの原料以外に使用してはいけない，と規定されている。

(4) オゴノリ

食用とされる紅藻類のオゴノリによる中毒がまれに発生している。市販のオゴノリ（緑色）は，採取したのち石灰処理したもので，これら加工品による食中毒は報告されていない。食中毒事例では，自ら採取した，あるいは譲り受けたものを，生のままあるいは湯通ししたものを摂食し，発症している。症状は，嘔吐，腹痛，下痢などである。毒成分は，**プロスタグランジン（PG）類**と推定されている。海に生育しているオゴノリ（褐色）には，PG 類は含有されていないが，シクロオキシゲナーゼ活性が強いため，食べ合わせた食事中のアラキドン酸を基質にして，PG 類が生成されたものと考えられている。

(5) その他の有毒植物

その他，表3－16に示した植物性自然毒（有毒植物）による食中毒も発生している。

6．化学性食中毒

本来食品には含まれていないか，あるいは微量しか存在しない化学物質が，食品に多く存在しそれを食して起こる食中毒をいう。過去には化学性食中毒の原因物質として，不純物（メタノール，ヒ素など）によるもの，化学変化を受けた食品成分（変敗油脂，クロロフィル分解物，ヒスタミンなど）によるもの，容器・包装材料からの溶出有害物質（銅，カドミウム，スズ，鉛など）によるものが報告された。

最近では，化学性食中毒の件数は，食中毒の総件数の１％以下と少なくなっており，このうち，約80％はヒスタミンによる食中毒が占めている。それ以外の原因物質をみると，金属（銅，スズ），洗剤，消毒薬（塩化ベンザルコニウム），食品添加物（グルタミン酸，D-ソルビトール，過酸化水素，次亜塩素酸など）が挙げられる。

なお，ヒ素，クロロフィル分解物，ヒスタミン，カドミウム，スズによる食中毒についての詳細は第５章を参照。

表3－16　その他の有毒植物による食中毒

植物名	毒成分	症状	誤認しやすい食用植物
トリカブト	アコニチン（交感・副交感神経遮断作用）	摂食後数時間で，嘔吐，腹痛，けいれん，呼吸困難，心臓発作	葉（モミジガサ，ニリンソウ），根（ショウガ）
バイケイソウ	プロトベラトリン，ベラトラミン（アコニチンと類似）	摂食後数時間で，吐き気，嘔吐，腹痛，しびれ，けいれん	オオバギボウシ，ギョウジャニンニク
チョウセンアサガオ	ヒヨスチアミン，スコポラミン（副交感神経遮断作用）	摂食後数時間で，吐き気，嘔吐，腹痛，しびれ，瞳孔散大，幻覚，錯乱	葉（モロヘイヤ，オオバ，アシタバ），根（ゴボウ）
ハシリドコロ	ヒヨスチアミン，スコポラミン（副交感神経遮断作用）	吐き気，嘔吐，めまい，幻覚	フキノトウ，タラの芽，サワアザミ，イタドリ
スイセン	リコリン	激しい嘔吐，下痢	葉（ニラ），根（タマネギ，ノビル，サトイモ）
ギンナン	4-*O*-メチルピリドキシン（抗ビタミンB_6物質）	摂食後数時間で，けいれん（小児では10～30個摂食で発症）	
ヤマゴボウ	フィトラッカトキシン	吐き気，嘔吐，下痢	根（モリアザミ）
イヌサフラン	コルヒチン	嘔吐，下痢，呼吸困難	葉（ギボウシ，ギョウジャニンニク），球根（ニンニク，タマネギ）

文　献

●引用・参考文献

1）厚生労働省 HP：食中毒統計資料，2022

2）厚生労働省：食品衛生研究，68(9)，社）日本食品衛生協会，2018，pp.106～198

3）国立感染症研究所 HP：病原微生物検出情報，サルモネラ血清型割合，2022,12,30

4）厚生労働省：食品衛生研究，66(9)～69(9)，社）日本食品衛生協会，2016～2018

5）地方独立行政法人大阪健康安全基盤研究所 HP：多くの顔を持つ下痢原性大腸菌，2019，pp.1～2

6）国立感染症研究所 HP：腸管出血性大腸菌2022年4月現在，IASR43(5)，2022

7）野田衛「二枚貝を介するノロウイルス食中毒の現状と対策」，食衛誌，Vol. 58，No. 1，2017，pp.12-25

8）食品安全委員会：食品健康影響評価のためのリスクプロファイル～ブタ肉における E 型肝炎ウイルス～（改訂版），2012

9）食品安全委員会：食品健康影響評価のためのリスクプロファイル―ノロウイルス，2018

10）楠　博文：「食品衛生研究」，Vol. 45(3)，11，1995.

11）中島一郎ら：日本油化学会誌，第47巻，第8号，1998.

12）日本食品衛生学会編集：「食品安全の事典」朝倉書店，2009

第4章

経口感染症と寄生虫

感染症（infection）とは，大気，水，土壌，家畜，家禽（かきん），野生動物，イヌ・ネコ・カメなどの伴侶動物あるいはヒトなどが保有する病原微生物が，ヒト（宿主）に侵入し，体表面・粘膜・臓器などの組織に付着して増殖することにより起こる疾患である。感染症を引き起こす病原体にはウイルス，リケッチア，マイコプラズマ，クラミジア，細菌，真菌（カビや酵母など），原虫，寄生虫など様々な微生物がある。

病原微生物（感染源）がヒトに侵入する経路（感染経路）は経口感染，飛沫感染，空気感染，接触感染などがあるが，食品衛生で重要な感染経路は食品や水を介して経口的に感染する**経口感染**である。ヒトが病原微生物に感染しても，なんらかの症状を発症するかどうかは，免疫力や常在細菌の存在などのヒトの生体防御機構と，病原体の感染力や病原因子（侵襲性や毒性など）の力関係により左右される。明確な炎症症状を伴って発病することを顕性感染，明確な症状が現れないで経過する場合を不顕性感染あるいは潜伏感染という。不顕性感染や，治療後に病原体が体内に残留して保菌者（キャリア）になることもある。腸管系病原微生物であるサルモネラ属菌やノロウイルスなどは長期間保菌することがあり，保菌者が感染源となり食品・水や環境を介してヒトに感染することから，食品衛生では保菌者の健康管理が問題となる。

1．感染症対策のあゆみと感染症法

明治以降各種の病原微生物が発見されてきたが，当時国内で猛威を振るっていたコレラ，赤痢，腸チフスの経口感染症および痘そう，発疹チフス，猩紅熱（しょうこうねつ），ジフテリア，ペストの合計8疾患を対象に，1897（明治30）年，伝染病予防法が公布された。さらにその後，パラチフス，流行性脳脊髄膜炎および日本脳炎が追加されたが，これらの法定伝染病は，患者や保菌者の隔離，抗生物質による治療，ワクチンの活用などの対策に加え，上下水道の完備や環境の整備など公衆衛生の向上，診断や治療法の開発により，1950（昭和25）年以降著しく減少し，公衆衛生上問題にならない程度までに患者数が減少した。ところが，国際化に伴う社会構造の変化，開発による環境変化と地球温暖化が進み，1975（昭和50）年頃からレジオネラ症，エボラ出血熱，ラッサ熱，カンピロバクター感染症，腸管出血性大腸菌O157感染症などの新たな感染症（**新興感染症**）が出現してきた。また，ペスト，ジフテリア，多剤耐性結核，狂犬病などが再び猛威を振るい，**再興感染症**として注目されてきた。

1998（平成10）年，これらの新興感染症および再興感染症の対策や，適切な医療体制の見直しを行い，これまでの伝染病予防法，後天性免疫不全症候群の予防に関する法律，性病予防法が廃止され，新たに「感染症の予防及び感染症の患者に対する医療に関する法律（**感染症法**）」が制定された。この法律では，感染症予防のための施策や，これまでの法律にはなかった患者の人権を重視した配慮が盛り込まれた。その後，2003（平成15）年にはSARS（重症急性呼吸器症候群）の発生を受け改正され，2007（平成19）年には結核予防法と統合された。さらに，2008（平成20）年には高病原性鳥インフルエンザ（H5N1）の感染拡大に対応するなど，感染症法は何度も改正されてきた。

感染症法では，病原体の感染力や症状の重篤性，届出の義務，予防法，就業制限などから，感染症を１～５類感染症および指定感染症，新感染症，新型インフルエンザ等感染症の８種類に分類している（表４－１）。食品衛生で重要なコレラ，細菌性赤痢，腸管出血性大腸菌感染症，腸チフス，パラチフスは３類感染症に分類され，特に食品にかかわる職種への就業制限などの措置がとられている。ウイルス性肝炎（A型・E型肝炎ウイルス）は４類，クリプトスポリジウム症は５類感染症に分類されている。細菌性食中毒菌のサルモネラ属菌，腸炎ビブリオ，カンピロバクターなどは５類感染症の**感染性胃腸炎**として一括して表現されている。

指定感染症とは，既知の感染症（１～３類感染症と新型インフルエンザ等感染症以外）が何らかの理由（変異など）により，重篤な症状や蔓延の拡大などを起こすと想定され，**パンデミック**（世界的流行）の防止のため一定の措置が必要になったときに政令で定める。措置の詳細についてもその都度政令で定められ，指定期間は最長で一年間である。

2019（令和元）年12月に中華人民共和国の武漢において重篤な肺炎患者の発生が報告され，新型コロナウイルス（SARS-Co-2）が検出された。本感染症（COVID-19）は重篤性と世界的な感染の拡大が想定され，2020（令和２）年１月に感染症法による指定感染症と検疫法の検疫感染症（p.89）に指定された。その後，2021（令和３）年３月に感染症法と検疫法が改正され「新型インフルエンザ等感染症」に位置づけられている。

2．3類感染症

３類感染症は，診断した医師から保健所長への届出の義務と，食品取扱い者の就業制限が法律で定められている。飲食物からの感染であることが明らかにされた場合に，食中毒として届けられる。

2．1　細菌性赤痢

赤痢は広義では出血性下痢をもたらす疾病をいうが，赤痢菌で起こる**細菌性赤痢**と赤痢アメーバで起こる**アメーバ赤痢（５類感染症）**は別に扱われる。かつて猛威を振るっていたが，1970（昭和45）年には患者数が10,000名を下回り，現在では国内例は少なく，感染者の７～８割が国外感染例（輸入感染症）で，アジア地域での感染が多い。

表4－1　感染症法の対象となる感染症

2021（令和3）年改正

分類	感染症の疾病名等	感染力・重篤性・対応
1類感染症 （7疾患）	【法】 エボラ出血熱，クリミア・コンゴ出血熱，痘そう，南米出血熱，ペスト，マールブルグ病，ラッサ熱	極めて高い危険性 原則入院 消毒等
2類感染症 （7疾患）	【法】 急性灰白髄炎，結核，ジフテリア，重症急性呼吸器症候群（SARS），中東呼吸器症候群（MERS），鳥インフルエンザ（H5N1），鳥インフルエンザ（H7N9）	高い危険性 状況に応じて入院 消毒等
3類感染症 （5疾患）	【法】 コレラ，細菌性赤痢，腸管出血性大腸菌感染症，腸チフス，パラチフス	高くない危険性 特定職種の就業制限 消毒等
4類感染症 （44疾患）	【法】 E型肝炎，A型肝炎，黄熱，Q熱，狂犬病，炭疽，鳥インフルエンザ（H5N1，H7N9を除く），ボツリヌス症，マラリア，野兎病 【政令】 ウエストナイル熱，エキノコックス症，オウム病，オムスク出血熱，回帰熱，キャサヌル森林病，コクシジオイデス症，サル痘，ジカウイルス感染症，重症熱性血小板減少症候群（SFTS），腎症候性出血熱，西部ウマ脳炎，ダニ媒介脳炎，チクングニア熱，つつが虫病，デング熱，東部ウマ脳炎，ニパウイルス感染症，日本紅斑熱，日本脳炎，ハンタウイルス肺症候群，Bウイルス病，鼻疽，ブルセラ症，ベネズエラウマ脳炎，ヘンドラウイルス感染症，発しんチフス，ライム病，リッサウイルス感染症，リフトバレー熱，類鼻疽，レジオネラ症，レプトスピラ症，ロッキー山紅斑熱	高くない危険性 動物の処置を含む消毒等
5類感染症 （全数把握 24疾患 定点把握 24疾患）	【法】 インフルエンザ（鳥インフルエンザおよび新型インフルエンザ等感染症を除く），ウイルス性肝炎（E型肝炎およびA型肝炎を除く），クリプトスポリジウム症，後天性免疫不全症候群，性器クラミジア感染症，梅毒，麻しん，メチシリン耐性黄色ブドウ球菌感染症 【省令】 アメーバ赤痢，RSウイルス感染症，咽頭結膜熱，A群溶血性レンサ球菌咽頭炎，カルバペネム耐性腸内細菌科細菌感染症，感染性胃腸炎，急性弛緩性麻痺，急性出血性結膜炎，急性脳炎（ウエストナイル脳炎，西部ウマ脳炎，ダニ媒介脳炎，東部ウマ脳炎，日本脳炎，ベネズエラウマ脳炎およびリフトバレー熱を除く），クラミジア肺炎（オウム病を除く），クロイツフェルト・ヤコブ病，劇症型溶血性レンサ球菌感染症，細菌性髄膜炎，ジアルジア症，侵襲性インフルエンザ菌感染症，侵襲性髄膜炎菌感染症，侵襲性肺炎球菌感染症，水痘，性器ヘルペスウイルス感染症，尖圭コンジローマ，先天性風しん症候群，播種性クリプトコックス症，手足口病，伝染性紅斑，突発性発しん，破傷風，バンコマイシン耐性黄色ブドウ球菌感染症，バンコマイシン耐性腸球菌感染症，百日咳，風しん，ペニシリン耐性肺炎球菌感染症，ヘルパンギーナ，マイコプラズマ肺炎，無菌性髄膜炎，薬剤耐性アシネトバクター感染症，薬剤耐性緑膿菌感染症，流行性角結膜炎，流行性耳下腺炎，淋菌感染症	高くない危険性 発生状況の収集，分析，公開
指定感染症		政令で1年間に限定して指定，1～3類感染症に準じた対応
新感染症		政令で指定，1類感染症に準じた対応
新型インフルエンザ等感染症	【法】 新型インフルエンザ，再興型インフルエンザ，新型コロナウイルス感染症，再興型コロナウイルス感染症	原則入院 消毒等

(1) 菌の性質

赤痢菌（*Shigella*）は1898（明治31）年に志賀潔によって発見されたもので，腸内細菌科に属し，**グラム陰性通性嫌気性の無芽胞桿菌**で，鞭毛を欠き運動性がない。大腸菌とのDNA相同性は平均85%以上で，大腸菌の1生物型であると考えられている。赤痢菌は生化学的性状や菌体抗原により，*S. dysenteriae*（A群），*S. flexneri*（B群），*S. boydii*（C群），*S. sonnei*（D群）の4菌種に分類される。特に*S. dysenteriae* 1では，志賀毒素（Shigatoxin：Stx，または**ベロ毒素** Verotoxin：VT）1型（VT1）を産生する。過去の流行ではB群のフレキシネル菌が主流であったが，近年はD群のゾンネ菌が7～8割を占めている。

(2) 感染の様式

赤痢患者あるいは無症状保菌者の便とともに排泄され，赤痢菌に汚染された水や食物を**経口的に摂取して感染**する。感染菌量は**10～100個**と極めて少ない。

(3) 臨床症状

潜伏期間1～5日で，全身倦怠感，発熱，**水様性下痢，腹痛，膿粘血便，テネスムス（しぶり腹）**などの赤痢症状を示すが，近年多くみられるD群（ゾンネ菌）による症状は，軽症化の傾向にある。

(4) 予防対策

衛生環境の整備と個人の衛生観念の向上，特に調理作業や食品製造に携わる際には手指の洗浄，消毒が大切である。汚染地域では生もの，生水，氷などは飲食しない。3類感染症としての対応により，赤痢患者や保菌者は，直接食品に接触する業務に携わることができない。また，食品従事者は定期的に赤痢菌の検便検査を実施することが望ましい。

2．2 腸チフス・パラチフス

腸チフス・パラチフスはそれぞれ**チフス菌**（*Salmonella* Typhi），**パラチフスA菌**（*S.* Paratyphi A）によって引き起こされるサルモネラ症で，両菌ともに感染源はヒトに限定される。

昭和の初めから第二次大戦直後まで，両者あわせて全国で年間50,000名以上の発生がみられたが，その後急激な減少を続け，2018年では年間患者数は腸チフスが35名，パラチフスAが23名であり，そのほとんどが輸入感染症である。

(1) 菌の性質

グラム陰性の無芽胞桿菌で，通性嫌気性，**周毛性鞭毛**を有し，活発に運動する。全身性感染症であるため，一般のサルモネラ感染症とは区別する。

(2) 感染の様式

患者または保菌者の糞便，尿などで汚染された飲料水や食品による**経口感染**により，**100個以下**の少量の菌数でも感染する。胃を通過して腸管に達したチフス菌は，小腸粘膜から侵入し，回腸下部のパイエル板および孤立リンパ濾胞内で増殖して**初期病巣**をつくる。ついで胸管を経由して血中に入り，肝，脾，骨髄などで増殖し**チフス病変**をつくる。チフス菌やパラチフス菌は糞便以外に腎臓から尿へも排泄されることがある。

(3) 臨床症状

通常**7～14日**の潜伏期間を経て，発熱，頭痛，食欲不振，全身倦怠感などの症状を発症する。その後は，体温が上昇し39～40℃に達して，**チフス3主徴**といわれる**徐脈**，**バラ疹**，**脾腫**などが出現する。次に40℃台の高熱が続き（稽留熱），下痢または便秘も伴う。重症時には腸出血，腸穿孔，意識障害，難聴などが見られることもある。その後は，徐々に解熱する。

(4) 予防対策

腸チフス，パラチフスには抗菌薬の投与による治療が行われる。世界的には腸チフスに対して弱毒生ワクチンと不活化ワクチンが実用化されているが，日本ではいずれのワクチンも認可されていない。その他の予防対策は細菌性赤痢と同様である。

2. 3　コレラ

コレラは古来，インドのガンジス川河口デルタ地帯における風土病であった。これを**古典型コレラ**という。現在流行のコレラは，1937年ころインドネシアで発生した**エルトールコレラ**と呼ばれるものである。エルトール型は溶血性などの生化学的性状が古典型と異なる。近年治療法の急速な進歩により，致死率は1～2％と著しく低下しているが，感染力が強いため，大規模な流行がしばしば発生している。

国内でのコレラの発生は近年著しく減少し，東南アジア，インド，アフリカ，中南米，ペルーなどへの海外旅行者が感染し，年間数名の患者が報告されているに過ぎない（2018年4名）。輸入食品の喫食により感染・発症することもある。

(1) 菌の性質

グラム陰性の桿菌で，**単毛の長鞭毛**を有し，活発に運動する。コレラ菌は血清型**O1**で，**エンテロトキシン産生株**をいう。1992年からインドを中心に血清型O139でエンテロトキシン産生株による流行が認められ，**O139ベンガル（ベンガルコレラ菌）**と呼ばれている。コレラ菌の至適塩分濃度は1.0～1.5％，至適pHは7.8～8.0で，河口付近が最も好都合な発育環境である。さらに，コレラ菌はキチン質を分解するため，河口付近の泥土中の動物プランクトンやカニ，エビなどの甲殻類のキチンはコレラ菌の栄養源となっている。

（2）感染の様式

感染源は患者の糞便，吐しゃ物などとされていたが，最近ではコレラ菌に汚染された飲料水（井戸水，上水），氷および食品，特にエビ，カニ，貝などの甲殻類・貝類による**経口感染**による場合が多い。

経口的に摂取されたコレラ菌は小腸に達すると，上皮細胞膜に定着，増殖し，腸管内で**毒素**（コレラエンテロトキシン）を産生する。この毒素の作用により腸管の生理機構が破綻し，細胞内の水分および電解質が腸管腔へ多量に放出され，コレラ特有の激しい水様性下痢の症状を呈する。

（3）臨床症状

潜伏期は通常1日程度で，古典型コレラ菌では激しい**水様性下痢**（米のとぎ汁様）から**脱水症状**となり，低カリウム血症などの症状を示すが，エルトール型コレラ菌では軽症で**軟便～水様便**，泥状便になりやすい。腹痛および熱のない下痢，嘔吐が特徴である。

（4）予防対策

経口ワクチンの開発が試みられているが，実用化されていない。コレラ常在地での感染は，魚介類の生食，生水・氷の飲用，氷の上のカットフルーツの喫食など，汚染された飲食物の経口摂取によることが多いので，安全な水の確保と食品の加熱や食器類の水洗などについて十分注意する。

2．4　腸管出血性大腸菌感染症

ベロ毒素を産生またはその遺伝子を保有する大腸菌による感染を指し，O157をはじめ多くの血清型で毒素を保有していることが報告されている。

本菌感染症は感染源が主にウシであり，菌に汚染された肉類や野菜などを喫食して発症する食中毒である。**100個以下**の少量で感染し，ヒトからヒトへの感染もしばしば認められる。

飲食物を介した食中毒は食品衛生法による届出になるが，ヒト－ヒト感染の場合や感染経路が明確でない場合などは，感染症法による届出となる。年間3,000～4,000名の感染が確認されている。細菌性食中毒の項を参照（p.50）。

3．ウイルス性経口感染症

3．1　ノロウイルス感染症

ノロウイルスは，カキなどの**二枚貝**の喫食や手指・器具などを介した飲食物の二次汚染により，経口的に感染する。特に近年では，患者の吐しゃ物などがエアロゾルとなって感染する事例や，ノロウイルスで汚染したドアノブ，手すりなどを介するヒト－ヒト感染が問題となっている。ノロウイルス食中毒患者は，年間 1 ～ 2 万名ときわめて多い。ヒトからヒトへの感染は集団生活をする保育所，幼稚園，学校，高齢者施設，養護施設などで繰り返し発生しており，ホテルや病院での流行もある。5 類感染症（小児科定点）の感染性胃腸炎として届出がなされるため，正確な患者数はわからないが，年間100～400万名が感染していると推察されている。詳細はノロウイルスの項を参照（p.68）。

3. 2　流行性肝炎（HAV：A 型肝炎ウイルス）

東南アジア，中近東，アフリカなどの A 型肝炎ウイルス常在地域への旅行者が主に感染する。国内感染例では，カキなど**二枚貝**による A 型肝炎の流行がしばしば報告されている 4 類感染症である。

食水系感染では食中毒としての予防対策を施す。その他の予防法としては，ワクチンや免疫グロブリン製剤の投与がハイリスク群（患者家族，医療従事者，常在地への旅行者など）に対し行われる（p.71）。

3. 3　E 型肝炎

E 型肝炎ウイルスは熱帯・亜熱帯に広く分布しており，通常これらの汚染地域への旅行者が感染するが，近年国内での散発的な感染が報告されるようになってきた。E 型肝炎の臨床症状は A 型肝炎に類似するが，妊婦では劇症肝炎になる確率が高く，致死率も高い（p.71）。

3. 4　ロタウイルス下痢症

ロタウイルス（Rotavirus）は，特に 5 歳未満の乳幼児における重症**感染性胃腸炎**の主要な原因病原体で，全世界では重症感染性胃腸炎で死亡する小児の約 1 / 3（50万人）がロタウイルス下痢症とされ，その80％以上が開発途上国で起こっている。また，ロタウイルスは環境中でも安定で，**感染力が非常に強い**ため，その感染予防はきわめて難しく，世界中のほぼすべての小児が 5 歳までにロタウイルスに感染し，胃腸炎を発症している。

（1）感染の様式

ロタウイルスは患者の便に排出され，環境中でも安定なため，汚染された水や食物，またはそれらを扱った手からウイルスが口に入って感染する。感染力がきわめて高く，ウイルス**10～100個**で感染が成立すると考えられている。

（2）臨床症状

3 月をピークとした春先に頻発し，症状は発熱と嘔吐から始まり，24～48時間後に

頻繁に激しい水様便を起こす。感染を繰り返すごとに症状は軽くなっていく。特に日本では，感染性胃腸炎の約半数がロタウイルスによるものであるといわれる。わが国での死亡例は少ないが，栄養状態が悪い開発途上国における死亡率は非常に高い。

（3）予防対策

予防対策としては，育児にあたる人の手洗いの励行，開発途上国における上下水道の完備，衛生環境の整備などが大切である。わが国では2種類の**経口弱毒生ワクチン**が認可されており，2020（令和2）年10月から定期接種の対象となった。

4．人獣共通感染症（人畜共通感染症）

ヒトとそれ以外の脊椎動物の両方に感染または寄生する病原体により生じる感染症のことを**人獣共通感染症**あるいは**人畜共通感染症**（zoonosis）と呼ぶ。感染症法における多くの感染症がこれにあたる。全世界では，病原体として150～200種があると考えられており，物流・交通手段の発達に伴い，わが国でも今後増加することが予想されている。

4．1　炭疽

本来はウシ，ウマ，ブタ，ヤギ，ヒツジなどの草食動物にみられる急性敗血症性の感染症で，**グラム陽性，通性嫌気性の芽胞桿菌**である**炭疽菌**（*Bacillus anthracis*）が病原体である。感染症法では4類感染症に分類されている。

ヒトでの感染は，家畜と直接接触する職業や，獣皮，獣毛，骨粉などの動物製品を取り扱う職種に多く，芽胞の接触，吸入などによるか，または，炭疽で死んだ動物の肉を食べて起こっている。

日本における炭疽の発生例は，ヒトでは1994（平成6）年の皮膚炭疽の報告，動物では2000（平成12）年のウシの炭疽の報告を最後に発生していない。

本病が疑われた動物は，家畜伝染病予防法に従い，畜主，獣医師はただちに都道府県知事（家畜保健衛生所）に届出なければならない。

4．2　ブルセラ症

ブルセラ症（Brucellosis）は，本来ウシ，ヤギ，ヒツジ，ブタなどの感染症で，流産をもたらす疾病として知られ，感染症法では4類感染症に分類されている。加熱殺菌が不十分な乳・チーズなどの乳製品や，肉の喫食などにより感染する。ヒツジとヤギを自然宿主とするメリテンシス菌（*Brucella melitensis*）およびブタを自然宿主とするスイス菌（*B. suis*）がウシに定着してヒトへの感染源となっている。いずれも**グラム陰性の通性嫌気性細胞内寄生性小桿菌**で，莢膜，芽胞，鞭毛をもたず，発育が非常に遅い菌である。

筋肉系に及ぼす影響が強く，全身的な疼痛感，倦怠感，衰弱および有熱期と無熱期が間欠的または不規則に現れる発熱（波状熱，マルタ熱，地中海熱）が見られる。家畜のブルセラ症のうち，ウシやヤギがブルセラ症に感染すると乳汁中に排菌されるので，酪農が盛んな欧米ではしばしばヒトのブルセラ症が報告されているが，わが国ではほとんどみられず，年間の患者は10名以下である。

予防としては，感染動物との接触を避けること，乳・乳製品の加熱処理を十分行うことなどである。また，動物に対する予防接種や検査陽性動物の殺処分などの獣医学的対策も有効と考えられる。

4. 3　結核

結核の病原菌は，**ヒト結核菌**（*Mycobacterium tuberculosis*）および**ウシ結核菌**（*M. bovis*）であるが，まれに，ヒツジ，ヤギ，ブタ，イヌ，ネコなどがウシ結核菌またはヒト結核菌に感染し，ヒトへの感染源となることもある。感染症法では2類感染症に分類される。

従来，牛乳を介したウシ結核菌のヒトへの感染が重要視され，家畜衛生では乳牛に対する予防対策がたてられてきた。また，特に牛乳については結核菌を殺菌することを念頭においた殺菌法が確立されていることから，わが国では，乳牛あるいは牛乳がヒトの感染源となることはなく，その他の動物，輸入動物やヒトからの感染が主な感染経路と考えられる。

可能性のある動物には**ツベルクリン反応**を行い，陽性のものは淘汰する。また，生乳（未殺菌乳）の飲用はさけるべきである。小児に対しては**BCG 接種**（生後6か月までの乳幼児期の1回のみ）で免疫を獲得する。

4. 4　ウシ海綿状脳症（BSE）と変異型クロイツフェルト・ヤコブ病（vCJD）

従来，ヒツジのスクレイピー，伝達性ミンク脳症，ヒトのクールー（Kulu）およびクロイツフェルト・ヤコブ病（CJD）などは，病理組織学的に神経細胞の空胞変性を呈し，いずれも実験動物に伝達が可能であることから，**伝達性海綿状脳症**（Transmissible Spongiform Encephalopathy：**TSE**）と呼ばれてきた。

1986年に突如，イギリスでウシにおいて同様の疾患である**ウシ海綿状脳症**（Bovine Spongiform Encephalopathy：**BSE**）が見つかり，日本においても，2001～2009年までに36頭が発症した。BSE はスクレイピーなどの伝達性のタンパク質「プリオン」が混入した肉骨粉を飼料としてウシに与えたことにより発生したと考えられている。

一方，1996年に英国において従来のCJD とは臨床症状が異なる変異型患者（vCJD）10名が新たに発見され，直接的な証明はなされていないが，BSE 感染牛などが危険因子として考えられている。英国における vCJD 患者は2019年までに229名，日本国内では1名（英国に24日間滞在）が報告されている。

わが国では**肉骨粉**などを海外から輸入することを規制するとともに，ウシ用飼料として利用することを禁止した。また，48か月齢超のウシを対象としたBSE 検査を実施するとともに，**特定危険部位**として，30か月齢超ウシの頭部（舌・頬肉・皮以外），脊髄，脊柱および全月齢の扁桃，回腸遠位部を除去することとされた。しかし，BSEに対する国内外のリスクが大きく低下したことおよび食品安全委員会の食品健康影響評価の結果を踏まえて，2019年４月から健康牛のBSE検査の廃止などの改訂がなされた。

5．感染症予防対策

厚生労働省は感染症法に基づき，「感染症の予防の総合的な推進を図るための基本的な指針」（2016（平成28）年改正）を策定し，国と都道府県，国民が協力して実施する感染症予防施策について示している。

これらの施策を実施するに当たっては，具体的な予防対策として，①**感染源に対する処置**，②**感染経路に対する処置**，③**感受性対策および衛生教育**が行われる。特に患者や感染性のある物質に接触する可能性がある作業をする場合は，**標準予防策（スタンダードプリコーション）**の概念が基本となる。標準予防策とは，医療施設内で特に必要とされる感染予防の共通概念で，「感染の有無にかかわらず，すべての患者の湿性生体物質（血液，汗を除く体液，尿，便など）を感染の可能性があると考えて対応すること」である。

5．1　感染源に対する処置

（1）法的予防対策

1）国内感染症

国内感染症が発生した場合，患者・保菌者の届出・処置，保菌者検査等が規定されている。

患者を**診断した医師が直ちに届出る義務がある感染症**は，１類感染症（７疾患），２類感染症（７），３類感染症（５），４類感染症（44），５類感染症（全数把握24，定点把握24），指定感染症などがある。また，学校については，学校保健安全法により**学校感染症**が指定され，第１種（１類および結核を除く２類感染症計13疾患および指定感染症など），第２種（空気感染または飛沫感染する感染症：インフルエンザ，麻疹，風疹など９疾患），第３種（３類感染症など７疾患，その他感染症10疾患）に区分され，規定により出席停止や臨時休校の処置がとられる。

特に食品取扱業者，集団給食関係者については，無症状保菌者でも就業制限の対象となることから，定期的に検便検査を実施し，３類感染症（赤痢菌，チフス菌・パラチフスＡ菌，コレラ菌，腸管出血性大腸菌）などの**保菌者検索**を行う必要がある。

2）海外感染症

検疫感染症としては，１類感染症（７病原体），新型インフルエンザ等感染症，鳥インフルエンザ（H5N1，H7N9），マラリア，デング熱，中東呼吸器症候群（MERS），ジカウイルス感染症，チクングニア熱が挙げられている。患者や保菌者だけでなく，動物，輸入食品，飼料に対する検疫を強化し，外国からの病原体の侵入を防止する必要がある。

（2）病原体の滅菌・消毒

感染症患者およびその排泄物で汚染された器具・衣服・部屋などについては，行政の指導等に従い十分消毒・滅菌する。

水道水による感染は，水源および上水道の管理を厳重にし，塩素消毒を行うことによって大部分の感染症を防ぐことができるが，ときに有機物の混入などで有効塩素濃度が低下すると，十分な消毒効果が得られない場合もあるので注意しなければならない。天然水，河川，湖などの水は飲料水または食器の洗浄に使用しない。

5. 2　感染経路に対する処置

（1）手指衛生と個人防護具

手指衛生は標準予防策の最も基本となる。WHO から手洗いのタイミングとして，①患者に触れる前，②清潔操作・無菌操作の前，③体液に暴露するリスクの後，④患者に触れた後，⑤患者の周りに触れた後，の 5 つのタイミングで手洗いを行うよう提唱されている。

また，患者や湿性生物物質に暴露される場合は，ディスポーザブルのガウン，エプロン，マスク，手袋，キャップ，ゴーグルなどの**個人防護具**（personal protective equipment：**PPE**）を使用する。

（2）接触，飛沫，空気感染の予防

接触感染：対象病原体は薬剤耐性菌，ノロウイルス，ロタウイルスなどで，防護対象は物品・器具を含めて患者周囲にあるものすべて。通常の PPE を装着して処置する。

飛沫感染：対象病原体はインフルエンザウイルス，風疹ウイルス，百日咳菌などで，原則的に個室隔離する。感染源近くで作業する場合は，**サージカルマスク**（粒子径 4 ～ 5 μm が95％以上除去される。米国基準）を使用する。

空気感染：対象病原体は結核菌，麻疹ウイルス，水痘ウイルスなどで，外室禁止・陰圧室隔離が基本で，患者病室以外に感染性物質の検査作業に当たる場合なども，PPE として **N95マスク**（粒子径0.3μm が95％以上除去される。米国基準）をしっかり装着する必要がある。

（3）ネズミ・昆虫類の駆除，食品の管理

都道府県知事は，感染症の予防・まん延防止のために消毒とネズミ・昆虫類の駆除を指導することが感染症法に明記されている。また，食品による感染を防ぐには，食品衛生管理および指導を厳重に行う。調理前後の手指の洗浄・消毒，食器の十分な洗

浄・消毒を行うこと。

5．3　感受性対策および衛生教育

（1）感受性対策

1）個人予防対策

感染症の感染を免れるためには，日常生活を健全にし，個人の健康状態を維持し，免疫力を強めることが必要である。また国内では，予防ワクチンとして，**定期接種**（A 類：全額公費負担：15種，B 類：一部負担：２種）が普及している。

2）集団予防対策

集団における感染症予防としては，常に抗体保有率，患者発生率などの推移を把握し，流行を予測して予防接種を実施するなどの計画的な予防対策を講じる必要がある。また，初発患者の早期発見・治療，疫学的な調査による感染経路の解明など，迅速で適切な防疫措置を行う必要がある。

（2）衛生教育

感染症予防に関する衛生知識の育成をはかり，科学的根拠に基づく対策の指導が重要である。感染源，感染経路，感受性個体のそれぞれに対する具体的なアプローチにおいて，最も基礎となるのは手指の衛生で，手を清潔に保つことが感染症予防の前提となる。

6．食品を媒介とする主な寄生虫症

ヒトは腸内細菌に栄養等を供給し，腸内細菌は特有の機能により，ヒトの生命維持に重要な役割を果たしている。このように複数の生物が生活を共にすることを**共生**という。ところが，宿主を害する共生生物も存在し，この共生関係は**寄生**と呼ばれ，寄生する生物を**寄生虫**と呼ぶ。寄生虫の主な感染経路は**経口感染**で，汚染された食品の摂食により感染し，食中毒の原因にもなる。

6．1　寄生虫の種類と生活環

（1）寄生虫の種類

寄生虫は原虫と蠕虫（ぜんちゅう）の大きく２つに分類される。**原虫**はアメーバなど，原生生物界に属する単細胞の真核生物である。**蠕虫**は動物界に属する多細胞の真核生物で，線虫（せんちゅう）類，吸虫（きゅうちゅう）類，条虫（じょうちゅう）類の３種類に分けられる（表４－２）。**線虫類**は線状や円柱状で細長く，主に汚染された魚介類や野菜を摂食することで感染する。**吸虫類**は虫体が扁平で２つの吸盤を持ち，主な感染源は川に生息する生物が多い。**条虫類**は，体が扁平で長く，節に分かれている。感染源は主に畜肉であるが，海産魚から感染するものもいる。

主な寄生虫について表４－３にまとめた。

表４－２　蠕虫の分類

分類	蠕虫（多細胞の真核生物）		
	線虫類	吸虫類	条虫類
形態	例）ズビニ鉤虫 線状，円柱状で細長い	例）肝吸虫の成虫 扁平で２つの吸盤を持つ	例）日本海裂頭条虫の成虫 扁平で長く，節に分かれる
原因食品	魚介類や野菜	淡水性の生物が中心	畜肉が中心

出典）高鳥浩介・久米田裕子・土戸哲明・古畑勝則監修：有害微生物の制御と管理，p.27，テクノシステム，2016

表４－３　主な寄生虫の一覧

分類	寄生虫名	原因食品	中間宿主・特徴等	終宿主
線虫	アニサキス	魚介類	オキアミ　→　海産魚介類（サバ，タラ，イカなど）	クジラ・イルカなど
	有棘顎口虫		ケンミジンコ　→　ライギョ，ドジョウ	ネコ
吸虫	肺吸虫		カワニナ　→　サワガニ，モクズガニ，待機宿主（イノシシ，シカ）	ヒト
	肝吸虫		マメタニシ　→　コイ，ワカサギ	
	横川吸虫		カワニナ　→　アユ，シラウオ	
粘液胞子虫	クドア		ヒラメ	不明
条虫	日本海裂頭条虫		ケンミジンコ　→　サケ，マス	ヒト
	有鉤条虫	畜肉	ブタ	
	無鉤条虫		ウシ	
	マンソン裂頭条虫		ケンミジンコ　→　ヘビ，カエル	ネコ・イヌ
原虫	サルコシスティス		ウマ	イヌ
	トキソプラズマ		ブタ	ネコ
	クリプトスポリジウム	水・野菜	塩素消毒しても生き残ることがある	
	赤痢アメーバ			
線虫	回虫・鞭虫		虫卵に汚染された野菜	ヒト
	鉤虫		野菜の漬物等	

（２）寄生虫の生活環

寄生虫が誕生してから生殖を行うまでの一生を生活環（図４－１）と呼ぶ。寄生虫が寄生する動物を宿主と呼び，寄生虫の成虫が虫卵を産出する宿主を**終宿主**と呼ぶ。なお，寄生虫の幼虫が寄生する宿主を**中間宿主**と呼ぶ。

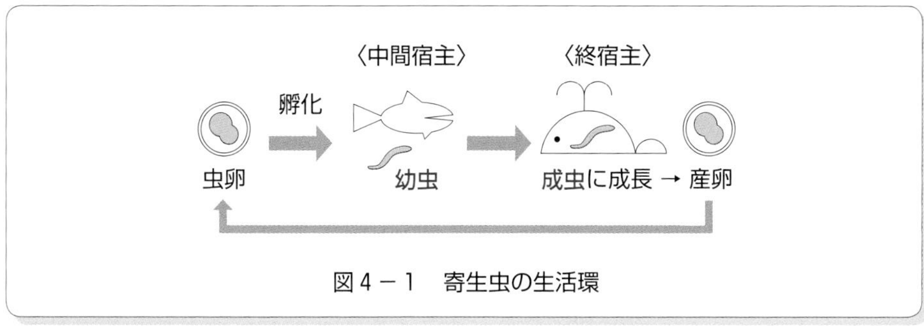

図４－１　寄生虫の生活環

6. 2　生鮮魚介類によって感染するもの

(１) アニサキス

１) 生活環と病害

アニサキス症は，アニサキス属とシュードテラノーバ属などの線虫が原因になる食中毒である。アニサキスの成虫はクジラやイルカの胃に寄生し，虫卵を産出する。虫卵は糞便と共に海へ排泄され，アニサキスは海水中で孵化し幼虫になる。この幼虫は，オキアミ等の中間宿主に経口的に摂取され，消化管内で幼虫としてさらに成長していく。成長した幼虫が，**サバ**，**タラ**，**アジ**，**イカ**などの魚介類に摂取されると，その魚の内臓や**筋肉**に侵入し定着する（図４－２）。これらの魚介類は，アニサキスの生活環に必ずしも必要ではないが，終宿主へ到達する機会を増加させる役割を持っており，**待機宿主**と呼ばれる。これらの魚介類を経て，最終宿主であるクジラやイルカへアニサキスの幼虫が到達すると，胃内で成虫になる。ヒトは主に待機宿主であるアニサキス幼虫が寄生する魚介類を摂取することでアニサキス症を発症する。ヒトに摂食されたアニサキス幼虫は，胃や腸壁に穿入し，激しい腹痛や嘔吐などの**急性胃腸炎**を引き起こす。また，アニサキスに含まれるアレルゲンが明らかになり，アニサキスアレル

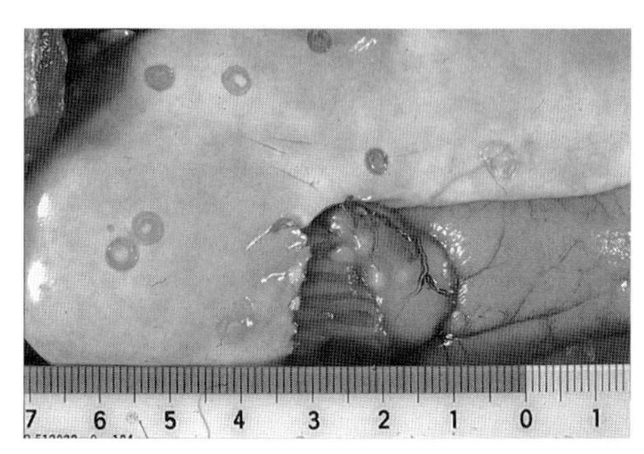

スケトウダラの肝臓に寄生するアニサキス幼虫

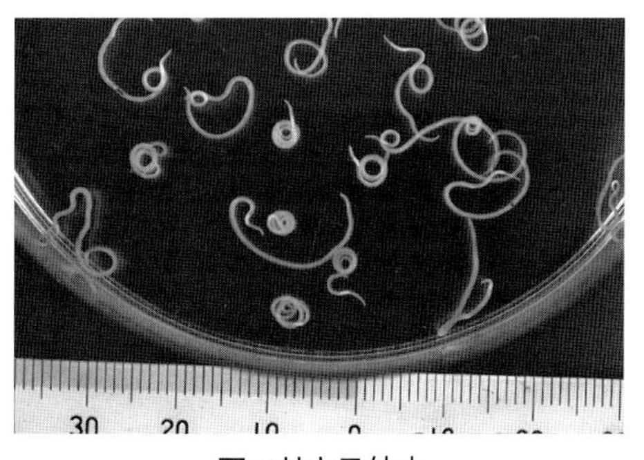

アニサキス幼虫

図４－２　アニサキスの幼虫
（写真提供：国立感染症研究所　寄生動物部　杉山　広）

ギーによる**アナフィラキシー反応**が起こることもある。

２）発生状況

食中毒統計では2013（平成25）年から，病因物質として寄生虫の集計が始まり，事件数は集計開始以降年々増加している。寄生虫食中毒事件数の原因の約９割はアニサキスである。特に，2018年は寄生虫を原因とした事件数は487件であり，細菌（467件）やウイルス（265件）が原因となる事件数を超え，日本の食中毒事件の病因物質として１位になった（図４－３）。患者数は寄生虫の特性上，微生物性食中毒のような集団食中毒は起こりにくいため，１事件当たり発生する患者数は数人である。しかし，日本では年間7,000名以上の患者数を推定する報告もあることから，食中毒統計に集計されている事件数や患者数はその一部とも考えられる。

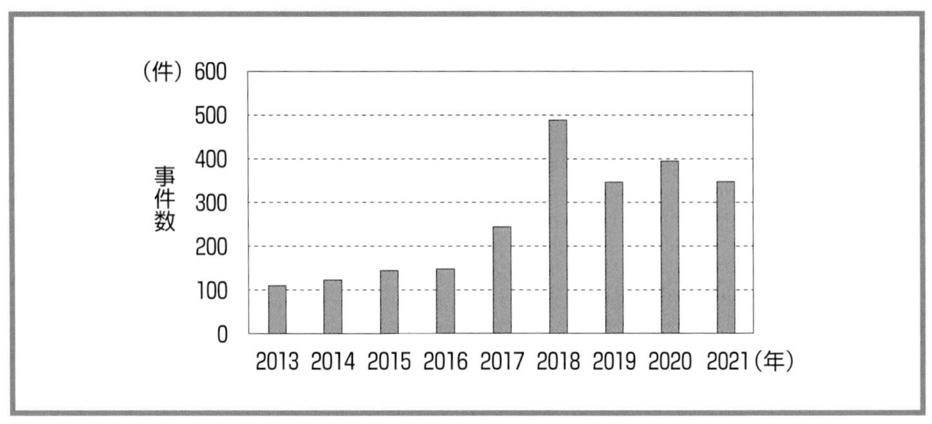

図４－３　寄生虫食中毒事件数の推移

出典）厚生労働省：食中毒統計2013～2021年より作成

３）予防対策

アニサキス食中毒の対策は，海産魚介類を加熱あるいは冷凍し，生食を避けることである。加熱は**60℃で１分以上**，冷凍は**－20℃で24時間以上**処理することでアニサキスの感染性は失われると考えられる。また，アニサキスは魚が死ぬと内臓に寄生した幼虫が筋肉へ移行することがあり，内臓をすみやかに取り除くことや，内臓周辺の肉を取り除くことも重要である。なお，酢締めや塩漬け等の調理法ではアニサキスを死滅させることはできないため注意が必要である。

（２）顎口虫（がっこうちゅう）

１）生活環と病害

日本で検出される代表的な顎口虫は，有棘顎口虫（ゆうきょくがっこうちゅう）である。有棘顎口虫の終宿主はイヌやネコであり，胃壁に寄生した成虫が虫卵を産出し糞便とともに排泄される。水中で孵化した顎口虫を第１中間宿主であるケンミジンコが捕食し，その体内で幼虫が成長する。このケンミジンコを第２中間宿主（待機宿主）である**ライギョ**や**ドジョウ**などの淡水に生息する生物が摂取すると，体内でさらに成長する。そして終宿主であるネコなどが中間宿主を摂食することで顎口虫の生活環が完成する。

有棘顎口虫がヒトに感染すると，皮膚顎口虫症（皮下に線状の発疹が表れる）が生じるほか，顎口虫が目や脊髄，脳に移行した場合，重大な障害を起こすおそれがある。

ヒトへの感染は1940～1960年代に多発し，主な原因食品はライギョであった。その後，ライギョの生食の減少に伴い，顎口虫症も減少した。1980年代では輸入ドジョウの踊り食いによる剛棘顎口虫（ごうきょくがっこうちゅう）を原因とした食中毒が発生している。

2）予防対策

ドジョウなどの淡水に生息する生物の生食を避けることや，顎口虫汚染された水を生で口にしないことが重要である。

（3）肺吸虫

1）生活環と病害

日本ではウェステルマン肺吸虫や宮崎肺吸虫などが知られている（図4－4）。これらの肺吸虫の終宿主はヒト，イヌ，ネコなどである。これらの動物の肺に寄生した成虫は，虫卵を産出し，気管から痰と共に，あるいは消化管を経て，糞便と共に排出される。水中で孵化し，第1中間宿主である**カワニナ**（巻貝の一種）内で発育する。そして第2中間宿主である**サワガニ**や**モクズガニ**などのカニがカワニナを捕食し，それらのカニを食べた終宿主の肺へ寄生し成虫となる。一部の肺吸虫では，**イノシシ**や**シカ**が待機宿主となることがあり，これらの動物の肉にも肺吸虫が存在する可能性がある。

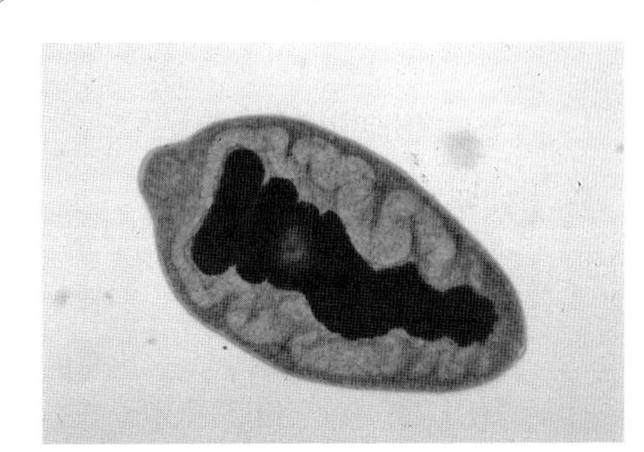

図4－4　肺吸虫の幼虫（イノシシ由来）
（写真提供：国立感染症研究所
寄生動物部　杉山　広）

ヒトに感染した場合，腸壁から腹腔を経て肺へ移行し成虫になる。症状の多くは，喀血や血痰であるが，脳や他の臓器に寄生することがあり重症化することがある。

2）予防対策

ウェステルマン肺吸虫は日本では北海道以外に分布しており，原因食品は関東では淡水産のカニが9割を占めるのに対し，九州ではイノシシ肉が原因になる例が過半数であった。患者の発生は九州が多く，ウェステルマン肺吸虫が8割を占める。したがって，中間宿主である淡水由来のカニや，イノシシやシカの生食を避けることや，調理時に加熱不足にならないように十分に加熱をすることが重要である。また，調理器具に付着した幼虫による汚染が起こり得ることから，調理器具の洗浄消毒も重要である。

(4) 肝吸虫

1) 生活環と病害

肝吸虫はヒト，イヌやネコを終宿主とし，胆管に寄生する。成虫が産出した虫卵は糞便と共に排出される。肝吸虫は中間宿主を2種類必要とし，虫卵は第1中間宿主である淡水性の**マメタニシ**（巻貝）に摂取される。消化管内で孵化した幼虫は，マメタニシから出ていき，第2中間宿主の**コイ**や**ワカサギ**などの淡水魚の鱗の間から体内へ侵入する。肝吸虫に汚染された中間宿主を摂食することでヒトは感染する。

肝吸虫は少数がヒトに寄生した場合は，通常無症状あるいは軽微である。多数寄生した場合，胆管内に存在する肝吸虫によって炎症が生じ，周囲まで炎症が広がると肝硬変へ移行し，さらに肝臓がん等へ進行することがある。

2) 予防対策

第1中間宿主であるマメタニシは食用には適さないことや，肝吸虫はマメタニシ内では終宿主への感染能をもたないことから，主な感染源はコイなどの淡水魚の生食と考えられる。したがって，これらの淡水魚の生食を避けることが重要である。

(5) 横川吸虫

1) 生活環と病害

横川吸虫（図4－5）はヒト，イヌやネコを終宿主とし，小腸に寄生する。成虫が産出した虫卵は糞便と共に排出され，水中で第1中間宿主である**カワニナ**（巻貝）が虫卵を摂取する。カワニナ内で孵化した幼虫は水中へ脱出後，第2中間宿主である**アユ**や**シラウオ**などの淡水魚の鱗の間から体内へ侵入する。ヒトへの感染はこれらの淡水魚の摂食が主である。

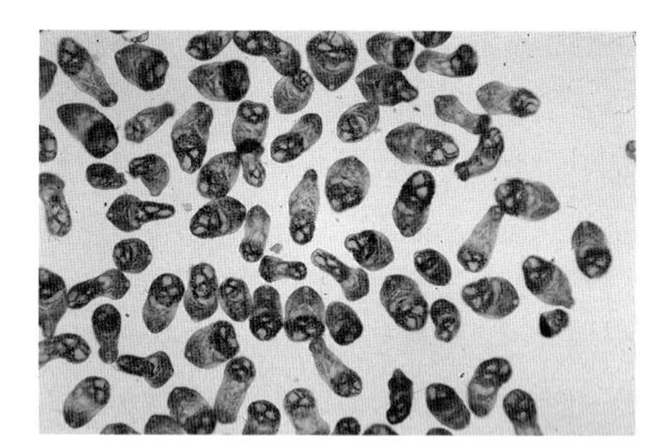

図4－5　横川吸虫
（写真提供：国立感染症研究所
寄生動物部　杉山　広）

横川吸虫は小腸の絨毛間に深く潜り込み，カタル性の炎症や下痢，粘血性の便などの症状を引き起こす。また，虫卵が心筋，脳へ移行することがあり，それぞれの器官で梗塞（こうそく）を起こすことがある。

2) 予防対策

アユやウグイなど淡水魚の幼虫の保有率が70～100％と非常に高いことから，これら第2中間宿主の生食を避けることが重要である。したがって，調理時の加熱には十分に注意し，踊り食いのような生食は横川吸虫食中毒の予防という点では注意が必要な食習慣と考えられる。

(6) 日本海裂頭条虫

1) 生活環と病害

条虫は成虫の形態が真田紐（さなだひも）に似ているため，通称サナダムシとも呼ばれる。日本で主に問題となる条虫は日本海裂頭条虫である（図4－6）。体長は最大10mにおよび，幅1.5cm，長さ3mmほどの体節が数千個連なる。終宿主はヒトとイヌで，小腸に寄生し，虫卵を産出する。第1中間宿主は**ケンミジンコ**で，第2中間宿主は**サケやマス**類である。

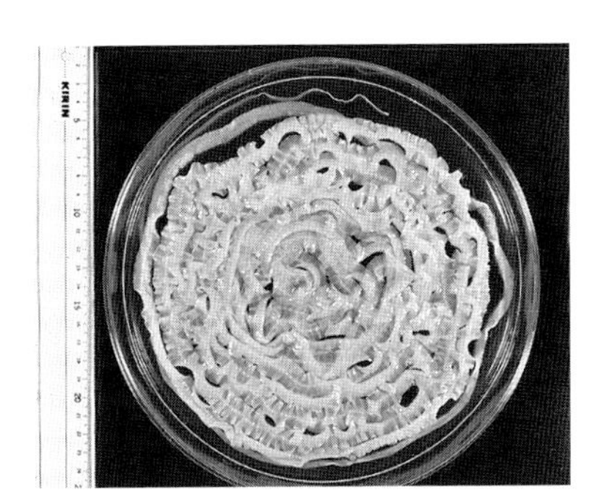

図4－6　日本海裂頭条虫
（写真提供：国立感染症研究所
寄生動物部　杉山　広先生）

ヒトに対する裂頭条虫の病害は通常軽微である。多数寄生した場合は，粘血便や，慢性の下痢に伴う栄養失調を起こすことがある。

2) 予防対策

第2中間宿主のサケやマス類の生食を避けることが重要である。近年，市場に流通するサケは輸入品が大半であるが，輸送時に冷凍されていない場合，条虫が生き残っている可能性が有ることから，温度管理にも注意が必要である。

(7) クドア・セプテンプンクタータ

1) 生活環と病害

クドア・セプテンプンクタータ（*Kudoa septempunctata*）は，ヒラメの筋組織の隙間に寄生する。直径約10μmで，三角形のおにぎりのような形態をとる粘液胞子虫である。クドア・セプテンプンクタータの生活環の詳細は不明だが，他のクドア属は経皮感染で他の魚に感染することが知られている。宿主はイトミミズなどの環形動物であり，ヒトは宿主とはならない。

クドア・セプテンプンクタータが寄生した**ヒラメの生食**により下痢，嘔吐，腹痛などの胃腸炎症状を引き起こすことがある。

2) 予防対策

ヒラメの加熱ないし冷凍がクドアの除去に効果的であるが，日本の食習慣上ヒラメは生食が好まれるため，その場合は加熱，冷凍することはできない。したがって，ヒラメの養殖場でのクドア・セプテンプンクタータの排除が重要であり，環形動物のいない環境等での飼育などが有効と考えられる。

6. 3　その他の食品によって感染するもの

(１) マンソン裂頭条虫（マンソン孤虫）

１）生活環と病害

マンソン裂頭条虫は世界的に分布しており，日本でも田園地域等に広く分布する。終宿主は主にネコで，その他イヌやタヌキなどに寄生する。第１中間宿主はケンミジンコであるが，第２中間宿主はカエル，ヘビ，鳥類と多様である。第２中間宿主の皮下や筋肉に寄生し，終宿主が摂食すると小腸で成虫になる。

通常病害は軽微であるが，幼虫が頭蓋内や脊髄に寄生すると，周辺組織を壊死させ重症化することがある。また，皮下や筋肉に寄生すると，発熱や疼痛を伴う移動性腫瘤を形成することがある。これらは**マンソン孤虫症**と呼ばれる。

２）予防対策

日本海裂頭条虫とは異なり，日本では第２中間宿主を食する習慣は少ないが，ヘビの刺身やカエルの摂食による感染事例などが報告されている。野生動物は寄生虫に限らず病因物質を持つことが多く，生食を避けることが予防上重要である。

(２) 有鉤条虫

１）生活環と病害

有鉤条虫は世界に広く分布し，日本でもかつては沖縄で確認されていたが，現在は確認されていない。有鉤条虫は体長２～３m（成虫）で，有鉤の名前が表すように，虫体の頭の部分に鉤状の構造物を持つ。終宿主はヒトで，成虫は小腸に寄生する。主な中間宿主は**ブタ**であるが，多くの哺乳類に幼虫（有鉤嚢虫）（図４－７）が寄生することが知られている。

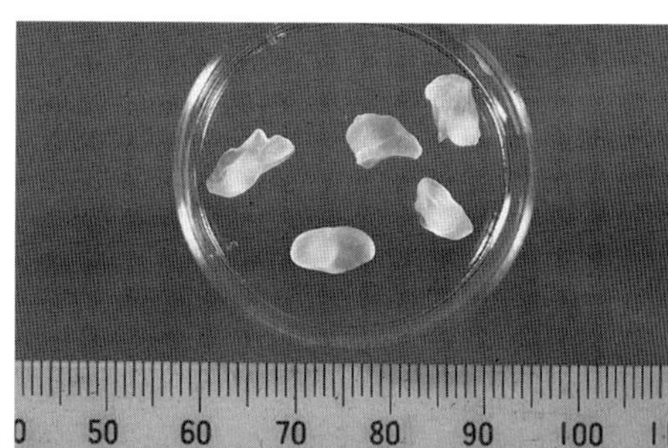

図４－７　有鉤嚢虫
（写真提供：国立感染症研究所
寄生動物部　杉山　広）

有鉤条虫の虫卵を摂食すると，虫卵が腸管内で孵化し幼虫になる。幼虫は筋肉や皮下，脳，眼に寄生することが多く，神経障害など重篤な障害を引き起こすことがある。

２）予防対策

有鉤条虫の主な感染源はブタであるが，主に海外での感染が多い。感染予防には，ブタ肉の生食を避けることが重要である。また，幼虫の感染源として感染者の糞便による飲食物の虫卵汚染があげられ，飲食物の虫卵汚染を防ぐことも重要である。

（3）無鉤条虫

1）生活環と病害

無鉤条虫は体長3～6 m（成虫）で1,000個程度の節をもつ条虫である。有鉤条虫とは異なり，虫体の頭部に鉤状の構造物はない。中間宿主は**ウシ**で，筋肉に幼虫が寄生する。終宿主はヒトだが，有鉤条虫と異なり，幼虫のヒトへの寄生はほとんどない。

臨床症状として，腹痛，悪心，倦怠感などの症状が表れることがある。一方，無症状のまま経過することもある。

2）予防対策

無鉤条虫の主な感染源は牛肉であるため，牛肉の生食を避けることが重要である。有鉤条虫と異なり，虫卵を介した感染は成立しないものと考えられている。

（4）回虫

1）生活環と病害

回虫は大型の太い線虫で，成虫はヒトの小腸に寄生し，虫卵は糞便と共に排出される（図4－8）。主要な感染源は，虫卵に汚染された**野菜**である。ヒトが虫卵を経口摂取すると小腸で孵化し幼虫になる。幼虫は腸壁から体内へ侵入し，血流に乗り，肝臓，心臓，肺へと次々に移行していく。肺から気管支を経て食道へ移動し，再度小腸へ到達し成虫になる。このようにヒトの体内の器官を次々と回っていくことから回虫と呼ばれる。

臨床症状として，幼虫が肺へ移行する際に咳や発熱が生じることがある。成虫に成長した場合，小腸に寄生することから，腹痛や下痢等の症状が表れる。多数寄生した場合，塊となって腸閉塞や胆管閉塞を引き起こしたり，死亡することがある。

2）予防対策

以前は農作物の栽培に肥料として人糞を使用していたことから，主要な感染源は人

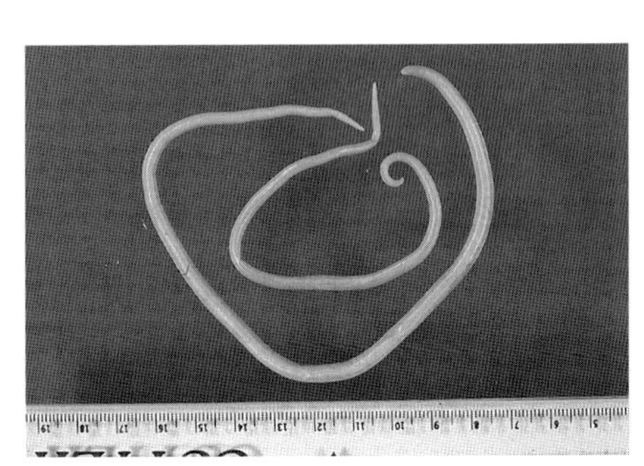

回虫

回虫の卵

図4－8　回虫とその卵
（写真提供：国立感染症研究所　寄生動物部　杉山　広）

糞中の虫卵に汚染された野菜であり，1950年代まではおよそ半数の日本人に感染がみられた。現在は，化学肥料の普及と衛生環境の向上に伴い，回虫症の発生は激減した。したがって，ヒトの糞便を肥料に用いないことが予防上重要である。また，虫卵は乾燥や低温，消毒に強いことから，野菜の加熱が重要である。

（５）鉤虫

１）生活環と病害

日本で多くみられた鉤虫は，ズビニ鉤虫とアメリカ鉤虫であり，ともにヒトを終宿主とした線虫である。ズビニ鉤虫は**汚染野菜**から経口感染し，小腸で成虫になる。アメリカ鉤虫は経皮感染し，血流にのって肺，気管，咽喉，胃を経て小腸で成虫になる。

臨床症状は下痢，腹痛などである。ズビニ鉤虫の感染初期段階で，若菜病と呼ばれる喘息様の発作がアレルギー症状として生じることがある。

２）予防対策

日本で感染することはまれであるが，衛生状態が悪い地域では野菜の生食を避け，十分に加熱することが重要である。

７．食品，飲料水と主な原虫症

ヒトに寄生し，臨床的に重要な原虫類は約30種が知られている。一部の原虫類は食品や飲料水を介して経口的に感染し，腸管内で著しく増殖して，糞便と共に排出される。新生児に先天性感染を引き起こすものもあり，食品衛生学上注意しなくてはならない。主な原虫の形態図を図４－９に示す。

（１）赤痢アメーバ

赤痢アメーバ（*Entamoeba histolytica*）は世界に広く分布し，感染者は約5,000万名，年間死亡者は４～７万名といわれている。感染者は特に熱帯，亜熱帯の衛生状態の悪い地域に多いが，わが国の感染者は，2018年には年間843例の報告がある。食品や飲料水からの感染，性行為感染症として男性同性愛者間の感染，AIDS の合併症，さらには輸入サルなどに感染が確認されている。

１）生活環

赤痢アメーバの生活環は，**栄養型**（直径20～30μm）と**嚢子**（のうし）**（シスト）**の２期がある。経口摂取された４個の核を有する成熟シストは，小腸で消化液の作用で脱シスト後，２分裂増殖し８個の栄養型虫体となる。大腸に達すると粘膜層に侵入し，組織を融解しながら２分裂増殖する。また，一部は肝，肺，脳などに血行性転移して増殖し膿瘍を形成する。栄養型にとって腸管内の環境が悪くなると，体表にシスト壁を形成して被嚢し，シストになる。シストは２分裂を２回行うので，１核，２核，４核のいずれかを有した状態で，糞便とともに外界に排出される。

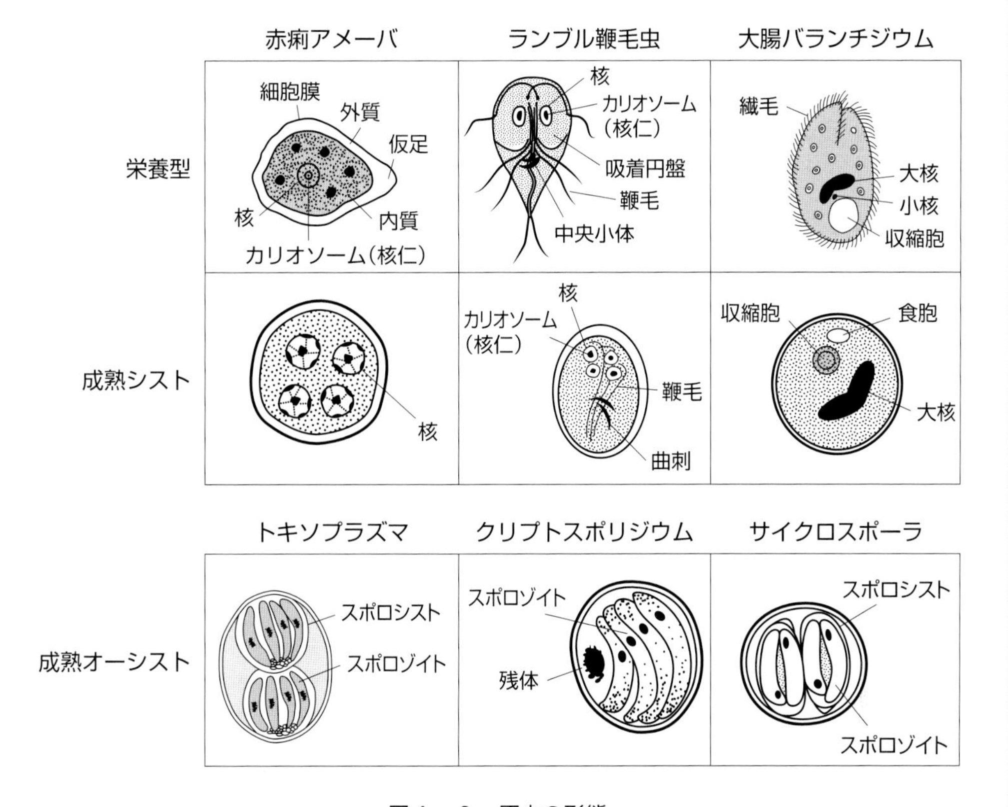

図４－９　原虫の形態

出典）吉田幸雄：図説人体寄生虫学　改訂第６版，南山堂，2002より作成

2）感染と症状

成熟シストを経口摂取して感染する。丈夫な被膜で覆われたシストは抵抗力が強く，条件がよければ数週間にわたり環境中で感染力を維持する。栄養型は経口摂取しても胃液で殺滅されるので感染は成立しない。

糞便由来のシストが直接的に飲料水や食品に混入する場合や汚染された調理器具，衛生昆虫などを介して二次感染する場合がある。なお，ヒトが最も重要な感染源であるが，イヌ，ネコなどのペット類やサルなどにも自然感染がみられ，ヒトへの感染源になりうる。

赤痢アメーバ症（アメーバ赤痢）は，大腸に寄生して病変を生じる**腸アメーバ症**と，肝臓などの臓器に転移して膿瘍を形成する**腸管外アメーバ症**とに大別される。腸アメーバ症の主症状は，苺ゼリー状の粘血便，テネスムス，潰瘍性大腸炎である。腸管外アメーバ症は主として肝臓，ときに肺，脳などに膿瘍を生じ，重篤な経過をたどることもある。

3）予防対策

ヒトや動物の糞便から感染するので，飲食物の衛生的な取り扱いをはじめ，上下水道整備や衛生教育が重要である。また，調理従事者の健康管理や検便などの基本的な衛生対策が必要である。

(2) ランブル鞭毛虫

ランブル鞭毛虫（ジアルジア）（*Giardia intestinalis*）は世界中に広く分布し，特に衛生状態が悪い地域に多い。近年わが国で**増加傾向**にある寄生虫であり，熱帯地域を旅行した時に，**飲料水や食品**を介して感染する例が増えている。欧米の大都市で水道水に汚水が混入して集団感染した事例や男性同性愛者間感染症や AIDS の合併症としても知られる。

1) 生活環

生活環は，栄養型とシストの2期がある。栄養型はいわゆる**洋ナシ形**を呈し，大きさ9～20×6～10μm で，腸上皮粘膜に吸着盤で吸着し，2つの核と4対8本の鞭毛が左右対称にあり，鞭毛により活発に運動する。シストは8～12×6～8μm の楕円形で，4個の核を有する。栄養型はヒトの**胆嚢，胆管，十二指腸**などに寄生し，腸管を下ると被嚢してシストとなり，糞便とともに外界に排出される。下痢便中に栄養型，有形便中にシストが認められる。

2) 感染と症状

糞便で汚染された手指・食器，生野菜，飲料水などを介して，シストを経口摂取することにより感染する。少数寄生の場合は無症状であることが多く，多数寄生すると**水様性下痢，腹痛**，悪心，衰弱感を呈する。シスト保有者は糞便中に持続的に排出するので，感染源として重要である。

3) 予防対策

シストは湿潤な状態では抵抗力が強く，**通常の塩素濃度での消毒では死滅しない**ので，煮沸するか膜ろ過する必要がある。流行地では生水や生野菜の摂取は避け，汚れた食器などは熱湯消毒するなど，十分に注意を払う必要がある。

(3) トキソプラズマ

トキソプラズマ（*Toxoplasma gondii*）は，世界中に広く分布し，全人類の1/3以上が感染しているといわれている。一度感染すると終生免疫が継続し，**ほとんどが無症状で不顕性感染**の形をとる。医学上の大きな問題は，妊婦が初感染したとき，胎児に胎盤感染し重篤な**先天性トキソプラズマ症**を発症することである。妊婦の抗体陽性率は1997～2004年宮崎県での妊婦4,466例の調査では，35歳以下の若年層で9.6％であり，全体の0.25％が妊娠中に初感染が起きていることが推定された。

1) 生活環

トキソプラズマの終宿主は**ネコ科の動物**で，ヒトを含む多くのほ乳類や鳥類が中間宿主になりうる。ネコ科動物の小腸で有性生殖を行い，未成熟オーシスト（11～14×10～12μm）を糞便とともに排出する。その後内部で細胞分裂して，数日で8個の虫体を含む成熟オーシストとなる。

2）感染と症状

ヒトのトキソプラズマ症の主な感染経路は，ネコ糞便由来のオーシストまたは加熱不十分の食肉内にある数十～数千個のブラディゾイトを含むシスト（30～50μm）の経口摂取である。

感染後中間宿主の体内で脱嚢し，三日月状（バナナ状）のタキゾイト（4～7×4μm）が宿主細胞内で増殖して，寄生細胞を破壊することで症状を呈する。

先天性トキソプラズマ症の4大症状は，①**脈絡網膜炎**，②**精神・運動障害**，③**脳内石灰化**，④**水頭症・小頭症**が認められる。一方，健康者の後天性感染の多くは無症状であるが，一過性の発熱，頸部リンパ節炎や脈絡網膜炎を発症する場合がある。

3）予防対策

初感染した猫がオーシストを排出するのは感染後2週間までである。また，糞便中に排出された未成熟オーシストは24時間以内であれば感染能はない。しかしながら，妊婦に関しては抗体陰性であれば，妊娠期間中にブタやヒツジの生肉，ネコの糞便などへの接触に注意する必要がある。

（4）クリプトスポリジウム

クリプトスポリジウム属原虫（*Cryptosporidium* spp.）のオーシストを経口摂取して感染する。*Cryptosporidium parvum*（ウシ型）や *C. hominis*（*C. parvum* のヒト型）などが多い。

世界中に広く分布しており，年間数億人が感染するといわれている。1993年にアメリカ合衆国ミルウォーキーにおいて40万名が感染し，約400名が死亡した。わが国では，1994（平成6）年に神奈川県平塚市で461名の集団感染が発生し，さらに1996（平成8）年には埼玉県越生町で8,812名の患者が発生した。いずれも水道水が原因で感染している。ヒト以外の多くの動物にも感染がみられ，特に**子ウシ**の感染率は高率であり，ヒトへの重要な感染源となる。

1）生活環

オーシストはヒト腸粘膜上皮細胞の**微絨毛**の中で，無性生殖と有性生殖を繰り返しながら増殖する。有性生殖で形成された成熟オーシスト（直径約5μm）は，糞便とともに排出され感染源となる。

成熟オーシストは4個のスポロゾイトと1個の残体を有する。小腸内で脱嚢してスポロゾイトが粘膜細胞の微絨毛に侵入すると発育し，8個のメロゾイトを有する成熟分裂体となる。これらのメロゾイトが放出されると，別の粘膜細胞の微絨毛に侵入し，多数分裂を繰り返す。細胞質内には侵入しない一方，一部のメロゾイトは雄性生殖体，雌性生殖体になり，合体受精する。受精した融合体は発育し，成熟オーシストを形成する。

2）感染と症状

感染はオーシストの経口摂取により起こる。オーシストは環境中で長期間生存し，水道水やプールの**塩素消毒は無効**である。ヒトへの主な感染源は，汚染された生水，生野菜および汚染した手指である。健常者では，感染後9日以内に下痢，腹痛，倦怠感，大量の水様便などの症状を起こす。下痢便には1日に10億個ものオーシストを排出し，その数は徐々に減少し，患者の免疫能が正常であれば，下痢は1週間程度で治まる。しかしAIDSや免疫不全患者では症状は慢性化し，重症化して発症から2か月間程度下痢が続き致命的になることがある。

3）予防対策

感染力が非常に強く，十数個を経口摂取すれば感染する株も報告されている。また，通常の浄水処理や塩素処理では完全に除去できないため，生水を飲用しないようにし，煮沸あるいは1 μm以上の粒子を除去できる膜ろ過した水を使用する。また土や動物を触った後は，必ず手洗いを行う。

（5）サイクロスポーラ

サイクロスポーラ症（*Cyclospora cayetanensis*）は，わが国ではこれまでに二十数例報告されているが，多くの症例はアジアやアフリカの汚染地域への旅行者である。海外ではグアテマラ産ラズベリーの喫食が原因で集団発生した事例（患者数1,465人）や大手ハンバーガーチェーン店で提供されたサラダを原因とする集団感染事例（患者数507名）などの報告がある。

1）生活環

オーシストは直径8～10μmの球形で，糞便とともに外界に排出される。7～15日程の発育期間を経て2個のスポロシストが形成され成熟オーシストとなる。成熟オーシストがヒトに摂取されると腸管内で生育し，オーシスト内の各スポロシスト中に2個ずつ，合計4個の三日月型のスポロゾイトが内包される。その後オーシストから遊離したスポロゾイトが腸粘膜に侵入し，発育後に雌雄生殖体となり，その融合体が未熟オーシストとなって糞便とともに排出される。

2）感染と症状

成熟オーシストの経口摂取により感染する。感染源は成熟オーシストで汚染された生水，生野菜や汚染された手指である。症状は約1週間の潜伏期の後，水様性下痢，腹痛，嘔吐が1～2週間持続する。健常者では症状はやがて緩解し自然治癒するが，免疫不全者では症状が長期化する。

3）予防対策

ヒトの糞便が感染に起因しているので，その適切な処理が大切である。またクリプトスポリジウムと同様，**通常の塩素消毒では殺滅効果がない**ことに注意し，飲用水については煮沸あるいは適切なろ過処理が必要である。

（6）サルコシスティス・フェアリー

サルコシスティス・フェアリー（*Sarcosystis fayeri*）による食中毒は，**馬刺し**を食べたことが原因で発症した事例が報告されている。

1）生活環

サルコシステイス・フェアリーは**ウマを中間宿主，イヌを終宿主**とする原虫（胞子虫類）である。イヌの糞便中にスポロシストが排出され，スポロシスト汚染の飼料や水をウマが食べて感染し，筋肉中にシスト（0.5～1 mm×10mm）を形成する。ヒトに寄生することはない。

2）感染と症状

多数のシストが寄生した馬肉を生で食べると，食後数時間で一過性の嘔吐や下痢症を起こす。症状は軽度であり，速やかに回復する。

3）予防対策

馬肉を－20℃で48時間以上の冷凍処理することで食中毒のリスクを低減できる。生食用馬肉は生産地で冷凍して出荷するなどの対策が必要である。

（7）大腸バランチジウム

大腸バランチジウム（*Balantidium coli*）は世界に広く分布している。ブタでは症状を呈さないが，ヒトに感染し，大腸潰瘍を形成した場合，粘血下痢便を呈し体重減少などを引き起こす。

1）生活環

本原虫は繊毛虫類に分類され，主に**ブタやサルに寄生**しているが，ときにヒトにも寄生する。栄養型は50～100×40～60μm の楕円形で表面は多数の繊毛で被われ，活発に運動する。シストは直径45～60μm の球形である。

2）感染と症状

本原虫に汚染した食物や飲料水を摂取すると感染する。ブタやヒトの大腸に寄生すると腸管壁に侵入し組織を破壊するので，下痢，血便を引き起こす。下痢便中には栄養型が，有形便中にはシストが排出される。

3）予防対策

特にブタは寄生率が高いので，ブタ肉を喫食する場合はよく加熱することが重要である。また，生肉を調理した器具などを介し，本原虫の二次汚染を起こさないように十分に配慮すべきである。汚染の可能性が高い養豚場の環境衛生，特に地下水の汚染なども注意する必要がある。

文　　献

●引用・参考文献

1）松本哲哉：感染防止からみる微生物学，学研メディカル秀潤，2014
2）国立感染症研究所ホームページ，感染症情報：感染症発生動向調査（IDWR）：病原微生物検出情報（IASR），2019
3）小林芳夫ほか：人獣共通感染症の動向と対策，臨床と微生物，vol.42，No.1，近代出版，2015
4）英国保健省，国立 CJD サーベイランス研究所（NCJDSU）ホームページ，2019
5）板垣匡，藤﨑幸藏：動物寄生虫病学四訂版，朝倉書店，2019
6）藤井建夫，塩見一雄：新・食品衛生学，恒星社厚生閣，2016
7）食品安全委員会：食品により媒介される感染症等に関する文献調査報告，2011
8）病原微生物検出情報，Vol.38，No.4（No.446），2017
9）石井俊雄，今井壮一ほか：最新獣医寄生虫学・寄生虫病学，講談社，2019
10）上村清，井関基弘ほか：寄生虫学テキスト第 3 版，文光堂，2008
11）吉田幸雄，有薗直樹ほか：医動物学改訂 7 版，南山堂，2018
12）小川和夫，長谷川英男ほか：絵でわかる寄生虫の世界，講談社，2016
13）伊藤武，古賀信幸ほか：新版食品衛生学第 2 版，建帛社，2017

第 5 章

有毒物質による食品汚染

1．カビ毒（マイコトキシン）

「カビ」という呼び名は俗称で，一般的には，藻菌類，子嚢菌類，不完全菌類，担子菌類などのうち，菌糸を形成する糸状菌を「カビ」と呼ぶ。

カビが作り出す代謝産物のうちで，人や動物に対して有害な作用を示す化学物質のことを**カビ毒**（**マイコトキシン**：mycotoxin）と呼び，現在300種類以上が報告されている。カビ毒は，汚染された農産物や食品を食べることで直接摂取されるほか，家畜の飼料がカビ毒に汚染された場合は，乳汁や肉などに移行し，二次汚染を招く場合もある。カビ毒が含まれているかどうかは見た目ではわからない。また，カビそのものは加熱などにより死滅するが，カビ毒は比較的熱に強く，通常の加工・調理ではほとんど減少しないことが多い。

表５－１に，主なマイコトキシンの種類，産生カビなどを示した。また，主なカビ毒の化学構造を図５－１に示した。

1．1　アスペルギルス（*Aspergillus*）属による産生毒素

コウジ（麹）カビとも呼ばれ，集落の色調は，緑，黄土色，茶，黒，白，青緑など菌種によって様々で，土壌，空中，食品などに広く分布している。貯蔵中の穀類，豆類，ナッツ類，香辛料，果実などの農産物，常温流通するパン，紅茶などの各種食品や通常カビが生えにくい高塩濃度漬物，干物などにも生育する。清酒，みそなどの発酵食品の製造や，医薬品，酵素などの有用物質の生産に利用される一方，食品上でカビ毒を産生するものもある。

（1）アフラトキシン

発見の糸口は，1960年春～夏にロンドン郊外の養鶏場で発生し，わずか数か月間に10万羽以上の七面鳥が肝臓障害により大量に死んだ「七面鳥Ｘ病」事件である。病因物質として，ブラジルから輸入した飼料（ピーナッツミール）を汚染していたアスペルギルス・フラバス（*Aspergillus flavus*）の代謝産物が明らかになり，これらが七面鳥で肝障害を起こしていることが判明した。この代謝産物（カビ毒）は，アスペルギ

表5－1　主なカビ毒の特徴

マイコトキシン	主な産生菌	主な汚染食品	毒性	規制
アフラトキシン（B_1, B_2, G_1, G_2）（M_1, M_2）	*A.flavus* *A.parasiticus*	B_1，B_2，G_1，G_2：ナッツ類，トウモロコシ，麦類，香辛料 M_1, M_2：乳，チーズ	肝がん，肝障害，腎障害	・食品：10μg/kg（総アフラトキシンとして） ・飼料：0.01または0.02mg/kg（アフラトキシンB_1） ・ペットフード：0.02μg/g（アフラトキシンB_1） ・乳：0.5μg/kg（アフラトキシンM_1）
ステリグマトシスチン	*A.versicolor* *A.nidulans*	穀類	肝がん	
オクラトキシン	*A.ochraceus* *P.verrucosum*	トウモロコシ，ムギ類，ナッツ類，コーヒー豆	腎がん，腎炎，肝障害，催奇形性，バルカン腎症の可能性	
シトリニン	*P.citrinum*	米〈黄変米〉	腎糸球体障害	・ベニコウジ色素（モナスカス色素）：0.2μg/g
パツリン	*P.patulum* *P.expansum*	リンゴ	興奮，痙攣，毛細血管障害	・清涼飲料水の成分規格（りんご果汁）：0.050ppm
デオキシニバレノール	*F.graminearum* *F.vorosi*	麦，トウモロコシ	再生不良性貧血，白血球減少症	・食品（小麦）：1.1ppm（暫定） ・飼料：4または1mg/kg ・ペットフード：2μg/g（犬），1μg/g（猫）
ニバレノール	*F.crookwellense* *F.poae* *F.asiaticum*	麦，トウモロコシ	再生不良性貧血，白血球減少症	
T-2トキシン	*F.sporotrichioides*	麦，トウモロコシ	消化管粘膜の出血・壊死，白血球減少症 ATA症（食中毒性無白血球症）	
ゼアラレノン	*F.graminearum*	麦，トウモロコシ	ホルモン異常（女性ホルモン用作用）	・飼料：1mg/kg
フモニシン	*F.verticillioides* *F.proliferatum*	トウモロコシ	新生児の神経管への催奇形性，腎障害	

ルス・フラバスの産生した毒素（Toxin）ということで**アフラトキシン**（aflatoxin）と命名された。

アフラトキシンには，紫外線を当てると青色蛍光を発するB_1，B_2，緑色蛍光を発するG_1，G_2，また，B_1，B_2に汚染された飼料を摂取した牛の乳中に検出される代謝物のM_1，M_2がある。

アフラトキシンB_1は**アフラトキシンの中で最も強い毒性**をもち，ヒトの中毒事例では黄疸，嘔吐，下痢を呈し，重篤な場合は死亡する。1974年にインドで肝炎のために106名が死亡した事件，2004年にケニヤで125名が死亡した事件などがある。また，

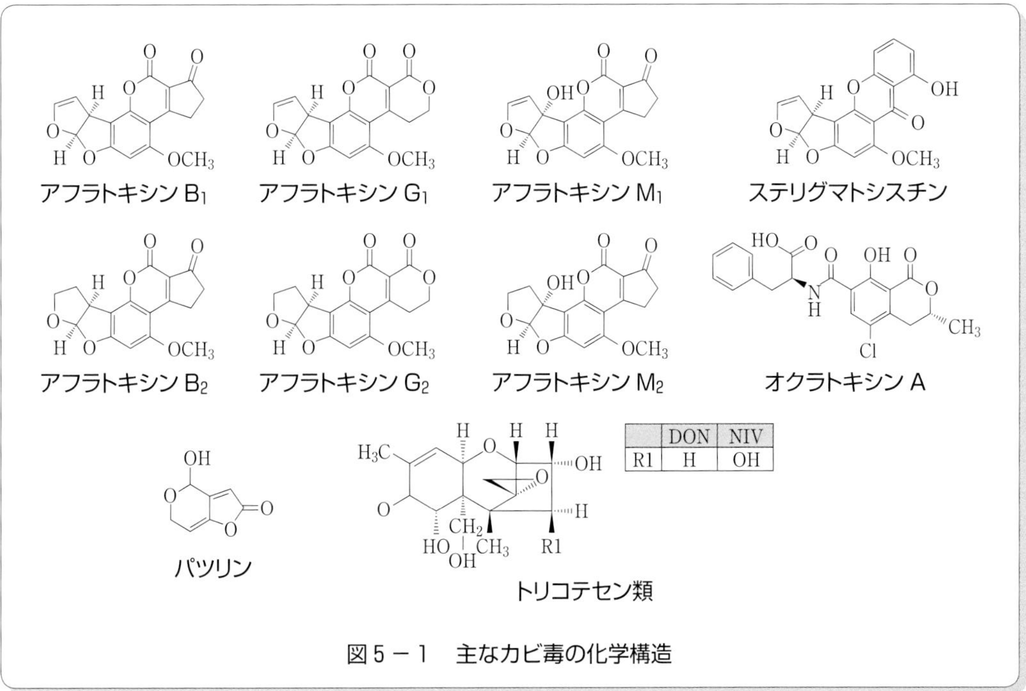

図5－1　主なカビ毒の化学構造

遺伝毒性を有する**天然物でもっとも強力な発がん物質**として知られ，国際がん研究機関（IARC）はグループ１（人に対して発がん性がある）に分類している。アフラトキシンは，肝臓でエポキシド体に代謝され，発がん性を示すことがわかっている（図5－2）。

アフラトキシンは**耐熱性**を有し，一般的な調理や加工（100～210℃，60分以内）では，完全に分解されない。

食品衛生法に基づく規制値として，ナッツ類や穀類といった食品に**10μg/kg**（総アフラトキシン（アフラトキシン B_1，B_2，G_1，G_2の総和）として）および**乳に0.5μg/kg**（アフラトキシン M_1）が規定されている。

一方，食用油の製造では，原料が汚染されていた場合でも，脱酸工程や精製工程で分解され，製品になるまでに完全に除去される。

（2）ステリグマトシスチン

ステリグマトシスチン（sterigmatocystin）は，主に *A.versicolor* や *A.nidulans* が産生するカビ毒である。この菌は特に穀類に広く分布し，トウモロコシ，小麦，大麦などが汚染されている可能性がある。

ステリグマトシスチンはアフラトキシンと似た化学構造を有し，類似した毒性を示すが，毒性はアフラトキシン B_1の１/125，発がん性は１/250程度と比較的低い。IARC はグループ 2B（ヒトに対して発がん性の可能性がある）に分類している。短期毒性として黄疸および慢性肝炎等の肝障害が見られ，長期毒性として肝臓に**肝細胞がん**，肝血管肉腫，褐色脂肪血管肉腫，肺に肺腺腫を発症する。

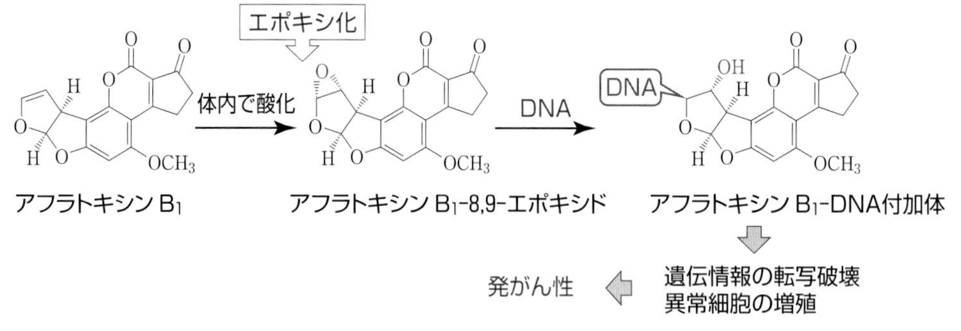

エポキシ化
体内で酸化
DNA
アフラトキシン B_1
アフラトキシン B_1-8,9-エポキシド
アフラトキシン B_1-DNA付加体
遺伝情報の転写破壊
異常細胞の増殖
発がん性

図5－2　アフラトキシン B_1の発がん機構

(3) オクラトキシン

オクラトキシン（ochratoxin）は，*A. ochraceus*，*A. carbonarius* などのアスペルギルス属のほか，*P. verrucosum* などのペニシリウム属からも産生される。穀類，コーヒー，ココア，ビール，ワイン等の様々な食品の汚染が報告されている。

オクラトキシンAは，動物試験で肝臓と**腎臓にがんを発生**させる発がん物質で，IARCはグループ2Bと評価している。ヒトの発症例としては，バルカン諸国でしばしば発生している流行性腎臓病（バルカン腎炎）の原因とされる。

1．2　ペニシリウム（*Penicillium*）属による産生毒素

青カビとも呼ばれ，青緑色の集落をつくる。わが国の食品から頻繁に検出される菌で，穀類，穀粉類をはじめ，柑橘類，リンゴ，魚肉練り製品，清涼飲料水，サラミソーセージ，乳製品などにしばしば発生する。

(1) シトリニン

シトリニン（citrinin）は，*P. citrinum*，*P. viridicatum* などのペニシリウム属のほか，アスペルギルス属およびモナスカス（*Monascus*）属（ベニコウジカビ）の一部のカビが産生する。主に穀類を汚染し，わが国では第二次世界大戦直後に海外から輸入された米の汚染が問題となったことがあり，**黄変米事件**といわれる。

シトリニンは，腎細尿管上皮変性を起こし，多尿，尿糖，蛋白尿などの**腎機能障害**を呈することが知られている。

(2) パツリン

パツリン（patulin）は，ペニシリウム属（*P. expansum*，*P. patulum* 等）やアスペルギルス属（*A. clavatus* 等）等が産生し，日本の気候条件でも作られる。これらのカビは，りんごの収穫，選別・箱詰め，運搬時等に受けた損傷部から侵入するため，虫食いや打撲傷等で生食用の商品とにできないりんごを利用した**りんご果汁**を汚染する。

パツリンによる毒性として興奮状態が観察され，消化管の充血，出血，潰瘍，肺の充血・水腫，痙攣，呼吸困難等がみられることがある。

食品衛生法に基づく**清涼飲料水の成分規格**として，**0.050ppm**（りんごジュースおよび原料用りんご果汁について）が設定されている。

1．3　フザリウム（*Fusarium*）属による産生毒素

赤カビとも呼ばれ，灰白色から深紅で綿毛状の集落を形成する。畑などで麦やトウモロコシをはじめ多数の植物に寄生する植物病原菌として知られる。**トリコテセン系カビ毒**（デオキシニバレノール，ニバレノール，T-2トキシン，HT-2トキシン，ジアセトキシスシルペノール（DAS）），ゼアラレノン，モニリホルミンなど多くのカビ毒をつくる。

ヒトの中毒としては，日本の戦後の食糧難時代に起きた赤カビ中毒（食欲減退，下痢，嘔吐，白血球の減少等），旧ソ連のATA症（食中毒性無白血球症）などが報告されている。

（1）デオキシニバレノール

デオキシニバレノール（DON：deoxynivalenol）は，主に*F. graminearum*や*F. vorosi*などから産生される。穀類（小麦，トウモロコシ，オーツ，ライ麦，大麦，米）およびその加工品が汚染される可能性が高く，通常，製粉によってDONはふすまに高濃度，小麦粉には低濃度に含有される。

急性毒性として，嘔吐，消化管・リンパ組織への障害，慢性毒性として，体重減少などが知られている。

食品衛生法に基づく，暫定的規制値として小麦に対し1.1ppm以下が設定されており，1.0mg/kg以下とする規格基準の設定が検討されている。

（2）ニバレノール

ニバレノール（NIV：nivalenol）は，主に*F. crookwellense*，*F. poae*，*F. asiaticum*などにより産生される。穀類およびその加工品が汚染されている可能性が高く，日本では，麦類がDONとNIVに同時に汚染されていることが知られている。

急性毒性として白血球数の減少が認められている。

（3）T-2トキシン

T-2トキシン（T-2 toxin）は，*F.sporotrichioides*のほか*F.poae*などからも産生される。穀類およびその製品が汚染される可能性があり，特に胚中の濃度が高い。パン焼き工程では比較的安定で，麺類の調理では多くがゆで水に移行する。

旧ソ連で1940年代に起こったATA症（食中毒性無白血球症）の原因物質と考えられている。わが国でも1940～50年代に，赤かび病に汚染された穀類でT-2トキシンを含むトリコテセン類のカビ毒により健康被害（食欲減退，下痢，嘔吐，白血球の減少等）が発生している。

(4) ゼアラレノン

ゼアラレノン（zearalenone）は，主に *F. graminearum* をはじめ，*F. culmorum*，*F. equiseti*，*F. verticillioides* 等により産生される。トウモロコシ，小麦，大麦，ライ麦，ソルガム，はと麦，小豆，その他雑穀およびそれらの加工品の汚染が見られる。また，デオキシニバレノールなどのトリコテセン系カビ毒と同時に検出されることも多い。

ゼアラレノンは女性ホルモン様作用を持ち，汚染されたトウモロコシや麦類などの飼料を与えられた特に感受性が高い豚において不妊，流産，外陰部肥大などの生殖毒性による中毒事例が報告されている。

(5) フモニシン

フモニシン（fumonisin）は，主に，*F. verticillioides* および *F. proliferatum* 等により産生され，トウモロコシの汚染が多く見られる。その発見は他のカビ毒に比べて新しく，1988年に構造が決定された。

フモニシン B_1，B_2，B_3 による自然汚染が多く，ウマの白質脳症やブタの肺水腫など家畜への影響のほか，ラットやマウスを使った動物試験で肝臓や腎臓に発がん性が認められている。トウモロコシ加工品を主食としている地域において新生児の神経管への催奇形性を示すとの報告がある。

2．化学物質

2.1　ポリ塩化ビフェニル（PCB）

PCBはビフェニル骨格に1～10個の塩素が置換された化合物の総称で理論的に209種類の同族体があるが，化学的に非常に安定であり，油溶性，不燃性，高い絶縁性などの特徴を示すことから，絶縁油，熱媒体，印刷用インキ，トランスやコンデンサーなどの電気器具などに広く使用されていた。

ところが，1968（昭和43）年西日本一帯で食用油にPCBが混入したことによる食中毒が起こった。これが，いわゆる**カネミ油症事件**である。2019（平成31）年3月現在，油症認定患者は2,329名という大規模な食中毒事件となった。原因は食用の米ぬか油の加熱脱臭工程において熱媒体として使用されていたPCB製品（カネクロール400）がパイプの腐食孔から漏出し，製品に混入し，これを食したためとされている。その主症状は，ニキビ様皮疹，爪や歯ぐきの色素沈着，眼脂過多，倦怠感および頭痛であった。一方，ラットやサルでは体重増加抑制，肝肥大，脂質代謝異常，眼脂過多，脱毛などが観察されている。PCBのうち，平面構造をもつPCB（コプラナーPCB）は，ダイオキシンに類似した強い毒性を有するため，ダイオキシン類として分類されている。また，その後の調査で，原因油中にはPCBとともに高毒性のPCDFが検出され，カネミ油症がダイオキシン類による複合的な食中毒であることが明らかとなった。

わが国では1972（昭和47）年以降PCBの製造と使用が中止されたが，それまでに世界各国で大量のPCBが環境中に排出されていたため，今なお地球規模の環境汚染物質として魚介類や牛乳などから検出されている。PCBは1974（昭和49）年に「化学物質の審査及び製造等の規制に関する法律（**化審法**）」の特定化学物質第1号に指定された。現在は表5－2のように暫定的規制値が定められている。

表5－2　食品中のPCBの暫定的規制値

対象食品	規制値(ppm)
魚介類	
・遠洋沖合魚介類（可食部）	0.5
・内海内湾（内水面を含む）魚介類（可食部）	3.0
牛乳（全乳中）	0.1
乳製品（全量中）	1.0
育児用粉乳（全量中）	0.2
肉類（全量中）	0.5
卵類（全量中）	0.2
容器包装	5.0

2．2　ダイオキシン類

ダイオキシン（PCDD）は図5－3に示すような骨格に，1～8個の塩素が置換された化合物の総称で，理論的に75種類の同族体がある。このうち，**2,3,7,8-四塩素化ジベンゾ-*p*-ダイオキシン（TCDD）**は，人工の化学物質中で最強の毒性を有するといわれる。ダイオキシンとは一般に，これを指すことが多い。1960年代，米国がベトナム戦争時に使用した除草剤の不純物として2,3,7,8-TCDDが含まれていたことから，これによるヒトへの毒性が問題になった。2,3,7,8-TCDDの急性毒性は動物種により感受性に大きな差があり，最も感受性の高いモルモットではLD_{50}（経口）は1 mg/kgである。中毒症状としてカネミ油症に類似した皮膚症状や脂質代謝異常を起こすことが報告されているが，ヒトでの死亡事例は報告されていない。さらに，発がん性（プロモーター作用），内分泌かく乱作用を有することも明らかとなった。

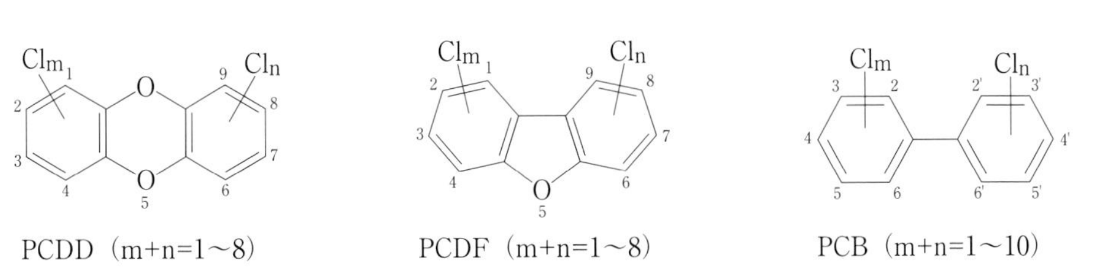

図5－3　ダイオキシン類の化学構造

番号は塩素が置換する位置を，またmとnはそれぞれのベンゼン環へ置換される塩素の数を示している。

PCDD は，ゴミ焼却炉において，プラスチックのポリ塩化ビニルなどの塩化物および石油製品や木材中のフェノール化合物が，**600℃以下で燃焼された場合に２次的に生成される**ということで社会問題になった。環境中に排出されたダイオキシン類の推定総量は1997（平成９）年に約6.3kg であったが，全国規模でのゴミ焼却炉の改善がなされ，現在では10％以下に激減している。

2．3　多環芳香族炭化水素

多環芳香族炭化水素は，火山活動や火災，さらには石油，石炭，など化石燃料の不完全燃焼，あるいは熱分解によって生成する。煙やすすなどから約100種類の多環芳香族炭化水素が見つかっているが，このうち20種類ほどは，発がん性を示すことが報告されている。特に，たばこの煙に多く含まれる**ベンゾ[a]ピレン**は強い発がん性を有しており，たばこによる**肺がん**の主たる原因物質である。また，ベンゾ[a]ピレンはほとんどの食品中にも微量含まれているが，焼肉，焼魚やくん製品などでその濃度は高くなる。

ベンゾ[a]ピレンの発がん機構は，1970年代に米国で精力的に調べられ，すでにほとんどが解明されている（図５－４）。すなわち，肺チトクロム P450による酸化反応に始まり，数種類の反応を経て，生成された代謝中間体（7,8- ジオール -9,10- エポキシド体）が，DNA に結合することで毒性が発現することが明らかになった。

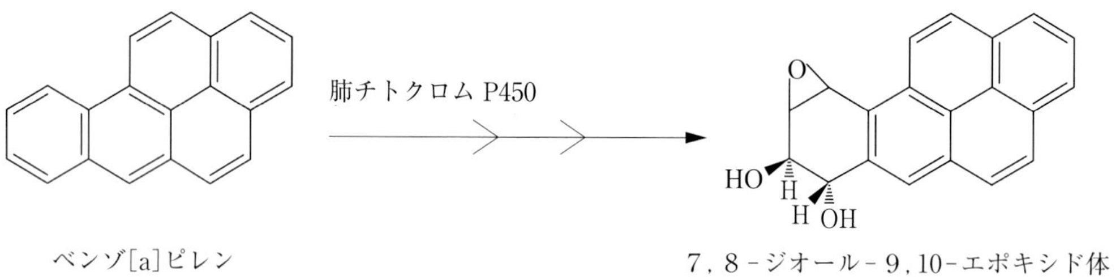

図５－４　ベンゾ[a]ピレンの代謝活性化反応

2．4　内分泌かく乱化学物質

内分泌かく乱化学物質とは，ヒトを含め，自然界の魚類，貝類，哺乳類などにおいて，それぞれの持つホルモン系をかく乱する物質を指している。ホルモン様活性を有する化学物質が生体の内分泌系の機能を変化させることにより，生物個体やその子孫，あるいは集団（またはその一部）の健康に有害な影響を及ぼす可能性が，一部の野生生物の研究や，基礎的な内分泌学，内分泌毒性学，生殖毒性学の研究から示された。厚生労働省は1998（平成10）年から，「内分泌かく乱化学物質の健康影響に関する検討会」を設置し，現在に至るまで各種の研究を推進している。

ホルモン様作用を有する物質としては，表５－３のような化合物が挙げられる。医薬品（合成エストロゲン），農薬，プラスチック関連化合物，有機スズ化合物の他に，豆類に多く含まれるイソフラボン類などもある。一方，これらにどの程度有害な内分泌かく乱作用があるかどうかを見極める試験法は現在開発中である。

表５－３　内分泌かく乱作用を有すると疑われている化学物質

種類	化学物質名
有機塩素系芳香族化合物	ダイオキシン類（PCDDs，PCDFs，PCBs）など
農薬（殺虫剤，除草剤）	DDT，DDE，BHC，アルドリン，ディルドリン，ケポン，メトキシクロル，マイレックス，2,4-D，2,4,5-T など
プラスチック原料	ビスフェノール A，スチレンなど
界面活性剤の原料／分解物	ノニルフェノールなど
プラスチック可塑剤	フタル酸エステル類など
合成エストロゲン	ジエチルスチルベストロール，エチニルエストラジオール
有機スズ化合物	トリブチルスズ，トリフェニルスズなど
カビ毒	ゼアラレノンなど
植物成分（イソフラボン）	ゲニステインなど

3．有害元素

元素は非金属および金属に大別される。金属は，みがくとピカピカする（金属光沢），熱を伝えやすい，電気を通しやすい，たたくとうすく広がり（展性），また，細く延びる（延性），といった性質を有する。

金属の中には生体にとって不可欠なものもあるが，多量に摂取した場合は有害な作用が発現する。

有害元素の成分規格中の規制値や，暫定規制値を表５－４にまとめた。

3.１　水銀

金属水銀，無機水銀化合物および有機水銀化合物の形態がある。金属水銀は，そのままでは消化管からの吸収は１％以下と少ない。気化して水銀蒸気になりやすく，これを吸入すると約80％以上が吸収され，神経症状を発現する。無機水銀化合物は消化管からの吸収が数％と低く，その約50％は腎臓にメタロチオネインと結合した状態で蓄積する。腹痛，下痢，腎臓障害などの中毒症状を発現する。有機水銀化合物は消化管から95％以上吸収され，神経障害を発現する。

水銀に関連する健康問題のほとんどは，魚介類に**食物連鎖**を通じて蓄積された**メチル水銀**の摂取から発生している。メチル水銀は，腸管からほぼ100％吸収され，腎臓，肝臓などの臓器に蓄積し，その後，尿，糞便，頭髪などから排泄されるが，**脳・血液関門や胎盤を通過**して，脳や胎児に移行する。胎児は成人に比べ，メチル水銀による影響を５～10倍強く受けるため，厚生労働省は，妊婦が注意すべき魚介類の種類とそ

表５－４　主な元素の規制値（成分規格）および暫定規制値等

元素	規制値
水銀	総水銀　0.4ppm（mg/kg） メチル水銀（水銀として）0.3ppm（mg/kg） ただしマグロ類（マグロ，カジキおよびカツオ）および内水面水域の河川産の魚介類（湖沼産の魚介類は含まない），並びに深海性魚介類等（メヌケ類，キンメダイ，ギンダラ，ベニズワイガニ，エッチュウバイガイおよびサメ類）については適用しない
カドミウム	ミネラルウォーター類　カドミウム　0.003mg/L 以下 米（玄米および精米）カドミウムおよびその化合物（Cd として）0.4ppm（mg/kg）（成分規格）
ヒ素	農産物（農薬の残留基準値として設定） ばれいしょ，トマト，きゅうり，ほうれんそう，なつみかん，もも，いちご，ぶどう：1.0ppm（mg/kg） なつみかんの外果皮，りんご，日本なし：3.5ppm（mg/kg） ミネラルウォーター類　0.05mg/L 以下 ミネラルウォーター類以外の清涼飲料水　検出しないこと。（成分規格）
鉛	農産物（農薬の残留基準値として設定） ばれいしょ，トマト，きゅうり，なつみかん，もも，いちご，ぶどう：1.0ppm（mg/kg） ほうれんそう，なつみかんの外果皮，りんご，日本なし：5.0ppm（mg/kg） ミネラルウォーター類　0.05mg/L 以下 ミネラルウォーター類以外の清涼飲料水　検出しないこと。（成分規格）
銅	ミネラルウォーター類　1 mg/L 以下（成分規格）
スズ	清涼飲料水　150.0ppm（mg/kg）以下（注）金属製容器包装入りの場合（成分規格）

の摂食量の目安を示し注意喚起している。

1956（昭和31）年，熊本県水俣湾周辺で，工場排水中のメチル水銀化合物が生物濃縮され，高濃度に蓄積された魚介類を日常的にたくさん食べた住民の間に上記の**神経障害**疾患の患者が発生した。これは**水俣病**と呼ばれた。また，1965（昭和40）年には新潟県阿賀野川流域でも同じ症状の患者が発生したが，これは**第二水俣病（新潟水俣病）**と呼ばれる。中毒症状として，知覚障害，聴覚障害，言語障害，求心性視野狭窄，運動失調などを特徴とする**ハンター・ラッセル症候群**を発症する。

3. 2　カドミウム

米，野菜，果実，肉，魚など多くの食品に含まれ，わが国においては米から摂取する割合が最も多い。

カドミウムの腸管からの吸収は２～８％といわれ，主に腎臓に蓄積する。過量摂取を長期間続けると，**腎疾患**（近位尿細管機能障害）を引き起こす。

第二次世界大戦の頃から，富山県神通川流域で腎臓の尿細管障害を起こし，骨粗鬆症を伴う**骨軟化症**が認められる慢性疾患が発生した。手足の骨がもろくなり，激しい痛みが伴うので，**イタイイタイ病**と名付けられた。

3．3　ヒ素

無機ヒ素は有機ヒ素に比べると毒性ははるかに強い。一方，**無機ヒ素**の急性症状は，発熱，下痢，嘔吐，興奮，脱毛などで，慢性症状としては，皮膚組織の変化（色素沈着，角化症など）や**がん**（肺がん，膀胱がんなど）が報告されている。

わが国では総ヒ素の摂取のうち，８割以上を魚介類，海藻が占めている。また，農産物では米からの摂取寄与が大きい。ヒジキは無機ヒ素を多く含むが，日本国民のヒジキの摂取量は0.9g/ 日であり，通常の喫食で健康上のリスクが高まることはない。

1955（昭和30）年，ヒ素化合物を不純物として高濃度含む乳質安定剤を使用した調製粉乳による**森永ヒ素ミルク事件**が発生した。この事件を契機に，食品添加物の品質管理の重要性が認識され，1960（昭和35）年に食品添加物の成分規格等を定めた第１版**食品添加物公定書**が編さんされた。

3．4　鉛

日本では，米，いも等の穀類，野菜・海藻などの農作物からの摂取が多い。

経口摂取した場合の腸管からの吸収率は10～15％と低い。血液中では約90％が赤血球中に存在し，肝臓，腎臓，筋肉，骨などに蓄積する。低濃度での継続的曝露は神経系，血液・造血系に影響を及ぼし，慢性中毒として痙攣（けいれん）や昏睡などの鉛脳症が知られている。乳幼児や妊産婦は鉛による健康影響を受けやすく，小児では40～50％が吸収される。大量摂取した場合，中枢神経障害を呈し，知能や行動に影響が現れることがある。

3．5　銅

内面が損傷した銅製器具に食品を長期間保存したときや溜まっていた水をそのまま使用したときなどに，大量の銅イオンが食品に移行し，吐き気，嘔吐，下痢などの食中毒を発症することがある。

急性中毒症としては，嘔吐，上腹部の痛み，下痢を伴う胃腸障害，肝障害（黄疸），溶血などが，また慢性中毒では，虚弱，食欲不振，ヘモグロビン血症，ヘモグロビン尿症，黄疸などが報告されている。

なお，明治時代には銅化合物である緑青（ろくしょう）による中毒が毎年のように発生したと記録されているが，現在の科学では緑青の毒性は弱く，それによる中毒は考えられないとされている。

3．6　スズ

缶詰を開缶後そのままにしておくと，急激にスズが溶出することがある。高濃度のスズを含む食品を摂取すると吐き気，嘔吐，下痢，疲労感，頭痛などを起こす。

なお，消化管からの吸収率は低く，大部分が食物，水とともに経口的に摂取されるが，その90％以上は腸管から吸収されないまま糞中に排泄される。

4．食品成分の変化により生ずる有害物質

4．1　ヒスタミン

ヒスタミンは，アレルギー症状の内因性起因物質の１つであるが，**食物由来のヒスタミン**を多く摂取することで食中毒を起こすことがある（**アレルギー性食中毒**）。赤身の魚類にはアミノ酸の１つであるヒスチジンが多く含有されており，これがヒスタミン産生菌により，脱炭酸反応を受けると赤身にヒスタミンが蓄積されることになる（図５－５）。

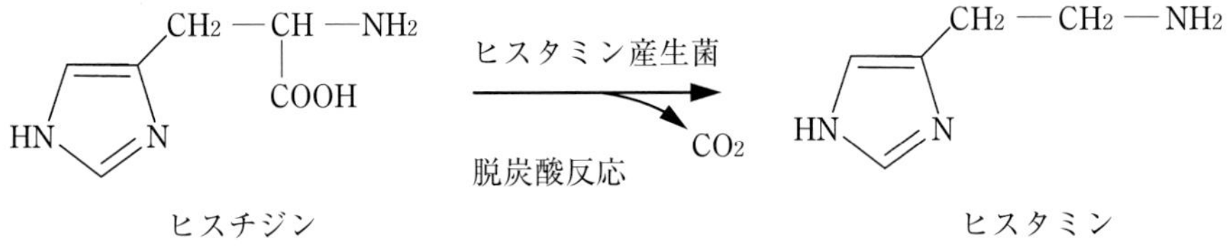

CH_2 — CH — NH_2 ／ COOH（ヒスチジン）　→（ヒスタミン産生菌／脱炭酸反応，CO_2）→　CH_2 — CH_2 — NH_2（ヒスタミン）

図５－５　ヒスタミンの生成経路

1950～60年代に，アジ，イワシ，サンマ，サバおよびカツオのみりん干し，干物および生干しなどで数多く食中毒が起こったが，現在でも，カジキの照り焼き，イワシのつみれ汁，メカジキの味噌漬けなどで起こっている。ヒスタミンの主症状は，顔面紅潮，じんま疹，頭痛などであるが，摂食後30～60分ぐらいで発現する。

ヒスタミン産生菌としては，腸内細菌科の**モルガン菌**（*Morganella morganii*）やある種の海洋細菌が知られているが，これらの菌のなかには冷蔵保存（４～10℃）していても発育し，ヒスタミンを蓄積するものが見つかっている。生の赤身魚やそれらの干物は冷蔵保存後，早めに食べることが大切である。

4．2　アクリルアミド

2002年４月，スウェーデン政府より，「炭水化物を多く含むいも等を焼く，または揚げることにより，アクリルアミドが生成される」という発表がされた。**アクリルアミド**は，本来，紙力増強剤，沈殿物凝集剤，土壌改良材，接着剤，塗料などの目的で使用されている化合物である。アクリルアミドのヒトへの健康影響として，粘膜を刺激したり，神経系へ影響を与えたりするが，長期的には恐らく発がん性を示すだろうといわれている。

その発表を受けて，各国政府や多くの研究者が，食品中アクリルアミドについて，食品の種類や含有濃度について調べた結果，ポテトチップス，フライドポテトなどのじゃがいもを揚げたスナックや，ビスケットなどの小麦を原料とする焼き菓子で，特に多く含まれていること，また，高温で焙煎した食品（コーヒー豆，煎り麦，など）に

も多く含まれていることが明らかになった。その他には，一般加工食品，調理された食品，野菜や果実類をオーブンで加熱したものからも検出されている。

食品中アクリルアミドの生成経路としては，食品に含まれているアミノ酸のアスパラギンと還元糖（ぶどう糖，果糖など）が，揚げる，焼く，焙(あぶ)るなどの調理中の加熱（120℃以上）により，**アミノカルボニル反応**（メイラード反応）を起こし，その過程で生成すると考えられている（図5－6）。現在では，食品製造企業の努力により，加工食品中のアクリルアミド濃度はかなり低減している。なお，現在のところ，わが国では，食品中アクリルアミドについて食品衛生法などに基づく基準値等は設けられていない。

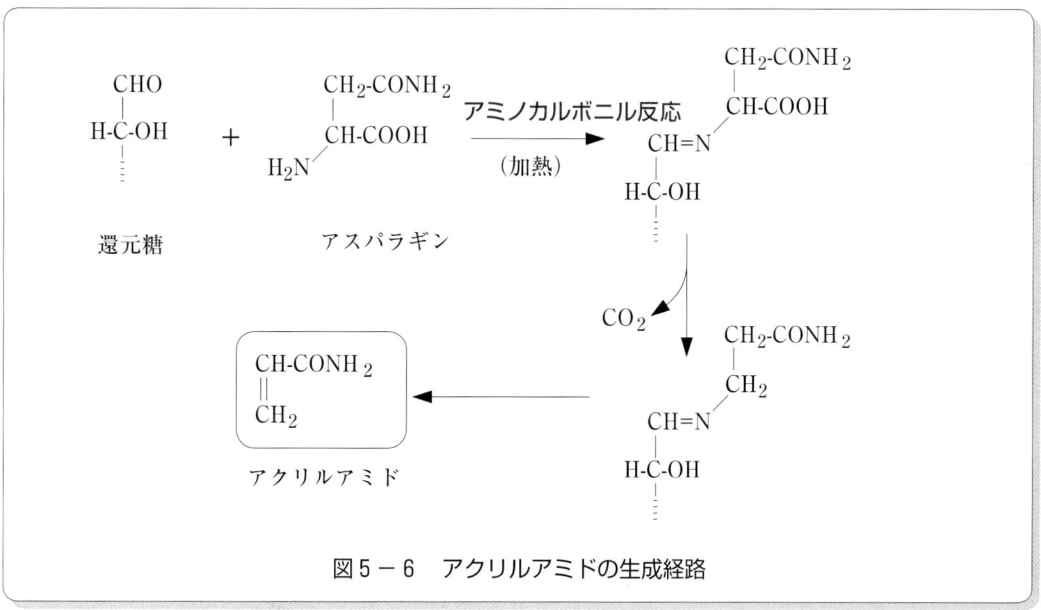

図5－6　アクリルアミドの生成経路

4．3　*N*-ニトロソアミン

発がん物質の***N*-ニトロソアミン**は，酸性条件下で，亜硝酸と2級アミンとが反応して生成されることが知られている。*N*-ニトロソアミンには多くの種類があり，実験動物のいろいろな部位にがんを発生させる。

前駆物質の亜硝酸塩は，発色剤としてハムやソーセージなどの食肉加工品・魚肉ソーセージおよびいくらなどの魚卵に使用されているが，一方，野菜（ホウレンソウ，ダイコン，ハクサイ）に含まれる硝酸塩が口腔内や腸内細菌によって還元されても生成される。ヒトにおける亜硝酸塩の最大の供給源は，この硝酸の還元反応によるといわれる。もう一つの前駆物質である2級アミンは動物，植物に広く分布しているが，特にジメチルアミンは海産魚介類や魚卵に多く含まれている。実際に，亜硝酸とジメチルアミンをラットに同時投与し，**ジメチルニトロソアミン**がラット胃中で生成されることが確認されている（図5－7）。ただし，この反応は，ビタミンCやビタミンEの存在により抑制されることから，同時に種々の食品を摂取する通常の食事であれば問題はない。

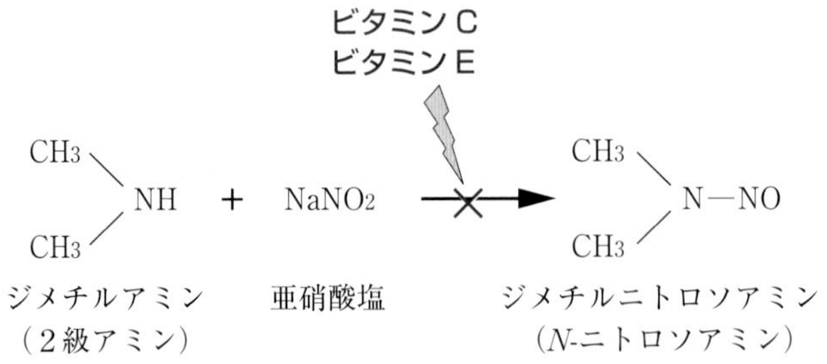

図５－７　*N*-ニトロソ化合物の生成反応

4. 4　クロロフィル分解物

欧米では，牧草を摂取した家畜が日光に対し過敏になり，皮膚炎を起こすことが報告されていた。その後，1950年代に，その原因物質として，葉緑素のクロロフィルａが分解して生成される**フェオフォルバイドａ**および**ピロフェオフォルバイドａ**が明らかにされた。すなわち，フェオフォルバイドａは，クロロフィルａから，Mg^{2+}とフィチル基（$-C_{20}H_{39}$）が脱離したものであり，これから，さらにカルボキシメチル基（$-COOCH_3$）が脱離すると，ピロフェオフォルバイドａになる。わが国では，1950年代，アワビの中腸腺を食べたヒトが光過敏症を起こした症例が初めて報告されている。また，健康食品のクロレラ錠を多量に摂取したヒトで同様の光過敏症を起こした例もある。光過敏症の症状は，手や顔の浮腫，紅斑，紫斑および疼痛で，重症になると皮膚の壊死や潰瘍などを起こす。これらのクロロフィル分解物は光励起物質といわれ，消化管から吸収された後，血管内で光増感され，活性酸素を生成することにより，上記症状を起こすと考えられている。

4. 5　芳香族アミン

焼魚や焼肉などのたんぱく質に富んだ食品から，ベンゾ[a]ピレン以外に，強い発がん物質が見出されている。食品中のアミノ酸（トリプトファン，グルタミン酸，フェニルアラニン，など），大豆グロブリン，丸干しイワシあるいは牛肉を加熱すると，加熱生成物として，アミノ基を有するTrp-P-1，Trp-P-2，Glu-P-1，Glu-P-2，Phe-P-1，AαC，MeAαC，IQ，MeIQおよびMeIQxなどが生成されることが明らかにされた（表５－５）。これらは**芳香族アミン**（あるいはヘテロサイクリックアミン）といわれる。これらを飼料に添加し，実験動物で発がん性が調べられた結果，マウスでは主に肝臓に，ラットでは肝臓，小腸および大腸に**がんを発生**させることが判明した。なお，野菜類などの食物繊維を同時に摂取すれば，がんの発生を抑制できるといわれている。

表5－5　代表的な芳香族アミンの化学構造

アミノ酸	生成される加熱分解物	略称
トリプトファン	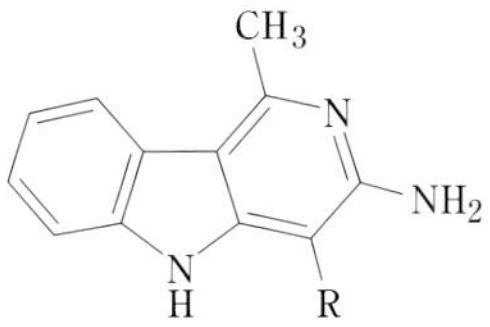 CH_3, N, NH_2, N H, R	Trp-P-1（R：CH_3） Trp-P-2（R：H）
グルタミン酸	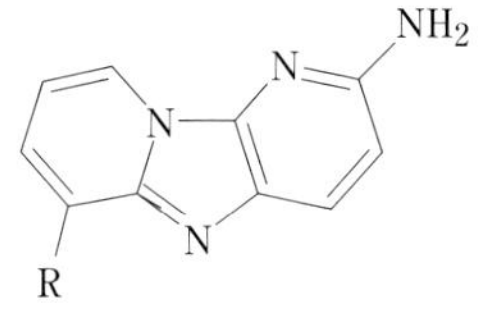 NH_2, N, N, N, R	Glu-P-1（R：CH_3） Glu-P-2（R：H）
フェニルアラニン	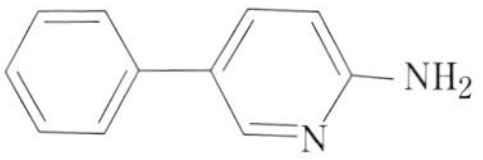 NH_2, N	Phe-P-1

4. 6　トランス脂肪酸

トランス脂肪酸とは，「少なくとも1つ以上のメチレン基（$-CH_2-$）で隔てられたトランス型の非共役炭素－炭素二重結合を有する不飽和脂肪酸のすべての幾何異性体」，と定義されている（図5－8）。トランス脂肪酸は，植物油に水素を添加する過程で産生するが，これを原料としたマーガリン，ファットスプレッドやショートニング，およびそれらを原料として用いたパン，ケーキ，ドーナッツ，さらには，揚げ物などに含まれる。また，ウシやヒツジなどの反芻（はんすう）動物の胃の中にいる微生物によっても作られるため，牛肉や羊肉，牛乳や乳製品にも微量のトランス脂肪酸が含まれている。

最近，飽和脂肪酸およびコレステロールの過剰摂取に加え，トランス脂肪酸の摂取が，狭心症，心筋梗塞，冠動脈の閉塞などの心疾患のリスクを高めることが明らかになっている。しかしながら，現在のところ，日本では欧米諸国とは異なり規制が行われていない。食品安全委員会の調査報告によると，日本人が1日に摂取するトランス脂肪酸の平均は全カロリー中0.3％であるとのことである。この値は，WHO勧告の1％未満をクリアしていることから，日本人の通常の食生活では健康への影響は小さいものと考えられる。

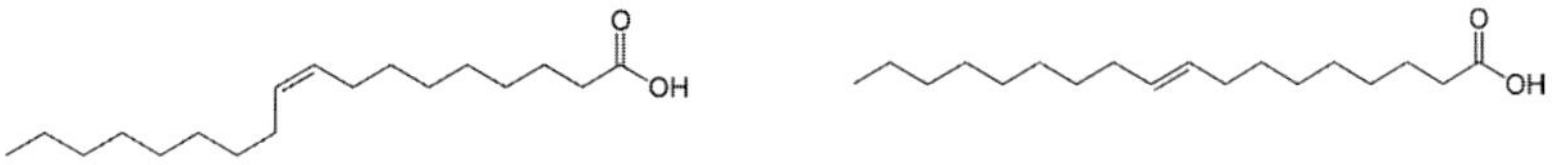

O　OH　　O　OH

シス型　　　トランス型

図5－8　トランス脂肪酸

5．放射性物質による食品汚染

食品の放射能汚染に関する問題は，1954年3月の太平洋ビキニ環礁における水爆実験による魚類汚染，1986年4月の旧ソ連ウクライナ共和国チェルノブイリ原子力発電所爆発事故による大規模な農作物汚染，2011（平成23）年3月に発生した東日本大震災に伴う福島第一原子力発電所事故による，近隣の農作物および魚類汚染が挙げられる。2011年の事故後，国内において食品からの被曝線量の上限が年間5mSv（シーベルト）から1mSvに見直され，食品中の放射性物質量についても表5－6のような基準になった。

表5－6　放射能規制値（放射性セシウム）

（単位：Bq/kg）

区分	規制値
一般食品	100
飲料水	10
牛乳	50
乳児用食品	50

資料）厚生労働省医薬食品局食品安全部

コラム　放射性物質，放射能とは

放射性物質，放射線，放射能について説明をする。放射線は目に見えないが，高いエネルギーを持った光の一種である。放射能はこの放射線を出す能力であり，この能力を持ったものが放射性物質である。放射性物質を出す能力をベクレル（Bq），人が受ける放射線の影響をシーベルト（Sv）という単位で表す。懐中電灯に例えると，光が放射線，懐中電灯が放射性物質，光を出す能力，すなわち光の明るさの度合いが放射能にあたる。光を浴びても身体が光るようにはならないように，放射線を浴びても放射能を持つようにはならない。もともと宇宙や地球にはたくさんの放射性物質があり，人は空からも地面からも弱い放射線を受けている。食品にはもともと自然の放射線が入っている。そのため我々は昔からずっと，1年に約1mSvの放射線を食品から受けている（図）。

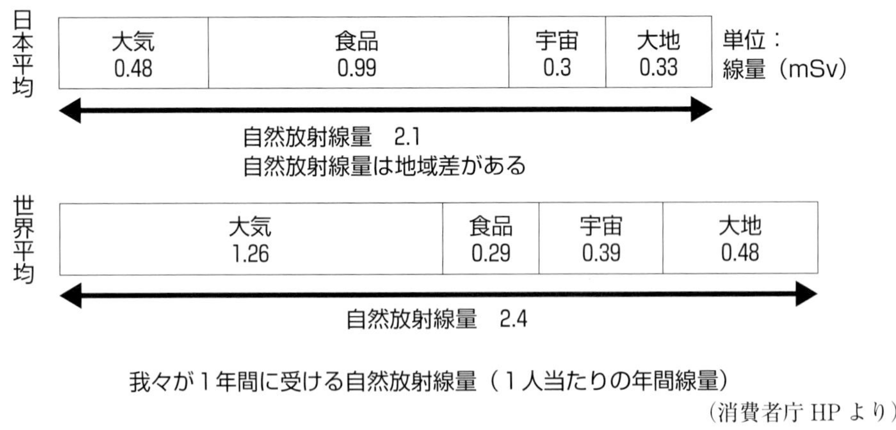

我々が1年間に受ける自然放射線量（1人当たりの年間線量）

（消費者庁 HP より）

第6章

食品添加物

食物はヒトの栄養と嗜好をかねそなえた素朴なものであることはいうまでもない。近年，人口の増加と都市への集中化，食物に対する嗜好の変化など，食品の生産，流通，加工，消費の様相も大きく変化した。特に日本の生活様式の欧風化に伴い，古くからある食物に加えて，各種の加工食品が作られるようになり，同時に食品の製造加工技術も著しい進歩をとげている。その間，食品添加物の果たしてきた役割は大きい。

食品添加物に関しては，1995（平成7）年の食品衛生法改正以前は「化学的合成品」と「化学的合成品以外の食品添加物（天然添加物）」に分類され，使用されてきた。一般には，「天然添加物は安全，化学合成添加物は危険」という考え方が広がっており，加工食品に使用される食品添加物についても主に天然添加物が使用されている。しかしながら，食品添加物の安全性については，発がん性試験や催奇形性試験など安全性試験に基づく科学的根拠を示すことが重要であり，「天然＝安全」というイメージだけで安全性を判断すべきではない。

1995年の食品衛生法改正以降，食品添加物は，合成，天然にかかわらず厚生労働大臣により指定された「指定添加物」と「それ以外の添加物（いわゆる天然添加物）」に分類された。いわゆる天然添加物は，「既存添加物」，「天然香料」，「一般に食品として飲食に供されているものであって添加物として使用される品目（一般飲食物添加物）」に分類された。

1．食品添加物の指定

食品添加物については，食品衛生法（以下「法」と略す）第4条2項で「添加物とは，食品の製造の過程において又は食品の加工若しくは保存の目的で，食品に添加，混和，浸潤その他の方法によって使用する物をいう。」と定義されている。この法律に示すように，食品の製造の段階で食品に加えられるものはすべて食品添加物であり，最終的に食品に残っていない場合でも，食品の製造・加工の過程において食品に使用する限り添加物である（図6－1）。

食品添加物は，厚生労働大臣が安全性や有効性を確認して指定した「指定添加物」，いわゆる天然添加物としてすでに使用実績のある「既存添加物」，動植物から得たものですでに長い食経験のある「天然香料」，「一般に食品として飲食に供されているもので

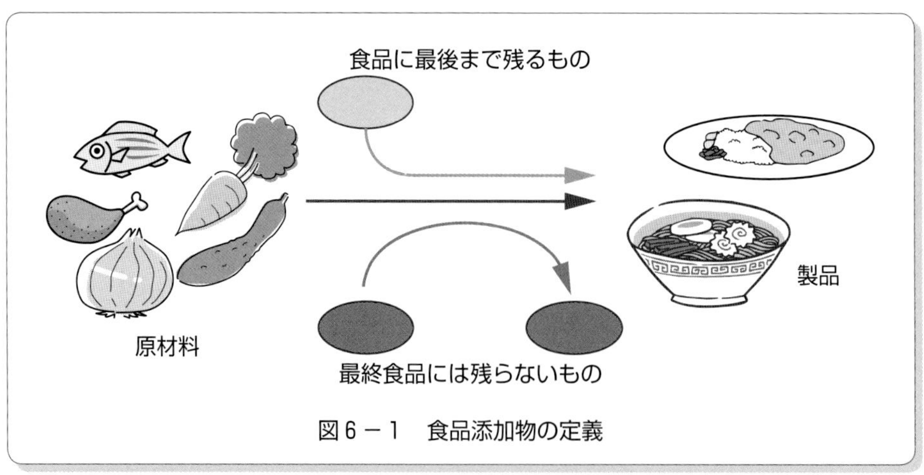

図6－1　食品添加物の定義

あって添加物として使用されている品目（一般飲食物添加物）」に分類される（図6－2）。

食品添加物の指定は，厚生労働省が食品安全委員会に食品健康影響評価を依頼し，その結果を受けて**薬事・食品衛生審議会**において指定の可否について検討する（図6－3）。ただし，**天然香料**については長年にわたり使用され，有害事例がなく，また使用量もごく微量で安全性のうえで問題ないと考え，指定対象外とされた。このように国が食品添加物を定めることを**指定制度**という。

今日のように食品の流通が国際化してくると，国によって指定添加物が異なることは国際貿易上大きな障害となってくる。そこで，**国際連合**の **WHO** と **FAO** に **JECFA**（**FAO/WHO 合同食品添加物専門家委員会**：The Joint FAO/WHO Expert Committee on Food Additives）が組織され，食品添加物の安全性およびその他の諸問題を国際的に審議している（図6－4）。

食品添加物
- 厚生労働大臣が指定した添加物
  - 指定添加物（463品目）
- いわゆる天然添加物
  - 既存添加物（365品目）
  - 天然香料（約600品目）
  - 一般飲食物添加物（約100品目）

（2019年6月現在）

図6－2　食品添加物の分類

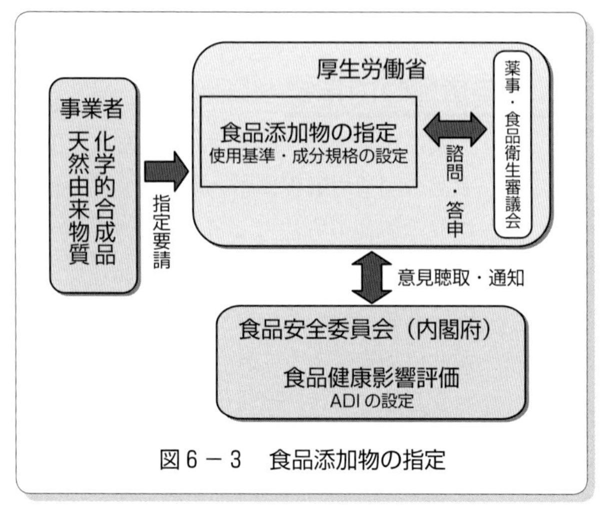

図6－3　食品添加物の指定

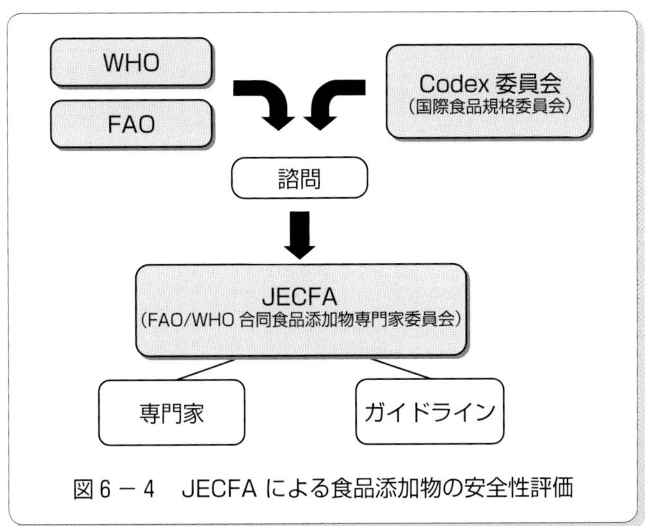

図６－４　JECFA による食品添加物の安全性評価

2．食品添加物の安全性評価のあり方

食品添加物は毎日欠かさず摂取する食品に含まれるものだけに，その生体への影響についての関心は高い。食品添加物は，病人，高齢者，子どもも含めほとんどすべてのヒトが少量ではあっても多種類を長期にわたって摂取することから，一定の期間に限って使用される医薬品とは異なった性格をもっており，これを考慮した評価が必要である。

2．1　安全性試験

わが国においては，食品添加物を新たに申請する場合，表６－１に示した資料の提出が義務づけられている。特に毒性試験については，表６－２に示したようにヒトが一生涯にわたって摂取することを前提とした長期毒性試験が重要視されている。なお，毒性試験は，安全な摂取量の最大量を求めるために行われるもので，その試験の過程であらわれてくる毒性は，必ずしも実用の範囲内でヒトが摂取した場合にあらわれる毒性を示しているものではないことを認識しておく必要がある。

2．2　１日摂取許容量

反復投与毒性試験，発がん性試験，繁殖試験などの毒性試験結果をふまえて，実験動物に有害な影響があらわれない最大量として，**最大無毒性量**（no-observed adverse effect level：NOAEL）が決定される。ヒトが食品添加物を毎日生涯にわたって摂取し続けても，現在の科学的知見からみて健康への悪影響がないと推定される１日当たりの摂取量を**１日摂取許容量**（acceptable daily intake：ADI）といい，無毒性量を安全係数（種差，個人差を考慮した数値で，通常100を用いる）で除して算出される（図６－５）。

１日摂取許容量（mg/kg 体重/日）＝無毒性量／安全係数

表６－１　食品添加物の指定等の要請書に添付すべき資料

項目
Ⅰ．添加物の概要
１．名称及び用途 ２．起源又は発見の経緯 ３．諸外国における使用状況 ４．国際機関等における安全性評価 ５．物理化学的性質 （１）構造式等 （２）製造方法 （３）成分規格 （４）食品添加物の安定性 （５）食品中の食品添加物の分析法 ６．使用基準案 ７．その他
Ⅱ．有効性に関する知見
（１）食品添加物としての有効性及び他の同種の添加物との効果の比較 （２）食品中での安定性 （３）食品中の栄養成分に及ぼす影響
Ⅲ．安全性に係る知見
１．体内動態試験 ２．毒性試験 （１）亜急性毒性試験及び慢性毒性試験 （２）発がん性試験 （３）１年間反復投与毒性試験／発がん性併合試験 （４）生殖毒性試験 （５）出生前発生毒性試験 （６）遺伝毒性試験 （７）アレルゲン性試験 （８）一般薬理試験 （９）その他の試験 ３．ヒトにおける知見 ４．一日摂取量の推計等
Ⅳ．引用文献一覧

なお，JECFAによる安全性評価が終了し，安全性が確認されたもので，欧米諸国で広く使用されていて国際的に必要性が高いと考えられる添加物（国際汎用添加物）については，厚生労働省が企業等からの要請を待つことなく指定に向けた検討を開始する方針が示されている。

2．3　成分規格，使用基準，表示

（１）成分規格

食品添加物を使用する場合，十分に安全性が確保されている必要がある。そのためには，食品添加物が良質であること，さらにはその使用量が適正であることが大切である。

表6－2　毒性試験

区分	試験	内容
一般毒性試験	28日間反復投与毒性試験 90日間反復投与毒性試験	従来の亜急性毒性試験に相当するもので，マウス，ラット，イヌなどを用いて行われる。実験動物を種々の濃度の食品添加物を添加した飼料で28日あるいは90日間飼育し，中毒症状を観察する。
	1年間反復投与毒性試験	従来の慢性毒性試験に相当するもので，実験動物を種々の濃度の食品添加物を添加した飼料で1年間飼育し，①一般状態，体重，摂餌量，②血液検査，③尿検査，④眼科学的検査，⑤その他の機能検査，⑥剖検および病理組織学的検査などが行われる。
特殊毒性試験	繁殖試験	あらかじめ一定期間食品添加物を投与した実験動物の雌雄を交配させ，生殖能力や妊娠，哺育など繁殖に及ぼす影響を調べ，さらに次世代にわたる繁殖への影響を調べる。
	催奇形性試験	食品添加物を添加した飼料で飼育された実験動物の出産直後の胎児について奇形の有無を調べる。
	発がん性試験	1年間反復投与毒性試験と同様の方法で行われ，一般症状や死亡率を観察するとともに，腫瘍の発生の有無について観察する。発がん性試験を行うためには多くの実験動物と長い期間を要するため，これに先立ち変異原性試験などの短期スクリーニング法によって発がん性を予測することが一般に行われている。
	抗原性試験	実験動物の皮膚などに食品添加物を塗布し，血中の抗体産生の有無を調べ，アレルギーとの関連を調べる。
	変異原性試験	細胞の遺伝子（DNA）や染色体への影響を調べる試験で，発がん性試験に比べ安価で，しかも短期間で実施できることから発がん性物質のスクリーニングに利用される。
その他	体内動態試験	食品添加物が体内に入って「吸収（Absorption）」されてから，各種組織に「分布（Distribution）」し，「代謝（Metabolism）」され，尿および糞便中に「排泄（Excretion）」されるまでの挙動を調べる。通常，これら四つの過程の頭文字からADME（アドメ）と呼ばれている。
	一般薬理試験	食品添加物を投与した実験動物の血圧，体温などさまざまな薬理学的な作用を観察し，食品添加物の毒性や副作用を調べる。

食品添加物の品質を確保するために**成分規格**が定められ，その内容は，構造式，分子量，含量，性状，確認試験，乾燥減量または強熱減量，定量などで，食品添加物公定書に収載される。

（2）使用基準

品質が確保され，安全性が十分に確認された食品添加物であっても，食品に多量に使用された場合や同一の食品添加物を含む異なった食品から多量に摂取した場合，毒性を生じる可能性が考えられる。そのため，いろいろな食品を摂取しても，その食品に含まれる食品添加物の合計が1日摂取許容量を超えないように，①食品添加物を使用できる食品の種類，②使用量，③使用目的，④使用方法などを制限しているのが**使用基準**である。

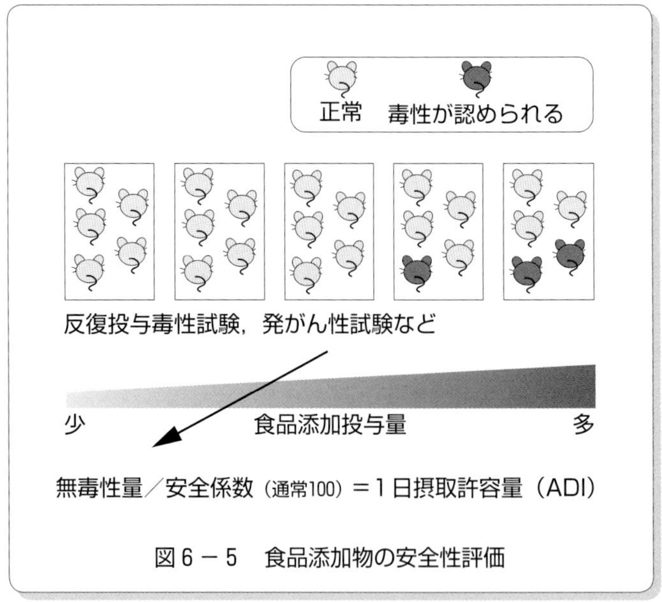

図6－5　食品添加物の安全性評価

（3）表示

1）表示対象

食品に含まれる食品添加物は，原則としてすべて**物質名**を表示しなければならない。ただし，「栄養強化の目的で使用した添加物」，「加工助剤」および「キャリーオーバー」は，表示が免除されている。「加工助剤」とは，食品の製造の際に添加されるものであって，食品の完成前に除去されるもの，食品の原材料に起因して，その食品中に通常含まれる成分と同じ成分に変えられ，かつ，その成分の量を明らかに増加させるものではないもの，または食品中に含まれる量が少なく，かつ，その成分による影響を食品に及ぼさないものをいう。また，「キャリーオーバー」とは，食品の原材料の製造または加工の過程において使用され，かつ，この食品の製造または加工の過程において使用されないものであって，食品中においてその効果を発揮することができる量より少ない量しか含まれないものをいう。

なお，**食物アレルギー**を引き起こすことが明らかとなった食品のうち，特に発症数，重篤度から勘案して表示する必要性の高い，えび，かに，小麦，そば，卵，乳，落花生（ピーナッツ）を特定原材料とし，この7品目由来の食品添加物については「物質名（～由来）」などの記載が必要である。また，アーモンド，あわび，いか，いくら，オレンジ，カシューナッツ，キウイフルーツ，牛肉，くるみ，ごま，さけ，さば，大豆，鶏肉，バナナ，豚肉，まつたけ，もも，やまいも，りんご，ゼラチンの21品目（特定原材料に準ずるもの）についても可能な限り表示するよう推奨している（p.167）。

2）表示方法

食品添加物の表示は，物質名表示（簡略名表示も認める），用途名併記，一括名表示の三つの方法により行われる。

a．物質名表示

指定添加物，既存添加物，天然香料および一般に食品として飲食に供されているものであって添加物として使用されている品目（一般飲食物添加物）は，それぞれ食品衛生法施行規則別表第1，既存添加物名簿，衛化第56号別添2および衛化第56号別添3に定められた名称あるいは簡略名等により表示する（表6－3）。

b．用途名併記

甘味料，着色料，保存料，増粘剤・安定剤・ゲル化剤・糊料，酸化防止剤，発色剤，漂白剤，防カビ剤（防ばい剤）として使用される添加物については**物質名と用途名を併記**する（表6－4）。ただし，着色の目的で使用される添加物は，物質名の表示中に「色」の文字を含む場合には，用途名表示は省略できる。増粘安定剤の多糖類を2種以上併用する場合は簡略名として「増粘多糖類」を使用してもよく，この場合，「増粘剤又は糊料」の用途名は省略することができる。

c．一括名表示

イーストフード，ガムベース，かんすい，苦味料，酵素，光沢剤，香料，酸味料，チューインガム軟化剤，調味料，豆腐用凝固剤，乳化剤，水素イオン濃度調整剤，膨張剤，に限り，一括名で表示することができる（表6－5）。ただし，調味料の場合，例えばアミノ酸のみから構成される場合は「調味料（アミノ酸）」，主としてア

表6－3　物質名と簡略名の例

物質名	簡略名
亜硝酸ナトリウム	亜硝酸Na
L－アスコルビン酸	アスコルビン酸，V.C
安息香酸ナトリウム	安息香酸Na
塩化カリウム	塩化K
オルトフェニルフェノール	OPP
カルボキシメチルセルロースカルシウム	CMC-Ca，繊維素グリコール酸Ca
β－カロテン	カロチン，カロチン色素，カロチノイド，カロチノイド色素，カロテン，カロテン色素，カロテノイド，カロテノイド色素
グリセリン脂肪酸エステル	グリセリンエステル
L－グルタミン酸ナトリウム	グルタミン酸ナトリウム，グルタミン酸Na
ジベンゾイルチアミン	チアミン，ビタミンB_1，V.B_1
食用赤色2号	赤色2号，赤2
食用赤色2号アルミニウムレーキ	食用赤色2号，赤色2号，赤2，アマランス
D－ソルビトール	ソルビトール，ソルビット
ソルビン酸カリウム	ソルビン酸K
炭酸水素ナトリウム	炭酸水素Na，重炭酸Na，重曹
二酸化炭素	炭酸
パラオキシ安息香酸イソブチル	パラオキシ安息香酸，イソブチルパラベン

表6－4　用途名併記の表示例

食品添加物	表示例
甘味料	甘味料（スクラロース）
着色料	着色料（赤2），赤色2号
保存料	保存料（ソルビン酸K）
増粘剤，安定剤，ゲル化剤，糊料	増粘剤（キサンタンガム）
酸化防止剤	酸化防止剤（ビタミンC）
発色剤	発色剤（亜硝酸Na）
漂白剤	漂白剤（亜硫酸塩）
防カビ剤	防カビ剤（イマザリル）

表6－5　一括名で表示される食品添加物

一括名	定義
イーストフード	パン，菓子等の製造工程で，イーストの栄養源等の目的で使用される添加物及びその製剤
ガムベース	チューインガム用の基材として使用される添加物製剤
かんすい	中華麺類の製造に用いられるアルカリ剤で，炭酸カリウム，炭酸ナトリウム，炭酸水素ナトリウム及びリン酸類のカリウム又はナトリウム塩のうち１種以上を含む
苦味料	食品の製造又は加工の工程で，苦味の付与又は増強による味覚の向上又は改善のために使用される添加物及びその製剤
酵素	食品の製造又は加工の工程で，その有する触媒作用を目的として使用された，生活細胞によって生産された酵素類であって，最終食品においても失活せず，効果を有する添加物及びその製剤
光沢剤	食品の製造又は加工の工程で，食品の保護及び表面に光沢を与える目的で使用される添加物及びその製剤
香料	食品の製造又は加工の工程で，香気を付与又は増強するため添加される添加物及びその製剤
酸味料	食品の製造又は加工の工程で，酸味の付与又は増強による味覚の向上又は改善のために使用される添加物及びその製剤
チューインガム軟化剤	チューインガムを柔軟に保つために使用する添加物及びその製剤
調味料	食品の製造又は加工の工程で，味の付与又は味質の調整等味覚の向上又は改善のために使用される添加物及びその製剤。ただし，もっぱら甘味の目的で使用される甘味料，酸味の目的で使用される酸味料又は苦味の目的で使用される苦味料を除く
豆腐用凝固剤	大豆から調製した豆乳を豆腐様に凝固させる際に用いられる添加物及びその製剤
乳化剤	食品に乳化，分散，浸透，洗浄，起泡，消泡，離型等の目的で使用される添加物及びその製剤
水素イオン濃度調整剤	食品を適切なpH領域に保つ目的で使用される添加物及びその製剤。ただし，中華麺類にかんすいの目的で使用される場合を除く
膨脹剤	パン，菓子等の製造工程で添加し，ガスを発生して生地を膨脹させ多孔性にするとともに食感を向上させる添加物及びその製剤

ミノ酸から構成する場合は「調味料（アミノ酸等）」，有機酸のみから構成される場合は「調味料（有機酸）」，主として無機塩から構成される場合は「調味料（無機塩等）」と表示する。膨張剤は，膨張剤，ベーキングパウダーまたはふくらし粉と表示できる。香料は合成香料と表示できる。豆腐用凝固剤は凝固剤と表示できる。

3）その他

添加物の表示においては，いかなる場合でも「**天然**」またはこれに類する表現の使用は認められない。

ばら売りなどにより販売される食品のうち，サッカリンまたはサッカリンナトリウムを含む食品および，防カビ剤を使用したアボカド，あんず，おうとう，かんきつ類，キウイフルーツ，ざくろ，すもも，西洋なし，ネクタリン，パイナップル，バナナ，パパイヤ，ばれいしょ，びわ，マルメロ，マンゴー，ももおよびりんごについては，それぞれ使用に関する表示を行うように指導されている。

アスパルテームを含む製剤もしくは食品にあっては，「L－フェニルアラニン化合物を含む旨」の表示をすることが必要である。この場合，容器包装の面積が30cm^{2}以下の場合であっても表示を省略することはできないが，字数により表示が困難な場合は，「アスパルテーム（フェニルアラニン）」や「フェニルアラニンを含む」のように表示することができる。

3．主な食品添加物の有用性と安全性

私たちの食生活は，近年大きく様変わりし，多様性や簡便性に富み，保存性や経済性に優れた加工食品の需要が増加している。加工食品を製造する上で，食品添加物は欠かすことのできないものであり，食品添加物の必要性を十分理解した上で，適切に利用する必要がある（表6－6）。

3．1　甘味料

甘味料は，食品に甘味をつけるもので，砂糖などの糖質系の甘味料とアスパルテームなどの非糖質系の甘味料に分類される。砂糖は，最も理想的な甘味料であるが，糖尿病の患者には不適当であり，また肥満や虫歯の原因にもなる。一方，非糖質系の甘味料は甘味度の高いものが多く，カロリー摂取量を少なく抑えることができるためダイエット食品や糖尿病患者の甘味料として使用される（表6－7）。

（1）指定添加物

1）サッカリンおよびサッカリンナトリウム

いずれも無色～白色の結晶性粉末で，**サッカリン**は水に難溶であるが，サッカリンナトリウムおよびサッカリンカルシウムは水によく溶ける。**砂糖の約500倍の甘味**があるが，わずかに苦味をもち，砂糖に比較し，長く口中に甘味を残す。

サッカリンは，水に溶けにくいので，口中では唾液に徐々に溶け，甘味が持続す

表６－６　食品添加物の使用目的と主な食品添加物

使用目的	種類	主な食品添加物
食品の製造や加工に必要なもの	かんすい	炭酸ナトリウム，ポリリン酸ナトリウム
	豆腐用凝固剤	塩化マグネシウム，グルコノデルタラクトン
食品の保存性を高め，食中毒を予防するもの	殺菌料	過酸化水素，次亜塩素酸ナトリウム
	酸化防止剤	*dl*－α－トコフェロール，エリソルビン酸
	防カビ剤	ジフェニル，オルトフェニルフェノール
	保存料	ソルビン酸，安息香酸
食品の嗜好性や品質を向上させ，魅力を増すもの	甘味料	スクラロース，ネオテーム
	香料	オレンジ香料，バニリン
	着色料	酸性タール色素，β－カロテン
	調味料	L－グルタミン酸ナトリウム，5'－イノシン酸二ナトリウム
	発色剤	亜硝酸ナトリウム，硝酸ナトリウム
	漂白剤	亜塩素酸ナトリウム，次亜硫酸ナトリウム
食品の栄養成分を強化あるいは補充するもの	栄養強化剤	L－アスコルビン酸，乳酸カルシウム

表６－７　甘味料の一日摂取量と ADI

	一日摂取量(mg/人/日)	ADI(mg/kg 体重/日)	一人当たりの一日摂取許容量[*1](mg/人/日)	対 ADI 比[*2](%)
アスパルテーム	－	40	2344	0
アセスルファムカリウム	1.357	15	879	0.15
グリチルリチン酸	0.368[*3]	－	－	－
サッカリンナトリウム	0.112[*4]	3.8[*5]	223	0.05
スクラロース	0.825	15	879	0.09
ステビア抽出物	0.598[*6]	4[*7]	234	0.25
ネオテーム	－	1.0	59	0

＊1：ADIの上限×58.6（20歳以上の平均体重，kg）
＊2：対 ADI 比(%)＝一日摂取量(mg/人/日)/一人当たりの一日摂取許容量(mg/人/日)×100
＊3：グリチルリチン酸二ナトリウムおよびカンゾウ抽出物由来の総グリチルリチン酸
＊4：サッカリン，サッカリンナトリウムおよびサッカリンカルシウムの総量（サッカリンとして）
＊5：サッカリンならびにそのカルシウム，カリウムおよびナトリウム塩のグループ ADI（サッカリンとして），ADI は内閣府食品安全委員会により設定されたもの
＊6：ステビア抽出物およびα－グルコシルトランスフェラーゼ処理ステビア由来の総ステビオール
＊7：ステビオール配糖体の ADI（ステビオールとして）
出典）2015（平成27）年度厚生労働省調査

ることからチューインガムへの使用が認められている。サッカリンナトリウムおよびサッカリンカルシウムは，たくあん漬，清涼飲料水，菓子など多くの食品に使用されるが，pH3.8以下では不安定で，特に加熱すると分解し甘味を失う。食品安全委員会においては ADI **0～3.8mg/kg 体重/日**と設定されている。

2）アスパルテーム

白色の粉末で，**砂糖の約200倍**のくせのない甘味をもつ**アミノ酸系甘味料**で，アスパラギン酸とフェニルアラニンからなるジペプチドのメチルエステルである。1965年，アメリカのザール社がガストリンの研究中に偶然に発見したもので，JECFA において安全性と有用性が認められ，多くの国々で食品添加物として使用されるようになった。わが国においても，1983（昭和58）年に使用が認められるようになり，卓上甘味料，菓子類，乳製品などに広く用いられている。アスパルテームの実用上の難点は，熱により分解し，発酵食品においては微生物分解をうけ，甘味を失うことである。ADI は**0～40mg/kg 体重/日**と設定されている。

3）キシリトール

キシリトールは，イチゴやホウレンソウなどの果実や野菜に含まれている五炭糖の糖アルコールで，**砂糖と同程度の甘味度**をもつ。熱量は3kcal/g である。加熱に対して安定であり，食品加工の面ではきわめて有用である。また，溶解時に吸熱するため，口中で清涼感を与える。一般に木材などの構成キシランを酸加水分解してできるキシロースを原料として生産される。日本では1997（平成９）年に食品添加物として指定され，チューインガム，キャンディ，チョコレートに使用されている。ADI は特定していない。

4）スクラロース

スクラロースは，**砂糖の約600倍の甘味度**をもつ甘味料で，アメリカ，カナダ，ニュージーランドなど20か国以上で使用されている。日本では，1999（平成11）年に食品添加物として指定され，飲料やデザートなどに使用されてきている。サッカリンナトリウムやステビアなどのように特有な渋味をもたず，加熱に対する安定性も優れている。ADI は０～15mg/kg 体重/日と設定されている。

5）アセスルファムカリウム

白色の結晶性の粉末で，においはない。1983年にイギリスで食品添加物として許可され，現在では世界100か国以上で許可されている。日本では2000（平成12）年に食品添加物として指定された。**砂糖の約200倍**の甘味があり，水に溶けやすく，耐熱性，耐酸性に優れている。清涼飲料水，乳酸菌飲料，アイスクリーム類，たれ，漬物，あん類など広い範囲で利用できる。ADI は０～15mg/kg 体重/日と設定されている。

6）ネオテーム

アスパルテームをＮ－アルキル化して得られた高甘味度甘味料で，甘味度は**砂糖の7,000～13,000倍**である。アスパルテームより安定であり，通常の保存条件下ではフェニルアラニンを遊離しない。2010年９月現在，60か国で使用が許可されており，飲料などの甘味料およびフレーバー増強剤として使用されている。日本では，2007（平成19）年に許可された。ADI は０～1.0mg/kg 体重/日と設定されている。

7）アドバンテーム

アスパルテームと3－ヒドロキシ－4－メトキシ－フェニルプロピオンアルデヒドから合成されたジペプチドメチルエステル誘導体で，**砂糖の約14,000～48,000倍**の甘味度をもつ。アメリカ，オーストラリア，ニュージーランドでは，すでに使用が認められており，日本では2014（平成26）年に指定された。使用基準は設定されていないため，様々な食品等に使用されている。ADIは0～5 mg/kg体重/日と設定されている。

（2）既存添加物

1）ステビア抽出物

ステビア甘味料は，南米原産のキク科植物であるステビアを原料として製造され，その甘味成分の主なものはステビオサイドとレバウディオサイドなどのステビア配糖体である。**甘味度**は，**ステビオサイド**が**砂糖の200～300倍**，**レバウディオサイド**が**260～300倍**である。漬物，水産ねり製品，マヨネーズ，ドレッシング，珍味などに用いられる。

3．2　調味料

調味料は食品にうま味を与え，さらに味を調和させるために用いられるもので，化学的にはアミノ酸系，核酸系，有機酸系，無機塩類に分類される。基本的にはすべて食品成分として存在するものである。

（1）指定添加物

1）L－グルタミン酸およびグルタミン酸塩（アンモニウム，カリウム，カルシウム，ナトリウムおよびマグネシウム塩）

無色～白色の柱状結晶または粉末で，**コンブのうま味**として知られ，家庭用，飲食店用，食品加工用調味料として広く用いられている。1968年，アメリカ合衆国ニューイングランドにおいてL－グルタミン酸ナトリウムを多用したワンタンスープにより，頭痛，顔面圧迫感，胸やけを訴える「中華料理店症候群」が発生した。特定のアミノ酸を大量に摂取したことで，体内のアミノ酸バランスが一時的にくずれたことが原因とされており，通常の使用量では，このような中毒症状は起こり得ない。ADIは特定されていない。

2）グルタミルバリルグリシン

γ－グルタミル構造をもつペプチドで，白色で無臭の結晶であり，水に溶けやすい。この構造を持つペプチドは，ニンニク，玉ねぎ，チーズ，肉，貝などに含まれており，コク味を付与する物質とされている。2018年の第86回JECFA会議では，「香料として使用した場合，現在の摂取量では安全性に問題はない（No safety concern at current levels of intake when used as a flavouring agent）」と評価されている。

3）5' −イノシン酸二ナトリウム

白色の結晶または結晶性粉末で，**カツオ節のうま味**成分であり，各種動物組織細胞に含まれる。水溶性であり，加熱にも安定であるが，ホスファターゼにより容易に分解され呈味性を失うので，食品に添加する際には加熱によってホスファターゼを失活させた後に添加する。グルタミン酸ナトリウムと一緒に用いると著しくうま味を増すため（相乗効果），これらの混合物が家庭用あるいは業務用の調味料として用いられている。ADI は特定されていない。

4）5' −グアニル酸二ナトリウム

無色〜白色の結晶性粉末で，主に酵母のリボ核酸（RNA）を酵素的に分解してつくられる。**シイタケのうま味**として知られている。ADI は特定されていない。

5）コハク酸およびそのナトリウム塩

コハク酸は調味料として用いられるほか，酸味料や pH 調整剤としても用いられる。主に，清酒，合成清酒，味噌，醤油などに利用される。コハク酸のナトリウム塩，特に二ナトリウムは**ハマグリのうま味**として知られ，多くの食品に利用される。

6）塩化カリウム

塩化カリウムは，減塩を必要とする人のために減塩しょう油などに利用されてきたが，最近ではスポーツ飲料などにも使用されている。従来は，海水や岩塩を原料とした天然添加物が使われてきたが，最近では使用量が増加したため化学合成品が用いられるようになった。

3．3　着色料

食品は，本来固有の色調をもっているが，加工処理などにより変色したり，退色したりして食品としての価値が低下することがある。このような場合に，食品を美化し，天然の色調を復元する目的で着色料が使用される。

（1）指定添加物

1）酸性タール色素

現在，食品衛生法によって使用が認められているタール色素は表6−8に示す，食用赤色2号から青色2号までの12種であり，化学構造によりアゾ系，キサンテン系，トリフェニルメタン系およびインジゴイド系に分類される。タール色素は合成過程での有害物質の残存などが考えられることから，指定食用タール色素とその製剤には製品検査が義務づけられている。すべて水溶性の**酸性色素**であり，福神漬，紅しょうが，かまぼこ，ハム，ソーセージ，キャンディなど種々の食品に利用されるが，一方，カステラ，きなこ，魚肉漬物，鯨肉漬物，コンブ類，しょう油，食肉，食肉漬物，スポンジケーキ，鮮魚介類（鯨肉を含む），茶，のり類，マーマレード，豆類，味噌，めん類（ワンタンを含む），野菜およびワカメ類には使用できない。なお，実験動物を用いたがん原性試験において，12種の酸性タール色素のなかに経口投与

表6－8　着色料の一日摂取量とADI

	一日摂取量(mg/人/日)	ADI(mg/kg 体重/日)	一人当たりの一日摂取許容量*1(mg/人/日)	対ADI比*2(%)
β－アポ－8'－カロテナール	0	0.05	3	0
カンタキサンチン	0.00035	0.025	1	0.02
食用赤色２号	0	0.5	29	0
食用赤色３号	0.002	0.1	6	0.03
食用赤色40号	0	7	410	0
食用赤色102号	0.005	4	234	0
食用赤色104号	0	－	－	－
食用赤色105号	0	－	－	－
食用赤色106号	0.002	－	－	－
食用黄色４号	0.129	10	586	0.02
食用黄色５号	0.001	4	234	0
食用緑色３号	0	25	1465	0
食用青色１号	0.002	12.5	733	0
食用青色２号	0	5	293	0
ノルビキシン	0.010	0.6*3	35	0.03
ビキシン	0	12	703	0

＊１：ADIの上限×58.6（20歳以上の平均体重，kg）
＊２：対ADI比(%)＝一日摂取量(mg/人/日)/一人当たりの一日摂取許容量(mg/人/日)×100
＊３：ノルビキシンおよびカリウム塩，ナトリウム塩のグループADI（ノルビキシンとして）
出典）2016（平成28）年度厚生労働省調査

による発がん性を示すものはない。

２）カンタキサンチン

深紫色の結晶または結晶性粉末で，甲殻類や食用きのこ類などに含まれるカロテノイドの一種である。魚肉ねり製品（かまぼこに限る）に，最大0.035g/kgの使用量で添加することができる。ADIは，０～0.025mg/kg体重/日と設定されている。

（２）既存添加物

１）ブドウ果皮色素

アメリカブドウまたはブドウの果皮から得られた色素で，**アントシアニン**を主成分とする。ADIは，０～2.5mg/kg体重/日と設定されている。

２）コチニール色素

サボテンに寄生するカイガラムシ科のエンジムシの乾燥虫体から得られる赤色の色素で，アントラキノン系の**カルミン酸**を主成分とする。飲料をはじめ，水産加工品，農産加工品，菓子などに広く使用されている。安全性については，2000年の第55回JECFA会議において，食品および飲料水中のコチニール抽出物およびカルミン酸類はアレルギー誘発の可能性があるとして，ADIは設定せずとされている。

3）アカネ色素

アカネ科セイヨウアカネの根より，水または含水エタノールで抽出して得られたもので，主色素はアリザリンおよびルベリトリン酸である。食品安全委員会で行われた食品健康影響評価では，ラットを用いた試験において遺伝毒性および腎臓への発がん性が認められたため，2004（平成16）年既存添加物名簿から削除された。

3．4　発色剤

発色剤は，食品中に存在する不安定な有色物質と結合して，その色を安定に保つことを目的に使用される。着色料とは異なり，発色剤自体には色はない。

（1）指定添加物

1）亜硝酸塩（ナトリウム塩）および硝酸塩（カリウムおよびナトリウム塩）

食肉や鯨肉の色は，ミオグロビン（肉色素）およびヘモグロビン（血色素）などの色素タンパク質によるものである。これらの色素は不安定で，空気中に放置したり加熱すると，酸化されてメト体（濁った灰褐色）になり，肉の新鮮な色が失われる。亜硝酸はミオグロビン，ヘモグロビンをニトロソ化して安定な色素とするので，新鮮な色が保たれる。

亜硝酸は，海産魚介類や魚卵などに含まれる2級アミンと酸性下で反応して強力な発がん物質である***N*-ニトロソアミン**を生成する可能性がある。野菜などから比較的多量に摂取される硝酸イオンは，口腔や腸内の微生物によって亜硝酸イオンに変化するが，これと比較すると，発色剤由来の亜硝酸はごくわずかである。また，食品中のビタミンC，ビタミンEや一部のアミノ酸がこの反応を抑制することから，種々の食品を同時に摂取する通常の食事ではこのような問題はない（p.120，図5－7）。

3．5　保存料

保存料は，微生物の増殖を抑制する目的で食品に利用されるもので，殺菌料とは異なり殺菌効果はほとんどない。したがって，保存料を使用した食品であるからといって，腐敗の心配がないというのではなく，単に腐敗を遅らせているにすぎない。

保存料は，**酸型保存料**と**非解離型保存料**に分類される。酸型保存料は，**酸性域保存料**ともいわれ，酸性領域で強い抗菌性を示す。すなわち，酸型保存料は酸性食品中において，pHが小さくなるにつれ非解離分子が多くなり，微生物に取り込まれて，その代謝を阻害すると考えられている。**安息香酸とそのナトリウム塩**，**ソルビン酸とソルビン塩酸（カリウムおよびカルシウム塩）**，**デヒドロ酢酸ナトリウム**，**プロピオン酸**および**プロピオン酸塩**（ナトリウムおよびカルシウム塩）がある。一方，非解離型保存料は，**パラオキシ安息香酸アルキルエステル**で，水に溶けにくく，解離しにくい物質であるため，その抗菌性はpHに左右されない。

なお，漂白剤として指定されている亜硫酸ナトリウム，次亜硫酸ナトリウム，二酸化硫黄，ピロ亜硫酸カリウム，ピロ亜硫酸ナトリウムは，保存料としても指定されている。（表6－9）

表6－9　保存料の一日摂取量とADI

	一日摂取量(mg/人/日)	ADI(mg/kg 体重/日)	一人当たりの一日摂取許容量[*1](mg/人/日)	対ADI比[*2](%)
安息香酸	1.194	5[*3]	293	0.41
ソルビン酸	4.407	25[*4]	1465	0.3
デヒドロ酢酸	0	－	－	－
亜硫酸塩類（二酸化硫黄）	0.164	0.7[*5]	41	0.40
パラオキシ安息香酸イソブチル	0	－	－	－
パラオキシ安息香酸イソプロピル	0	－	－	－
パラオキシ安息香酸エチル	0	10[*6]	586	0
パラオキシ安息香酸ブチル	0	－	－	－
パラオキシ安息香酸プロピル	0	－	－	－
プロピオン酸	1.738	制限しない	－	－

＊1：ADIの上限×58.6（20歳以上の平均体重，kg）
＊2：対ADI比(%)＝一日摂取量(mg/人/日)/一人当たりの一日摂取許容量(mg/人/日)×100
＊3：安息香酸，安息香酸塩，ベンズアルデヒド，酢酸ベンジル，ベンジルアルコールおよび安息香酸ベンジルのグループADI（安息香酸として）
＊4：ソルビン酸およびカリウム塩，カルシウム塩，ナトリウム塩のグループADI（ソルビン酸として）
＊5：亜硫酸化合物のグループADI（二酸化硫黄として）
＊6：パラオキシ安息香酸エチルおよびメチルエステルのグループADI
出典）2016（平成28）年度厚生労働省調査

（1）指定添加物

1）ソルビン酸，ソルビン酸カリウムおよびソルビン酸カルシウム

ソルビン酸は無色の針状結晶あるいは白色の結晶性粉末で，水に溶けにくく，空気中に長期間放置すると酸化し着色する。ソルビン酸カリウムは白色～淡黄色のりん片状結晶あるいは結晶性粉末で，水にきわめて溶けやすい。ソルビン酸カルシウムは白色の微細な結晶性粉末で，水にやや溶けにくい。酸型保存料の代表ともいわれるもので，pHが酸性になるほど抗菌力が強い。一般に腐敗細菌の多くはpH5.0以下になると発育が悪くなるが，カビ，酵母などの真菌が逆に生えやすくなる。したがって，ソルビン酸は酸性度の強い食品の保存料として特に有効である。対象食品として，チーズ，魚肉ねり製品，食肉製品，漬物，ジャム，ケチャップなど多くの食品への利用が認められている。ADIは0～25mg/kg体重/日と設定されている。

2）安息香酸および安息香酸ナトリウム

安息香酸は，白色の小葉状または針状の結晶で，水に溶けにくい。安息香酸ナトリウムは，水に溶けにくい安息香酸を水に溶けやすくするためにナトリウム塩にしたもので，白色の結晶性粉末または粒である。安息香酸は，酸型保存料であるため，その効果は pH によって左右される。キャビア，菓子製造用果汁ペーストと果汁，マーガリン，清涼飲料水，シロップ，しょう油への使用が認められている。ADI は 0 ～5.0mg/kg 体重/日と設定されている。

3）パラオキシ安息香酸エステル類

現在，イソブチル，イソプロピル，エチル，ブチル，プロピルの 5 種類のエステルが指定されている。いずれも無色あるいは白色の結晶性粉末で，水に溶けにくいためエタノール溶液，酢酸溶液あるいは水酸化ナトリウム溶液として用いられる。なお，単独で使用されることは少なく，ブチル，イソブチル，イソプロピルエステルなどを組みあわせた混合物が用いられる。本来が解離しにくい化合物で，その非解離分子が細菌，カビ，酵母の増殖を阻止する。一般に抗菌力は側鎖アルキル基の炭素数が増すにつれて強くなる。したがって，ブチルエステルが最も強い抗菌力を示すが，水にはますます難溶となる。

パラオキシ安息香酸エステル類は，エステラーゼにより加水分解されるが，生成された**パラオキシ安息香酸**は**グリシン抱合**（ほうごう）あるいは**グルクロン酸抱合**されて尿中に排泄される。

4）ナイシン

発酵乳から分離されたラクトコッカス・ラクティス（*Lactococcus lactis* subsp. *lactis*）が産生する34個のアミノ酸からなるペプチドで，常温および酸性条件下の加

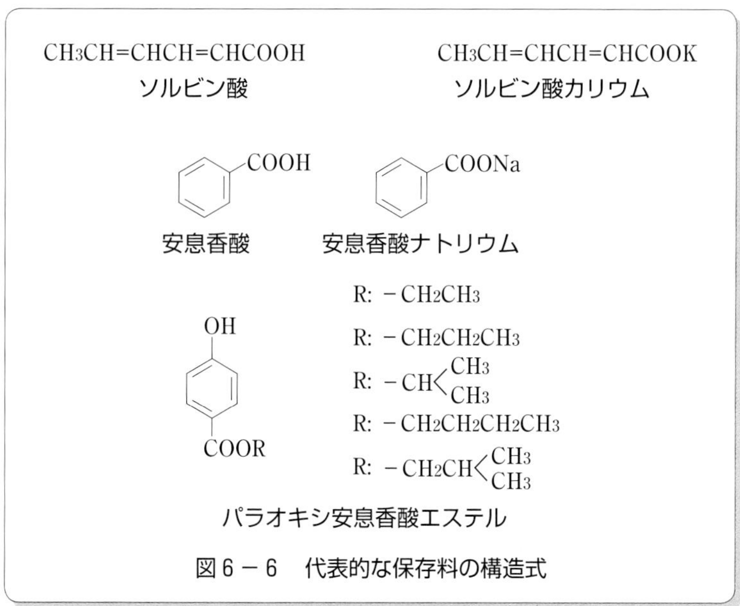

図6－6　代表的な保存料の構造式

熱に対して安定である。バチルス（*Bacillus*）属やクロストリジウム（*Clostridium*）属を含むグラム陽性菌に有効であり，すでに50か国以上で保存料としてチーズ，乳製品，缶詰等に使用されている。ADIは0～0.13mg/kg体重/日と設定されている。

（2）既存添加物

1）しらこタンパク抽出物

アイナメ科アイナメやサケ科カラフトマスなどの魚類の精巣から製造されたもので，主成分は塩基性タンパク質（プロタミン，ヒストン）である。水に溶け，耐熱性に優れている。耐熱性芽胞菌に対して増殖抑制効果を有するが，カビや酵母に対してはほとんど効果はない。水産ねり製品やそうざいなどに利用されている。

厚生労働省による「既存添加物の安全性評価に関する調査研究（平成11年度調査）」では，単回投与試験，反復投与試験，変異原性試験より，「現時点において，直ちにヒトへの健康影響を示唆するような試験結果は認められなかった」としている。

2）ε－ポリリシン

放線菌の培養液から，イオン交換樹脂を用いて吸着，分離して製造される。必須アミノ酸のＬ－リジンがつながったポリペプチドで，細菌や酵母に対して増殖抑制効果を有する。

3．6　防カビ剤

グレープフルーツ，レモンおよびオレンジなどのカンキツ類やバナナの多くは諸外国より輸入されていることから，輸送に時間がかかり，カビによる被害が大きい。これを防止するために使用されるのが**防カビ剤**である（表6－10）。

（1）指定添加物

1）ジフェニル

白色の結晶性粉末で，特異なにおいがある。水には不溶で，エタノールやエーテルなどの有機溶媒には溶ける。グレープフルーツ，レモンおよびオレンジ類の貯蔵，運搬時の青カビ（*Penicillium italicum*），緑カビ（*Penicillium digitatum*）による被害を防止するために使用される。紙片にジフェニルを浸潤させたものを果物箱に入れ，昇華によって果物に付着させ，防カビ効果をもたらす。ADIは0～0.05mg/kg体重/日と設定されている。

2）オルトフェニルフェノールおよびオルトフェニルフェノールナトリウム

オルトフェニルフェノールおよびそのナトリウム塩は，白色，淡黄色または淡紅色の粉末，結晶，薄片または塊で特異なにおいがある。オルトフェニルフェノールは水には溶けにくいが，エタノールや油脂類にはよく溶ける。一方，オルトフェニルフェノールナトリウムは水やエタノールにはよく溶けるが，油脂類にはほとんど溶けない。白カビ（*Geotrichum candidum*など）による被害防止を目的にカンキツ類

表6－10　防カビ剤の一日摂取量とADI

	一日摂取量(mg/人/日)	ADI(mg/kg 体重/日)	一人当たりの一日摂取許容量[*1](mg/人/日)	対ADI比[*2](%)
アゾキシストロビン	0.00003	0.18	11	0.0003
イマザリル	0.00001	0.03	2	0.00
オルトフェニルフェノール	0	0.4	23	0
チアベンダゾール	0.000026	0.1	6	0.0004
ピリメタニル	0.000003	0.17	10	0.00003
フルジオキソニル	0	0.33	19	0

*1：ADIの上限×58.6（20歳以上の平均体重，kg）
*2：対ADI比(%)＝一日摂取量(mg/人/日)/一人当たりの一日摂取許容量(mg/人/日)×100
出典）2015（平成27）年度厚生労働省調査

に限り使用が認められている。一般にオルトフェニルフェノールはワックスに混ぜて使用され，オルトフェニルフェノールナトリウムは水に溶かしてスプレーするか，浸漬して用いられる。ADIは，オルトフェニルフェノールが0～0.4mg/kg 体重/日，オルトフェニルフェノールナトリウムが0～0.2mg/kg 体重/日である。

3）チアベンダゾール

白色の粉末で，においはほとんどなく，水に溶けやすい。カンキツ類に対してはワックスに混入して，バナナに対しては水溶液に浸漬して，軸腐れ病による腐敗防止の目的で用いられる。ADIは0～0.1mg/kg 体重/日と設定されている。

4）イマザリル

淡黄～黄褐色の結晶性粉末あるいは塊で，においはない。ミカンを除くカンキツ類およびバナナにのみ使用できる。ADIは0～0.03mg/kg 体重/日である。

5）フルジオキソニル

白色～やわらかい黄色の粉末で，においはない。カビに対して広い抗菌スペクトルを示し，胞子発芽，発芽管伸長および菌糸の生育を阻害する。カンキツ類（ミカンを除く），キウイフルーツ，あんず（種子を除く），おうとう（種子を除く），ざくろ，すもも（種子を除く）などに使用できる。ADIは0～0.33mg/kg 体重/日である。

6）アゾキシストロビン

白色の粉末で，においはない。病原菌胞子の発芽，菌糸の植物細胞表面における進展，付着器・呼吸の形成および胞子形成を阻害することで，べん毛菌亜門，子嚢菌亜門，担子菌亜門あるいは不完全菌亜門に属する主要な植物病原菌に対して効果を示す。ミトコンドリアの電子伝達系を阻害することで，カビの生育を阻害すると考えられている。カンキツ類（ミカンを除く）に使用できる。ADIは0～0.18mg/kg 体重/日と設定されている。

7）プロピコナゾール

無～暗い黄赤色の粘稠（ねんちょう）な液体であり，においはない。子嚢菌類，担子菌類および不完全菌類に属する多くの種類のカビに対して高い防除活性を示し，赤カビ病，白カビ病，緑カビ病，青カビ病，灰色カビ病などに効果を示す。カンキツ類（ミカンを除く），あんず（種子を除く），ネクタリン（種子を除く），もも（種子を除く）などに使用できる。ADI は 0 ～0.019mg/kg 体重/日と設定されている。

3. 7　殺菌料

殺菌料は，食品中の細菌を殺すために食品に添加したり，食品製造用機械や器具の殺菌に使用したりされるもので，保存料の静菌作用に比べ作用が強い。食品衛生法では，**使用基準**を定めて用いるものに**亜塩素酸ナトリウム**，**過酸化水素**および**次亜塩素酸ナトリウム**，**使用基準のないもの**に**高度サラシ粉**がある。なお，日本で殺菌と保存をかねて広く使用された AF-2は突然変異誘発性とマウスに対するがん原性が明らかとなり，1974（昭和49）年に禁止されが，最近の知見では突然変異誘発性，がん原性ともに陰性であるとされている。

1）過酸化水素

無色透明の液体で，わずかに臭気がある。酸化力が強く，漂白作用と殺菌作用をもつため，ゆでめんやかまぼこなどの水産ねり製品に用いられていたが，弱い発がん性が認められたことから1980（昭和55）年の使用基準改正によって，「最終食品の完成前に完全に分解または除去すること」を条件に，使用が認められた。現在では，**釜揚げしらす**および**しらす干し**に使用され，1 kg につき0.005g 以上残存しないようにしなければならない。その他の食品では，最終食品の完成前に過酸化水素を分解，または除去しなければならないとされている。

2）次亜塩素酸ナトリウム

無色～淡緑黄色の液体で，塩素臭があり，有効塩素量を 4 %以上含むものと規定されている。次亜塩素酸イオンは殺菌力はなく，pH が低い食品ほど非解離型分子が多くなり，殺菌力も強くなる。殺菌作用とともに漂白作用もあり，ゴマの漂白を目的に使用されたケースもあったが，現在は禁止されている。実用上，次亜塩素酸ナトリウムは，野菜と果物の消毒のためには約500倍希釈液を，飲食品器具容器類と食品加工機械器具類には200～500倍希釈液を使用している。飲料水の殺菌を目的とする場合には約60,000倍希釈を行っている。

3. 8　酸化防止剤

食品は微生物による腐敗だけではなく，空気中の酸素によっても変質（酸化）する。特に，油脂食品は酸化され，風味を失ったり，変色するなど品質の劣化を引き起こすだけでなく，有害物質がつくられ食中毒を引き起こすこともある。このため，油脂を含む食品の酸化を防ぐ目的で酸化防止剤が用いられる。酸化防止剤には**エリソルビン酸**，アスコルビン酸などのように**水溶性**のものと **BHT** や **α－トコフェロール**のように**油溶性**のものがあり，**水溶性**のものは食品の**褐変防止**に，**油溶性**のものは**油脂類の酸化防止**に用いられる。

なお，漂白剤として指定されている亜硫酸ナトリウム，次亜硫酸ナトリウム，二酸化硫黄，ピロ亜硫酸カリウム，ピロ亜硫酸ナトリウムは，酸化防止剤としても指定されている（表6－11）。

1）dl－α－トコフェロール（ビタミンE）

淡黄色～黄褐色の粘稠（ねんちょう）な液体で，水には溶けないが脂肪油やエタノールにはよく溶ける。トコフェロールは植物油，特に小麦胚芽油（α－，β－トコフェロール：0.055～0.14％），大豆油（γ－，δ－トコフェロール：0.09～0.28％），トウモロコシ油（γ－トコフェロール：0.09～0.25％）など各種の油に含まれ，これらの同族体を総称してビタミンEという。天然のものはすべて*d*体であり，酸化防止の目的以外にも栄養強化の目的で使用できるが，化学合成品である*dl*体は，わが国では「**酸化防止の目的に限って**」使用が認められている。α－トコフェロールなどの酸化防止剤は油脂の酸化を防止するものである。ADIは2mg/kg体重/日である。

2）L－アスコルビン酸（ビタミンC）

白色から帯黄白色の結晶または結晶性粉末で，においがなく，酸味がある。L－アスコルビン酸は強い還元力をもつため**酸化防止剤**として食肉製品，果実缶詰，ジュースなど広く用いられている。そのほかにも栄養強化，製パン用剤として利用されている。ADIは特定していない。

3）エリソルビン酸およびエリソルビン酸ナトリウム

白色～帯黄白色の結晶または結晶性粉末で，水に溶けやすく，強い還元性を有する。アスコルビン酸の立体異性体であるが，抗壊血病作用はほとんどない。食品の**褐変防止**の目的で食肉製品，魚介冷凍品，果実加工品などに広く使用されている。また，発色剤である亜硝酸と併用すると発色効果を高める。ADIは特定していない。

表6－11　酸化防止剤の一日摂取量とADI

	一日摂取量（mg/人/日）		ADI（mg/kg体重/日）	一人当たりの一日摂取許容量[*1]（mg/人/日）	対ADI比[*2]（%）
エチレンジアミン四酢酸	0.000		2.5	147	0
ジブチルヒドロキシトルエン	0.009		0.3	18	0.05
ブチルヒドロキシアニソール	0.000		0.5	29	0
没食子酸プロピル	0.000		1.4	82	0
α－トコフェロール	4.64	5.925[*3]	2	117	5.47
β－トコフェロール	0.46				
γ－トコフェロール	9.51				
δ－トコフェロール	3.14				

＊1：ADIの上限×58.6（20歳以上の平均体重，kg）
＊2：対ADI比（％）＝一日摂取量（mg/人/日）/一人当たりの一日摂取許容量（mg/人/日）×100
＊3：α体以外のトコフェロールをそれぞれの力価に従いα体に換算した総トコフェロールの一日摂取量
出典）2017（平成29）年度厚生労働省調査

4）ジブチルヒドロキシトルエン（BHT）

白色の結晶，結晶性粉末または塊で，水にはほとんど溶けず，植物油やエタノールに溶ける。他の酸化防止剤に比べ**安定性が優れ**ており，油脂，バター，魚介冷凍品，魚介乾製品・塩蔵品，チューインガム基剤などに使用が認められている。単品で用いられることは少なく，他の酸化防止剤やアスコルビン酸，クエン酸などと併用されることが多い。ADI は 0 ～0.3mg/kg 体重/日である。

5）ブチルヒドロキシアニソール（BHA）

白色～帯黄褐色の結晶，塊または結晶性粉末で，水にはほとんど溶けないが，油脂，エタノール，プロピレングリコールにはよく溶ける。油脂の製造に用いられる**パーム原油およびパーム核原油の酸化防止剤**として用いられている。ADI は 0 ～0.5mg/kg 体重/日である。

文　献

●参考文献

1）厚生労働省：マーケットバスケット方式による年齢層別食品添加物の一日摂取量の調査：平成27年度マーケットバスケット方式による甘味料の摂取量調査の結果について，2016
2）厚生労働省：マーケットバスケット方式による年齢層別食品添加物の一日摂取量の調査：平成28年度マーケットバスケット方式による保存料及び着色料の摂取量調査の結果について，2017
3）厚生労働省：マーケットバスケット方式による年齢層別食品添加物の一日摂取量の調査：平成29年度マーケットバスケット方式による酸化防止剤，防かび剤等の摂取量調査の結果について，2018

第7章

残留農薬および動物用医薬品

「薬」には，ヒトが用いる医薬品のほか，農作物等の植物に用いる農薬，家畜，ペットや養殖魚に用いる動物用医薬品がある。これらは，不適正な使用によりヒトの健康に悪影響を及ぼす可能性があり，医薬品や動物用医薬品は「医薬品，医療機器等の品質，有効性及び安全性の確保等に関する法律（**薬機法**）」，農薬は**農薬取締法**に基づき，使用できる種類や使用方法などが厳しく規制されている。

1．残留基準の設定

食品に残留する農薬，動物用医薬品および飼料添加物（以下「農薬等」という）は，**食品衛生法**に基づき，**残留基準**（食品ごとの農薬等の最大残留許容量）が設けられている。この量を超えて農薬を残留した食品は廃棄等され，市場流通されない。

残留基準の設定には**ポジティブリスト制度**が導入され，食品に含まれることが許されるすべての農薬等が対象となっている。対象外物質を除く農薬等は，残留基準，暫定基準，不検出基準が設定されていない場合，**一律基準（0.01ppm）**が適用される。ただし，動物用医薬品のうち，**抗生物質と合成抗菌剤は，**一律基準ではなく，**含有してはならない**と規定されている。

基準の設定方法は，はじめに，リスク評価機関である食品安全委員会が，食品健康影響評価（リスク評価）を行い，農薬等ごとに**1日摂取許容量（ADI）**を設定する。この結果を受けて，リスク管理機関である厚生労働省が食品衛生法に基づき食品ごとの残留基準を設定する。各食品から摂取される農薬量をすべて加算してもADIの80％を超えないように（食品以外（水，環境）からの摂取を最大20％と仮定），また，一度にたくさん食べたときの最大摂取量を推定して**急性参照用量（ARfD）**を超えないことを確認し，残留基準値が設定される。

2．農薬

農薬には，農作物や観賞用植物など，人が育てている植物に有害な害虫や病気を退治する薬剤，雑草を除いたりするために使われる薬剤および成長を調整するために用いられる薬剤等があり，農業の生産性を高め，農作業の労力低減に役立つ（表7－1）。農薬取締法では，「農作物（樹木及び農林産物を含む）を害する菌，昆虫，ねずみ等の防除及び農作物等の生理機能の増進又は抑制に用いられる薬剤」および「農作物等の病害虫を防除するための天敵」を農薬と定義している。

農薬は，生物や環境に影響を与えることもあるため，作物への残留や環境生物への影響などを審査し，安全が確保できるもののみが製造，輸入，販売，使用できる仕組みが構築されている。これを**登録制度**といい，農薬の安全は，登録された農薬を定められた使用方法に従って用いることで確保される。

表7－1　農薬の用途

分　類	用　　途
殺虫剤	農作物を加害する害虫を防除する
殺菌剤	農作物を加害する病気を防除する
除草剤	雑草を防除する
殺そ剤	農作物を加害するノネズミなどを防除する
植物成長調整剤	農作物の生育を促進または抑制する
誘引剤	害虫をにおいなどでおびき寄せる
展着剤	農薬の付着性を高める

2. 1　有機塩素系農薬

化学構造中に塩素を5～6個以上持つ農薬で，広範囲な害虫を駆除できる殺虫剤として使用された。しかし，環境および動植物中に長期間残留し，食物連鎖を通じてヒトに高濃度蓄積されたことから，現在，世界各国で使用が規制されている。日本では，**BHC**（HCH），**DDT**やアルドリン，ディルドリン，エンドリンなどのドリン剤などが使用されたが，1971～1975年にかけてすべて登録が失効された。

これらのうちDDTは，1940～1960年代にマラリア原虫を媒介するハマダラ蚊防除に広く使用され，**マラリア患者**が激減した。その後，長期残留して環境を汚染するとして使用が禁止されたが，マラリアの再増加に伴い，2006年，WHOは室内に限定したDDTの使用を推奨する方針を打ち出した（室内残留性散布，Indoor Residual Spraying：IRS）。

DDT，BHC（α-，β-，γ-体），ドリン剤，クロルデンなどは，自然界で分解しにくく（**難分解性**），生物体内で蓄積されやすく（**高蓄積性**），継続的に摂取すると人の健康を損なうおそれ（**長期毒性**）のある化学物質として，「化学物質の審査及び製造等の規制に関する法律（**化審法**）」における**第一種特定化学物質**に指定され，試験研究目的以外での製造・輸入，代替が困難な特定の用途以外での使用が禁止されている。

2. 2　有機リン系農薬

化学構造中に5価のリンを含む農薬で，強い殺虫力と広範囲の害虫に効力を有することから主に殺虫剤として使用されている。代表的な農薬にクロルピリホス，パラチオン，フェニトロチオン（MEP），マラチオン，EPNなどがある。

これらの農薬は，神経伝達の際に生じるアセチルコリンを分解する**アセチルコリンエステラーゼ**を阻害することにより殺虫効果をあらわす。しかし，コリンエステラーゼの活性阻害はヒトでも生じるため，過量の摂取により，運動失調，嘔吐，流涎（りゅうえん），発汗，縮瞳，全身痙攣，肺水腫などの**神経中毒症状**を呈する。

2．3　カルバメート系農薬

カルバメート系農薬は，殺虫剤，除草剤，殺菌剤として利用され，代表的なものにカルバリル，カルボスルホン，クロルプロファムなどがある。

殺虫作用は，アセチルコリンの加水分解作用を触媒する**コリンエステラーゼの活性阻害**に起因する。過量摂取による中毒症状は有機リン系農薬と同様であるが，発症および回復が早い。

2．4　ピレスロイド系農薬

ピレスロイドはシロバナムシヨケギクの花に含まれる殺虫成分ピレトリンとその類縁化合物の総称であり，従来，蚊取線香やエアゾールなどの家庭用殺虫剤として使用されてきた。代表的なものにフェンバレレート，エトフェンブロックス，シペルメトリン，ペルメトリンなどがある。

高い**即効性**と強い**仰天落下（ノックダウン）力**を有し，飛んでいる昆虫を痙攣，落下させ，続いて麻痺から死に至らす。他に追い出し効果（フラッシングアウト）や忌避効果もある。有機リン剤やカルバメート剤とは異なる殺虫作用を有するため，これら殺虫剤に抵抗性をもつ害虫に対しても高い殺虫効果を示す。

ほ乳類・鳥類など恒温動物の体に入ったピレスロイドは速やかに分解され，短時間で体外へ排出されるため，体組織に蓄積することはない。

2．5　ネオニコチノイド系農薬

タバコの葉に含まれる人畜に対する毒性が高いニコチンを元に開発された殺虫剤で，人間や家畜への影響が少なく，昆虫に対して低濃度で選択的に神経毒性を発揮する。代表的なものに，アセタミプリド，イミダクロプリドなどがある。

ネオニコチノイド系農薬は，多くの国で農作物等の殺虫剤として使用されるほか，ガーデニング用，シロアリやゴキブリ駆除など広範囲に使用されているが，ミツバチ減少の原因の一つとの指摘もある。

3．動物用医薬品および飼料添加物

家畜や養殖魚は一般的に過密飼育され，病気にかかりやすい。これら畜水産動物を疾病から守る医薬品を**動物用医薬品**と呼んでいる。一方，これら疾病の治療に用いる医薬品と区別し，飼料効率の改善や成長促進を目的に飼料に混ぜて用いられる薬剤を**飼料添加物**という。

3．1　動物用医薬品の種類と特徴

動物用医薬品は，抗菌性物質，寄生虫駆除剤およびホルモン剤に大別される。

抗菌性物質は，さらに**抗生物質**と**合成抗菌剤**に分けられ，いずれも微生物の発育を阻害する。抗生物質は，微生物の産生する天然起源の薬剤で，他の微生物の増殖を抑制（抗菌作用）する。マクロライド系，テトラサイクリン系，ペニシリン系，アミノグリコシド系などがある。合成抗菌剤は，抗生物質と同じ働きをする化学的に合成された薬剤で，サルファ剤，キノロン剤，ニトロフラン剤などがある。

寄生虫駆除剤は，寄生虫による家畜の病気の予防や治療のために使用される薬剤である。畜産動物の寄生虫は，体内に寄生する線虫，回虫および吸虫などの内部寄生虫とシラミ，ダニおよびノミなどの外部寄生虫に分類され，体表面に寄生するものを外部寄生虫，体内に寄生するものを内部寄生虫という。

ホルモン剤は，繁殖障害などの病気の治療を目的として使用されるほか，成長促進や肉質および飼料効率改善を目的として利用される。ヒトや家畜などの体内に自然に存在する天然型と化学的に合成された合成型に分けられる。

これら以外の薬剤としてワクチンがある。ワクチンを接種すると，私たちのからだは**免疫**を作り出し，病原体が入ってきたときにこの免疫で退治する。畜産動物や養殖魚の感染症や人獣共通感染症の予防などに利用される。そのほか，ビタミン剤，昆虫嫌忌薬，殺菌消毒剤，殺そ剤などの治療以外の目的で使用される薬剤がある。

3．2　薬剤耐性問題

「抗菌薬」は，感染症の原因となる細菌などを死滅し，あるいはその増殖を抑制する働きを持つ抗菌性物質であり，様々な感染症の治療に利用される。これら抗菌薬が効きにくくなる，または効かなくなることを**薬剤耐性**（Antimicrobial resistance：AMR）という。

抗菌薬は，畜産分野でも，動物用医薬品や飼料添加物として使用されている。家畜に抗菌薬を使用することで薬剤耐性菌が出現し，家畜の治療を困難にするだけでなく，その耐性菌が畜産食品等を介してヒトに伝播し，ヒトの感染症の治療も困難にすることが懸念されている。生産者や獣医師をはじめとする畜産関係者には，① 飼養衛生管理の徹底やワクチンの使用により感染症を減らすことで，抗菌剤の使用機会を減らすこと，② 抗菌剤の使用を真に必要な場合に限定すること，などの**抗菌剤の慎重使用**（抗菌剤を使用すべきかどうかを十分検討した上で，抗菌剤の適正使用により最大限の効果を上げ，薬剤耐性菌の選択を最小限に抑えるようにしようすること）を徹底することが求められている（第2章参照）。

第 8 章

作業従事者による食品衛生対策

食品の安全性確保は農産物，畜産物および水産物などの生産段階から，製造・加工，流通，販売，集団給食，飲食店，家庭などあらゆる段階において食品に潜む危害（ハザード）を科学的に分析，除去し，リスクの低減化をはかることにより達成できるものである。

1．HACCPシステムによる衛生管理

1．1　HACCPシステム制度化の経緯

従来の食品衛生管理は最終製品の検査に依存することが多く，ロットごとの抜き取り検査の結果を元に推計学的に全品の安全性や品質を判断してきた。しかし，1960年代の米国のアポロ計画において，宇宙食の絶対安全性の確保のために新たな衛生管理の概念が考案された。すなわち，食品の原材料入荷，加工，製造，出荷までのあらゆる工程において内在する**危害**（**ハザード**：Hazard）を予測し，危害を防止すべき重要な管理点（**重要管理点** Critical Control Point：CCP）を明確にして，危害の低減化のための対策を施行する方策が導入された。この考えが発展し，1972年には宇宙食に限らない一般の食品製造工場においても適用できる衛生管理として**HACCP**（ハサップ：Hazard Analysis and Critical Control Point，**危害分析重要管理点**）が誕生した。その後，国際微生物学会連合会（International Commission on Microbiological Specifications for Foods：ICMSF）がHACCPによる衛生管理の国際的な適用を勧告し，コーデックス（Codex）が1993年に初めて「HACCPシステム適用のためのガイドライン」を採択し，以降HACCPシステムが国際基準として構築されてきた。

諸外国におけるHACCPの義務化は米国では最も早く1997年から水産食品，翌年には食鳥肉，2002年からジュースの製造が義務化となり，2016年に成立した強化法により順次各種食品にHACCPが義務化されている。EU（欧州連合）では2006年に欧州委員会規則にしたがい全ての食品事業者にHACCPによる衛生管理が義務付けられた。その他，カナダ，ブラジル，オーストラリア，中国，台湾，韓国など多くの国で義務化が進んできた。

日本においては，1995（平成7）年に元厚生省が，自主衛生管理ではあるがHACCP

の考え方による「総合衛生管理製造過程承認制度」を導入した。しかし大規模製造業に限られ，小中食品企業までには波及しなかった。2016（平成28）年に，政府としては国際的な動向や国内の食品による健康被害の低減化に向けてHACCP制度化の検討を進め，2018（平成30）年に食品衛生法を一部改正して，全ての食品事業者を対象として，コーデックスのHACCPを制度化した。中小規模の食品企業（豆腐製造業，和洋菓子店など）や飲食店，スーパーマーケットなどでもHACCPを導入するために，EUで導入されている弾力性のある衛生管理システム（HACCP手引書など）とすることもできる。なおHACCP導入後には，総合衛生管理製造過程承認制度は廃止となる。

1．2　コーデックスのガイドラインに基づくHACCPの原則と手順

表８－１に，**HACCPシステムの12手順**と，**７つの原則**を示した。

表８－１　HACCP導入のための12手順７原則

手順	内容
手順１	HACCPチームの編成
手順２	製品説明書の作成
手順３	意図する用途および対象となる消費者の確認
手順４	製造工程一覧図の作成
手順５	製造工程一覧図の現場確認
手順６（原則１）	危害要因の分析
手順７（原則２）	重要管理点の決定
手順８（原則３）	管理基準の設定
手順９（原則４）	モニタリング方法の設定
手順10（原則５）	改善措置の設定
手順11（原則６）	検証方法の設定
手順12（原則７）	記録と保存方法の設定

手順１：HACCPチームの編成

HACCPシステムのプラン作成や教育などを中心となって推進していくために必要なチームである。食品製造の各工程について実務を熟知した人や食品の安全性に関する広範な知識を有する人および現場の衛生管理の担当者などで構成する。

手順２：製品説明書の作成

食品工場で製造している製品に関して安全性を中心に整理する。記載内容は製品の名称，原材料に関する事項，アレルギー情報，製品の特性，成分規格，pH，水分活性など，包装形態，製品の保管や流通の留意点期限表示（消費期限，賞味期限）等を記載する。

手順３：意図する用途および対象となる消費者の確認

製品の対象者は一般消費者，易感染宿主なのか，製品をそのまますぐ喫食するのか，加熱が必要なのか，加熱の条件など製品の特性を明確にし，管理ポイントを把握する。

手順 4：製造工程一覧図の作成

製造工程ごとに，危害要因の分析に活用するため，原材料の受け入れから出荷する最終製品までをフロー図にする。複数の製品を製造する場合，工程の類似や特性を考慮して製品をグループ化するなど工夫する。各工程の作業内容を明確にし，作業区域分けを記載する。交差汚染を防止するために作業区域（汚染作業区域，準清潔作業区域，清潔作業区域）や人と物の動線図も作成する。

手順 5：製造工程一覧図の現場確認

製造工程一覧図に基づいて現場の従業員等に聞き取りを行って確認し，実際と相違している場合には修正を行う。

手順 6（原則 1）：危害要因の分析

これまでの衛生管理は加熱すれば安全な製品が製造できると考え，危害を明確にせずに加熱を行っていた。食品製造の原材料，使用水，製造環境，従事者などから食品に汚染する何らかの危害があるので，製造工程ごとにどのような危害があるのかを個別に検討し，全てを洗い出す。

1）ハザード

人の健康にかかわる**危害**（ハザード）は，生物的危害，化学的危害，物理的危害の３つに区別して考える（表８－２）。生物的危害とは，食中毒を起こす病原細菌，ウイルス，寄生虫などである。化学的危害とは，食品に残留する農薬，重金属，洗剤，ヒスタミンなど加熱では処理できないもの，食品中に含まれる有毒物質，いわゆるフグ毒，毒キノコ，あるいはソラニンおよびアレルギーを起こす食物アレルゲンなどである。物理的危害とは，製造機器の破損した金属片，包丁の刃こぼれ，原材料由来の竹串，ガラス片，小石など，破損したプラスチックやガラス，動物の鋭利な骨など人の

表８－２　HACCP による危害要因

危害の種類		危害要因
生物的危害	病原細菌	サルモネラ属菌，カンピロバクター，腸炎ビブリオ，エルシニア 腸管出血性大腸菌およびその他の病原大腸菌， 黄色ブドウ球菌，ウエルシュ菌，セレウス菌，エロモナス， ボツリヌス菌，リステリア，赤痢菌，コレラ菌，連鎖球菌など
	病原ウイルス	ノロウイルス，サポウイルス，A・E 型肝炎ウイルスなど
	寄生虫＊	クリプトスポリジウム，ジアルジア，クドア， アニサキス，サルコシスティスなど
化学的危害	非意図的混入	洗剤・殺菌剤の残留，残留農薬，重金属など
	生物由来	ソラニン，ヒスタミン，食物アレルゲン，カビ毒
	有毒動物・植物	有毒フグ，貝毒，有毒きのこ，スイセンなど
物理的危害		食品製造機器や調理機器などからの金属片 包丁の刃こぼれ，針金，ガラス片，小石 釣り針，銃の玉，鋭利な木片・プラスチック片 家畜や魚の大きな骨

＊原虫を含む

健康に危害を与える**異物**である。人に健康被害を与えない髪の毛，小さな包装材あるいは昆虫などの異物はHACCPでは危害要因には入れないが，食品企業にとっては消費者に不安を与えることからこれらの異物は一般衛生管理で対策を考える。

2）危害分析（Hazard Analysis））

危害分析として，原材料の受入れから最終製品に至るまでのすべての工程ごとに想定される危害を洗い出す。原材料に由来する潜在的な危害の解析には食中毒事例の原因食品や実態調査成績などを参考として解析する。

手順 7（原則 2）：重要管理点（Critical Control Point：CCP）の決定

原則2では，原則1で分析し想定した工程ごとの危害を低減化する工程あるいは完全に除去できる工程を決定する。これを重要管理点あるいは必須管理点と呼ぶ。この工程の衛生管理に失敗したら少なからず健康被害となるポイントである。

危害を低減化あるいは除去する工程は，①加熱工程，高圧処理工程，紫外線照射工程など（病原微生物を死滅できる），②冷却工程（病原微生物の増殖を防止できる），③金属検出工程（金属を検知して，工程から除去できる），④X線検出機（鋭利な異物の除去），⑤凍結（寄生虫を殺す），⑥篩（ふるい）（大きな異物を除去），⑦消毒（野菜などの消毒，病原菌の低減化），などである。

手順 8（原則 3）：管理基準（Critical Limit：CL，許容限界とも称する）の設定

重要管理点（CCP）を適切に制御する管理基準を定める。管理基準が逸脱した場合には安全性が担保できないことから，人の健康に影響する。管理基準は科学的データに基づくことが重要である。これまでの食品衛生法で定められた製造基準を参考とするか，それより厳しい管理基準を採用することも可能である。

手順 9（原則 4）：モニタリング方法の設定

管理手段が許容限界を逸脱しないかを測定，監視することにより，製品の安全性が保証できる。そのために，重要管理点が管理状態であることを記録する。

加熱温度であれば中心温度計で連続的に測定して監視する。連続性が困難な場合は測定する時間を定めて一定の頻度で測定する。残留塩素は連続的あるいは一定の頻度で測定器により測定し監視する。金属製異物であれば金属検出機で連続的に測定する。

手順 10（原則 5）：改善措置の設定

管理基準がモニタリング結果により逸脱した場合の処置を定める。不合格品の処理方法としては装置の停止，製品の廃棄（廃棄範囲），手直し（再加熱），等を定め，担当者を選任する。逸脱内容，改善措置などの記録を残す。

手順 11（原則 6）：検証方法の設定

HACCPプランが有効に機能しているか否かを判断するために，確認方法や検証方法を検討する。検証の内容は作業記録の確認，モニタリングに用いた温度計等の測定機器の校正記録，細菌検査，改善措置記録などの確認を担当者が行う。

手順 12（原則 7）：記録と保存方法の設定

記録は，HACCPを実施した証拠であるとともに，製造した食品の安全性にかかわる問題が生じた場合，製造工程や衛生管理状況のさかのぼり調査（トレーサビリティ）によって，問題の原因を追究するための手段ともなる。保存すべき記録は製品説明書，工程一覧図，標準作業書，施設の見取り図，危害要因リスト，重要管理点の整理表，管理基準表，モニタリング記録表，一般衛生管理プログラムなどである。

1．3　一般衛生管理

一般衛生管理はHACCPを構築する前提条件であり，前提条件プログラム（Prerequisite Program：PP あるいは PRP）とも呼ぶ。コーデックスでは「食品衛生の一般規則（General Principles of Food Hygiene）」が，国内では厚生労働省から食品事業者が実施すべき「管理運営基準に関する指針」が示されている。施設・設備の衛生管理や食品製造ラインの正常保持など二次汚染や相互汚染を防止するための重要な衛生管理であり，食中毒の発生例の多い飲食店などでは，この一般衛生管理をおろそかにしていることが多い。HACCP のみでは食の安全性は確保できないことから，HACCP システムと一般衛生管理は言うなれば車の両輪である。

衛生管理の基本として，整理，整頓，清掃，清潔，習慣（しつけ）の５Ｓ活動がある。

（1）施設・設備の保守点検と衛生管理

施設建屋の周辺と内部環境で生じる汚染リスク低減化のための衛生管理である。

① 建屋周辺の雑草などを整備してネズミや昆虫の発生を防ぐ。

② 微生物の増殖や労働環境のためには室内の温度をコントロールするための空調設備，衛生的な行動ができる照明器具の整備。

③ 床面はひび割れなどを補修し，微生物の増殖を防ぐ。交差汚染防止として，作業区域を，汚染作業区域，清潔区域あるいは準清潔区域に分け，物と人の導線を考慮する。

④ 規模に応じて，食品製造や調理に必要な設備を整え，計画的にメンテナンスを行い，機器の破損など早期に発見する。

（2）食品取り扱い機器・器具などの衛生管理

食品を製造する機器や器具は常に食品と接触し，二次汚染を起こすことから，常に洗浄・消毒する。そのためには洗浄剤，洗浄方法，消毒剤と使用濃度などを記載した標準作業手順書を整備する。

（3）食品などの取り扱い

① 原材料の受け入れ基準として，原材料配送時の温度管理と温度の確認，外観，包装，異物，期限表示，生産地や一次加工場，表示などをチェックし，書類に記載する。原材料によっては食品衛生法により成分規格あるいは受け入れ時の自社基準を設定した場合は，検査成績書などで確認する。

② 下処理時の取り扱いとして，食材ごとの取り扱い，シンクの使用法，消毒法，二次汚染防止，異物の除去なども標準作業手順書を作成しておく。

（4）手洗い

あらゆる作業は従事者の手指によって行われるため，手指を介した二次汚染の危険性が高く，衛生的な手洗いを徹底する。手洗いに関する標準作業手順書を整備する。

（5）そ族および昆虫対策

ネズミやゴキブリなどの昆虫が有害微生物を伝搬し，製造環境や調理環境を汚染し，食中毒のリスクを高め，また**異物**ともなる。

（6）廃棄物および排水の取り扱い

廃棄物から食品への微生物汚染を防止するために毎日室内から外部の一定の場所に搬出する。排水溝には目皿を設置し，排水溝にはグリストラップを設置する。

（7）使用水

食品製造工場や飲食店などで使用する水は有害微生物汚染のない安全な水を使用する。自社で使用する水は水道直結式，貯水槽の使用，井戸水の区別を明確にし，施設ごとに適した方法で管理する。

（8）従事者の衛生管理

食品を取り扱う従事者自身が汚染源となり食品に病原微生物を汚染させないためには食品従事者は常に健康でなければならない。定期的な健康診断や入室時には下痢・発熱や嘔吐などの胃腸炎症状を申告し，**体調不良者は就業制限**をとる。感染症法や大量調理施設衛生管理マニュアル，学校給食衛生管理基準では赤痢菌，チフス菌，パラチフス菌，サルモネラ属菌，腸管出血性大腸菌O157などの病原細菌の定期的な検査が義務づけられている。10月から3月の期間ではノロウイルス検査の実施が求められている。

（9）製品の回収プログラム

食品製造営業者は不良な製品を出荷後に回収するために回収方法，手順や責任者などを記載した回収プログラムを作成し，実施できるように従事者に訓練をする。

（10）従事者の教育・訓練

従事者は社内で決められた食の安全を確保するためのルールを厳守しなければならない。そのために事業者は教育マニュアルの作成や教育スケジュールを定めて定期的に教育・訓練を行う。

2．集団給食による大規模食中毒とHACCPに準拠した衛生管理

特定かつ多数の人を対象に継続的に食事を提供する施設を給食施設と呼び，一般の飲食店とは区別され，利用者の栄養管理を行なわなければならない。健康増進法によると継続的に１回100食以上または１日250食以上を提供する施設を特定給食施設（集団給食施設）とし，学校，病院，高齢者・福祉施設，事業所，寄宿舎などが該当する。

2．1　大規模食中毒事例

厚生労働省では患者数が500名以上の食中毒を大規模食中毒として報告している。この統計によると1989～1995年の７年間の大規模食中毒の発生場所は学校給食が最も多く27事例，次いで仕出屋が９事例あり，学校給食の衛生管理に問題が多いと考えられた（図８－１）。1996（平成８）年には突如として全国的に腸管出血性大腸菌O157の未だかつてない，全世界でも類を見ない大流行があり，患者数が9,451名，死者数が12名，集団発生が少なくとも25事例（うち学校給食が７事例）見られた。なかでも堺市の小学校92校のうち47校で，同一遺伝子の腸管出血性大腸菌O157：H７による事例（患者数7,936名）では，その原因食品は同一製造者による「かいわれ大根」が疑われた。このような悲惨な食品事故を防ぐために，元厚生省では**大量調理施設衛生管理マニュアル**が，学校給食については元文部省から**学校給食衛生管理の基準**が1997（平成９）年に制定された。これらのマニュアルや基準が施行されて以降，2018（平成30）年までの22年間の大規模食中毒は，仕出屋が32事例，次いで飲食店，製造所がそれぞれ10事例，学校給食は８事例である。最も問題視されていた学校給食による発生は見事に防止されてきたといえる（図８－１）。

この間に発生した大規模食中毒で注目すべき事例としては，1998（平成10）年に食品製造工場の洗浄・消毒などの衛生管理不備により，工場内においてイカくん製品（ばりばりイカなど）のサルモネラによる連続汚染が数か月間にわたって続き，約６か月間で1,634名の患者数となった事例がある。また，2000（平成12）年に大阪地方を中心に発生した市販加工乳による食中毒事件では，黄色ぶどう球菌A型エンテロトキシンにより，患者数は14,714名にのぼった。発生原因は加工乳の原料である脱脂粉乳製造時に停電があり，その間に黄色ぶどう球菌が増殖し，エンテロトキシンが蓄積した脱脂粉乳を原料に加工乳を製造した。エンテロトキシンは耐熱性があり，殺菌工程でも無毒化されないことを忘れた事例であった。

1997～2018年の大規模食中毒例の病原微生物はサルモネラ，ウエルシュ菌，病原大腸菌（腸管出血性大腸菌を含む），腸炎ビブリオ，その他にカンピロバクター，ぶどう球菌，セレウス菌などである。しかし，ノロウイルス食中毒が1999（平成11）年に食中毒統計に計上されて以降22事例と最も多く，原因施設は仕出屋，弁当，製造所，学校給食などである。原因食品はほとんど解明されていないが，食品従事者の関与が最も疑われている。2017（平成29）年には，学校給食に提供された「きざみ海苔」を原

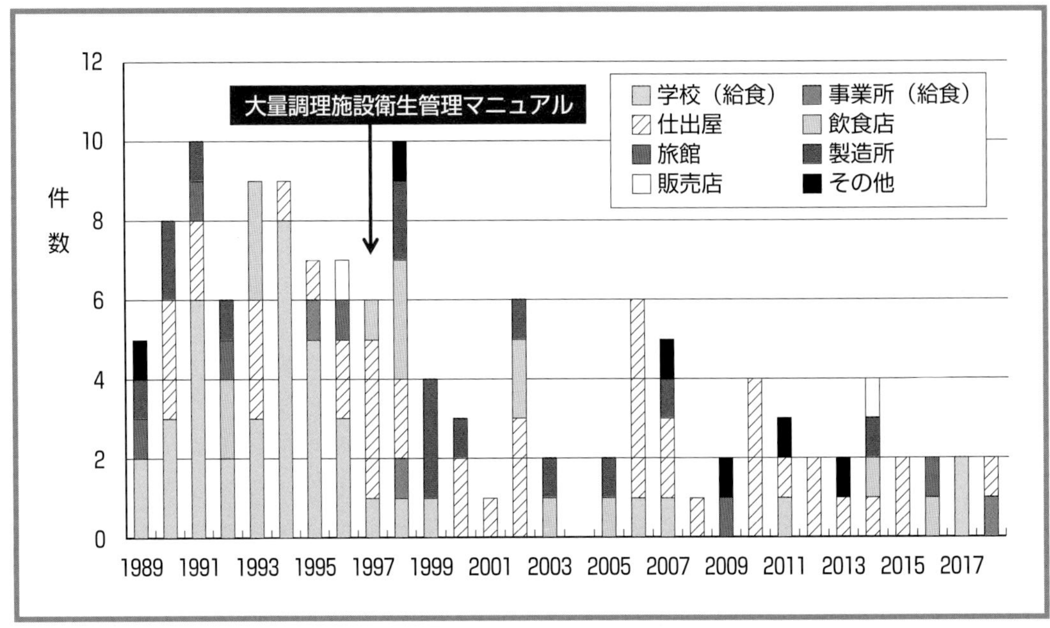

図8－1　原因施設別による大規模食中毒（患者数500名以上）

因食品とし，4学校（患者数1,967名），1事業所給食（患者数42名），飲食店の弁当（患者数101名）とノロウイルス食中毒が多発した。本事例では製造業の従事者がノロウイルスに感染したこと，手指や製造機器の洗浄や消毒が不備なために「きざみ海苔」にノロウイルスが汚染したことが推察された。ノロウイルスは乾燥に抵抗性があり，冬期であれば数か月生存するために長期間に渡る発生となった。

2．2　集団給食施設における大量調理施設衛生管理マニュアル

集団給食では一度に大量を調理し，喫食までに時間がかかることから，食中毒の大きな要因が内在している。全国的な腸管出血性大腸菌O157の大流行もあり，1997（平成9）年に，元厚生省は大規模な集団給食を対象に衛生管理の充実を図るためにHACCPの概念に基づいた**大量調理施設衛生管理マニュアル**を策定した。本マニュアルは同一メニューを1回300食以上または1日750食以上を提供する調理施設に適用させるものである。

調理過程における重要な衛生管理事項は次のごとくである。

① 原材料の受け入れおよび下処理段階における衛生管理。

② 原材料の仕入れ先，所在地，期限表示，添加物などの表示の確認と記録をする。納入業者から納入品の微生物学的検査や理化学的検査成績を定期的に提出を求める。納入時の検収では鮮度，品温，品質，異物などを確認し，記録する。下処理室では十分な流水で洗浄し，微生物や農薬などを除去する。必要に応じて**次亜塩素酸ナトリウム**（200mg/L，5分間または100mg/L，10分間）などによる消毒を行う。

③　加熱調理食品については中心部が75℃で，**1分間以上**（カキなど二枚貝はノロウイルスの死滅する**85～90℃，90秒間以上**）加熱し，食中毒菌やノロウイルスを死滅させる。中心温度計により到達温度を確認・記録する。

④　加熱調理後の食品あるいは非加熱食の二次汚染防止を徹底する。二次汚染を防止するためには作業区域の区分けが重要となる。

a　原材料の検収所，保管場所および原材料の選別，解凍，剥皮(はくひ)，洗浄などを行う場所を汚染作業区域と定め，他の区域と明確に区分すること。

b　加熱処理場（食材を煮る，揚げるなどの作業を行う）は準清潔作業区域とすること。

c　加熱処理した食品の放冷および盛り付けを行う調製場，製品の包装を行う包装場および製品の保管場所は清潔作業区域と定めること。

また，包丁，まな板などは用途あるいは食品別にそれぞれ専用とする。手指の洗浄・消毒を完全にする。調理器具・機器などの洗浄消毒の厳守。シンク内での相互汚染を防ぐために加熱調理用食材と非加熱食品食材の別々のシンクを設置する。食品等の取り扱いは床面からの跳ね水の汚染を防止するために，60cm 以上の場所で行う。

⑤　原材料および調理済みの食品の温度管理。原材料は冷蔵，冷凍設備に適切な温度で保存する。加熱調理後の食品を冷却する場合には（真空）冷却機などにより30分以内に中心温度が20℃ぐらいにする。調理食品は，調理終了後２時間以内に喫食をする。

2．3　学校給食の衛生管理

学校給食施設の設置，給食の衛生管理，指導などに関しては文部科学省の管轄となり，各都道府県や区市町村の教育委員会が対応する。文部省（現文部科学省）は1997年に「大規模調理施設衛生管理マニュアル」に沿った「学校給食衛生管理の基準」を定め，学校給食に関与する教育委員会，学校栄養職員，調理員を対象とした研修の強化や調理場での衛生指導などを推進してきた。その結果，学校給食による腸管出血性大腸菌 O157食中毒は1997年以降全く発生していない。これまでに学校給食で多発したサルモネラ属菌やカンピロバクター食中毒も著しく減少してきた。しかし，ノロウイルスによる食中毒が学校給食でも多発し，さらなる衛生管理の強化が望まれた。2009年に学校給食法の改正に伴い学校給食の安全性確保のために**学校給食衛生管理基準**を学校給食法に取り込み，法（第９条）に位置づけられた。学校給食は独特な集団給食ではあるが，この基準は HACCP の概念を取り入れた衛生管理であり，「大規模調理施設衛生管理マニュアル」に準じたものである。

3．営業者による自主衛生管理と食品衛生責任者

かつてわが国の食品衛生行政は食を扱う者の不正を摘発する，いわゆる取り締まり行政であった。戦後は食品衛生法制定に伴い，指導と監視を中心とした行政に大きく

転換したが，1995年の法改正により，食品製造業に加え，学校給食，事業所給食などの給食施設，飲食店等においても自主衛生管理が強く求められるようになった。

食品衛生法第50条の２に「都道府県は，営業の施設の内外の清潔保持，ねずみ・昆虫等の駆除その他公衆衛生上講ずべき措置に関し，条例で，必要な基準を定めることができる」と述べている。また，食品衛生法第51条では「都道府県は飲食店営業その他公衆衛生に与える影響が著しい営業であって，政令で定めるものの施設につき，条例で，業種別に公衆衛生の見地から必要な基準を定めなければならない」としており，対象職種として飲食店営業，喫茶店営業，菓子およびあん類製造業をはじめ，30業種をあげている。これにより，各都道府県では**条令**で業種別に管理運営基準を定め，営業者には従事者のなかから**食品衛生責任者**を定めるようにしている。

食品衛生責任者の主な責務は，次の①②の通りである。

① 営業者の指示に従い，営業者の定めた「管理運営要領」を従事者に周知徹底させ，施設またはその部門の衛生管理にあたる。

② 営業者らとともに，製造，加工，調理および販売などが衛生的に行われるよう，従事者の衛生教育に努める。

食品衛生責任者となるための法的な資格条件はないが，次の者がふさわしいとされている。

・食品衛生管理者となる資格を有する者（医師，獣医師，薬剤師等）

・栄養士　　・調理師　　・製菓衛生師

・保健所の行う食品衛生責任者養成講習会を修了した者

・その他所轄庁が適格者として認めた者

４．家庭における食中毒防止対策

食品を媒介とする食中毒は飲食店や事業所，保育所などの給食施設，旅館，販売店などでの発生の他に，家庭での食事を原因とする事例が15～20％もあり，消費者が守るべき衛生対策も重要である。例えば，厚生労働省に届けられるサルモネラ食中毒患者数は年間3,000～4,000名であるが，病院や衛生研究所などの散発下痢患者の検査データや疫学的調査から感染経路が明確でないサルモネラ症は年間10万名以上であると推察されている。これらの散発患者は飲食店などでの喫食が原因で胃腸炎を起こしたことも含まれるが，毎日喫食している家庭での食事の関与も無視できない。

厚生労働省は消費者の家庭における食中毒の予防対策として食品の購入から調理，喫食，後始末までの工程を６つに区分（①食品の購入，②家庭での保存，③下準備，④調理，⑤食事，⑥残った食品）している。各工程ごとに食中毒防止の基本である「つけない」，「増やさない」，「やっつける」のための衛生管理チェック項目を挙げている（表８－３）。

表8－3　家庭でできる食中毒予防の6つのポイント

① 食品の購入
　安全性の高い食品の購入……鮮度のよいもの，消費期限の確認
　汚染防止……ビニール袋に入れ，肉汁などのもれ防止
　増殖防止……冷蔵・冷凍の必要な食品を購入した後，速やかに帰宅

② 家庭での保存
　増殖防止……冷蔵・冷凍の必要な食品は速やかに冷蔵・冷凍，詰め過ぎない
　汚染防止……ビニール袋に入れ，肉汁などの汚染防止
　　　　　　肉，魚，卵など取り扱い前後で手指の洗浄

③ 下準備
　汚染防止……台所の整理，整頓，手指の洗浄，特に肉，魚，卵など取り扱い前後で手指の洗浄
　　　　　　野菜は流水でよく洗浄
　　　　　　肉や魚で使用した包丁やまな板から野菜や果物への汚染防止
　　　　　　肉汁などから野菜への汚染にも注意
　　　　　　使用した包丁，食器，まな板，ふきん，スポンジなどは，流水で洗浄後，漂白剤による消毒あるいは煮沸消毒
　増殖防止……冷凍食品は冷蔵，あるいは電子レンジで解凍

④ 調理
　汚染防止……台所の整理，整頓，手指の洗浄
　増殖防止……加熱を途中でやめる場合は冷蔵庫に保管
　死滅対策……十分な加熱，ハンバーグなどは中心部が褐色になるまで加熱（75℃，1分以上），電子レンジによる加熱では時々かき混ぜる

⑤ 食事
　汚染防止……手指の洗浄，清潔な器具・容器の使用
　増殖防止……温かい料理は65℃以上，冷やして食べる料理は10℃以下
　　　　　　調理前の食品や調理後の食品は室温に長く放置しない

⑥ 残った食品
　汚染防止……食品を扱う前に手指の洗浄，清潔な容器に保存
　増殖防止……冷蔵庫に保存，長時間の保存は危険
　死滅対策……再加熱時には十分に加熱する

文　　献

●引用・参考文献

1）厚生労働省，農林水産省ホームページ
2）川端俊治ら監修：HACCPの基礎と実際，中央法規出版，1997
3）Codex: Gudeline for the Applicatin of the Hazard Analysis Critical Point（HACCP）System, CAC/GL 18-1993
4）食品研究会：六訂大量調理施設衛生管理のポイント～HACCPの考え方に基づく衛生管理手法，中央法規出版，2018
5）伊藤武ら：学校給食衛生管理基準の解説，日本スポーツ振興センター，2011
6）文部科学省：調理場における洗浄・消毒マニュアル，Part1，2008，およびPartⅡ，2009
7）日本食品衛生協会：食品衛生検査指針 微生物編，2018

第 9 章

器具および容器・包装に関する衛生と表示

わが国の食品衛生法では，食品の調理・加工の段階から出来上がった食品が消費されるまでの過程で用いられる器具および容器・包装について，食品に直接接触するものは食品と同様に安全でなければならないと規定している。また，2018（平成30）年6月に公布された食品衛生法等の一部を改正する法律により，食品用器具・容器包装について，安全性を評価した物質のみを使用可能とする**ポジティブリスト制度**が導入されることになった。

1．材質の特性と衛生

食品衛生法（第4条）では，器具とは「飲食器，割ぽう具その他食品又は添加物の採取，製造，加工，調理，貯蔵，運搬，陳列，授受又は摂取の用に供され，かつ，食品又は添加物に直接接触する機械，器具その他の物」と規定されている。また，容器包装とは「食品又は添加物を入れ，又は包んでいる物で，食品又は添加物を授受する場合そのままで引き渡すもの」と規定されている。

1．1　ガラスとガラス器具および容器（glass ware）

ガラスはケイ砂（SiO_2）を主成分として，これにアルカリ成分や金属酸化物を加え，1,000～1,500℃で溶融してつくられる。一般的に食品用として使用されるのは，**ソーダ石灰ガラス**であるが，耐熱器具としては，膨張率の小さい**ホウケイ酸ガラス**，結晶化ガラスなどが用いられる。ガラスは，表面の硬度が大部分の金属よりも硬く，傷がつきにくく耐熱性があり，化学的にも安定という特徴がある。ガラス全体に対し酸化鉛を24％以上含むものを**クリスタルガラス**といい，高級品として珍重されているが，微量ながら**酸化鉛**を溶出することがあるため，溶出試験をする必要がある。使用方法や廃棄時の鉛の処理には注意が必要である。

1．2　陶磁器（china ware）

粘土や陶土を成形し，焼成（しょうせい）したものを陶磁器という。主成分はアルミニウムとケイ素の酸化物で表面には釉薬（ゆうやく）とよばれるガラス質の被膜がかけられ，彩色には顔料（表9－1）が用いられる。下絵付と上絵付があり，**上絵付**をした製品のなかには釉薬を

表9－1　顔料の種類

色	重金属などの種類
白色	スズ，アンチモン，ビスマス，亜鉛華，ジルコニウム，亜ヒ酸，アルミナ，氷晶石
赤色	鉄，クロム，銅，カドミウム
黄色	鉄，アンチモン，ウラニウム，クロム酸鉛
緑色	銅，クロム，重クロム酸カリウム
青色	コバルト，銅
紫色	マンガン，ニッケル
褐色	鉄，マンガン，ニッケル，クロム
黒色	イリジウム，ウラニウム，鉄，コバルト，クロム，マンガン

施していないものや，焼成温度の低いものがあり，**鉛**や**カドミウム**などの重金属の溶出が認められる場合もある。

1．3　ほうろう（enameled ware）

ほうろう製品は鉄器を下地として，表面に釉薬を塗り，750～850℃で短時間焼き付けたものである。表面は陶磁器のように堅く，化学的にも強いが，いったん衝撃により釉薬が剥離（はくり）したり，亀裂を生じると鉄が露出し，腐食する。耐熱性があるため加熱器具等に用いることができる。**釉薬に用いる顔料**は，陶器の場合と同様のものが使用されるが，白の場合，酸化チタンやリン酸カルシウムが使用される。一般に食品と接触する部分は無地のガラス質であるが，内側に彩色したものは，重金属を溶出する可能性がある。

1．4　金属製品（metal）

食品用の器具および容器包装類には，一般に鉄，銅，アルミニウム，合金としてステンレススチールが用いられているが，金，銀，チタンといった高価な金属も利用されている。

（1）鉄

缶詰には主として鉄材からつくられた鋼板にスズメッキした**ブリキ**と，鋼板をクロム処理した**ティンフリースチール**が用いられることが多い。現在，缶詰食品の成分規格として，スズの溶出は150ppm を超えないこと，またスズに鉛が5％以上含まれてはならないことになっている。最近では内部をプラスチックで覆ったものや樹脂で塗装したものが出回っており，金属と食品が直接接触しないよう工夫されたものもある。

（2）アルミニウム

アルミニウムは缶材として，また金属箔やプラスチックフィルムに真空蒸着して用いられることが多い。アルミニウム箔はそのまま包材として用いられる他，レトルトパウチやLL牛乳の**ラミネート材**として使用されている。調理器具や包装材料からのアルミニウム溶出が問題になることがあるが，現在，JECFAではアルミニウムの暫定的耐容量を1mg/kg体重/週としている。

1．5　紙類製品

食品容器としての紙製品は，パルプを主原料とし，ポリエチレン（PE）で内面を加工したものが，牛乳，ジュース類，酒類など飲料用の容器として大量に使用されている（図9－1）。

紙容器に使用される**着色料は，食品添加物として許可されているもの以外は使用が禁止**されている。

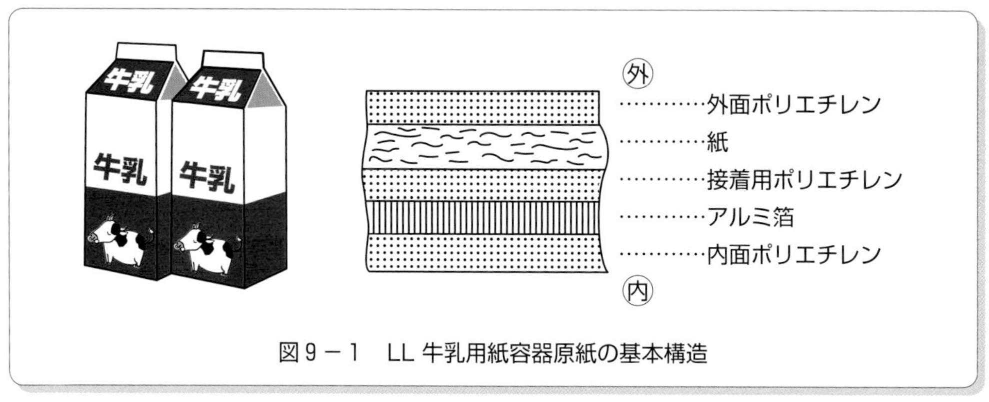

図9－1　LL牛乳用紙容器原紙の基本構造

1．6　ゴム

ゴムの木から得られる天然ゴムのほかに，化学合成されたブタジエンゴム，イソプレンゴム，シリコンゴムなど数種類がある。密閉容器のシール剤（パッキン，ガスケット），ホース，哺乳びんの乳首，へら，手袋などに利用されている。ゴムには加硫剤（架橋剤），加硫促進剤，老化防止剤，補強剤，充填剤などの添加剤が加えられ，耐熱性や耐油性，耐老化性を向上させている。ゴム手袋等で高温の揚げ物などに直接触れるときは，材質や耐熱温度を確認し適切なものを使用する。

1．7　プラスチック（合成樹脂）

プラスチックとは，本来が**可塑性**（かそせい）（自由に形を作ることができる性質）を有する物という意味であったが，今日では合成樹脂と同様の意味で使われている。プラスチック単独では安定性や耐久性などに乏しいため，各種の**添加剤**を加え，種々の加工を施して実用性を高めている。

プラスチックには，軽量で美しく，光沢があり，腐食せず，成形しやすく，安価に大量生産できるという長所があるが，欠点として，使用温度の制約，静電気の発生と汚れやすさ，傷つきやすさ，ガスの透過などがあげられる。

（1）プラスチックの種類

1）熱可塑性樹脂

加熱すると自由に形を変えられるが，冷却すると，そのままの形を保ち，再び硬くなるもので，線状高分子により構成される。ポリエチレン，ポリプロピレン，ポリ塩化ビニル，ポリスチレン，ポリ塩化ビニリデン，AS 樹脂，ABS 樹脂，ポリカーボネート，ナイロン，ポリメタアクリル酸などがある。

2）熱硬化性樹脂

加熱により樹脂の高分子が三次元の網目状に結合し，再び加熱しても再成形できない。フェノール樹脂，メラミン樹脂，尿素樹脂，エポキシ樹脂，不飽和ポリエステル樹脂などがある。

（2）プラスチックの安全性

プラスチック自体は高分子であるため，一般に**化学的に不活性**であることから安全性にほとんど問題はない。しかしながら，使用法によっては添加剤が溶出したり，プラスチックに未反応の原料モノマーが溶出することがある。現在では，ポリ塩化ビニルの場合，**塩化ビニルモノマー**の材質中の基準値は 1 ppm 以下に設定されている。また，熱硬化性樹脂の場合，溶出試験で**ホルムアルデヒド**が検出されてはならないと規定されている。

なお，塩化ビニルなどを燃焼すると塩素ガスが発生し**ダイオキシン**生成の原因となる場合があるが，現在800℃以上の温度に耐える焼却施設が増え，ダイオキシンの発生は減少している。

また，ポリカーボネートから，内分泌かく乱化学物質（いわゆる環境ホルモン）の一つとされる**ビスフェノール A** が溶出するということで社会問題になったことがある。ポリカーボネート製の食器は学校給食に使用されてきたが，他の材質に変更したところも多い。現在では製法を改良したためビスフェノール A の溶出量は低く抑えられている。

一方，プラスチックには，その特性を向上させるため，可塑剤，安定剤，酸化防止剤，などの添加剤が使用されている。これまで可塑剤のフタル酸エステルやアジピン酸エステルが環境への残留性や催奇形性，発がん性などで問題となったが，現在は業界が自主的に使用を中止している。ポリ塩化ビニルの場合，モノマーの含有量に加え，可塑剤の**ジブチルスズ化合物**（50ppm 以下）や安定剤のクレゾールリン酸エステル（1,000ppm 以下）の溶出量も規制されている。また，ポリスチレン，AS 樹脂およびABS 樹脂の場合，材質中の**スチレン**，**トルエン**ほかの揮発成分の総量に規格基準が決められており，一般食品用は5,000ppm 以下であること，熱湯を入れて使用する発泡ポリスチレンの場合は2,000ppm 以下（ただし，スチレン1,000ppm 以下，エチルベンゼン1,000ppm 以下）と決められている。

2．容器入り食品

2．1　レトルトパウチ食品

わが国では**レトルトパウチ食品**は1968（昭和43）年に本格的に生産が開始された。近年では，その生産量は驚異的な伸びとなっている。レトルトパウチ食品とは，密封包装容器（パウチ）に食品を充填後，**ヒートシール**により密封し，**高圧殺菌釜（レトルト）**で，通常110～120℃，30～50分加圧加熱殺菌したものをいう。図９－２にカレーの例を示した。パウチは食品と接する内層部分に主としてポリプロピレンが使われ，中層にはアルミ箔が，さらに外層にはポリエステルやナイロンがよく使われる。缶詰のように**常温での長期保存**が可能である。

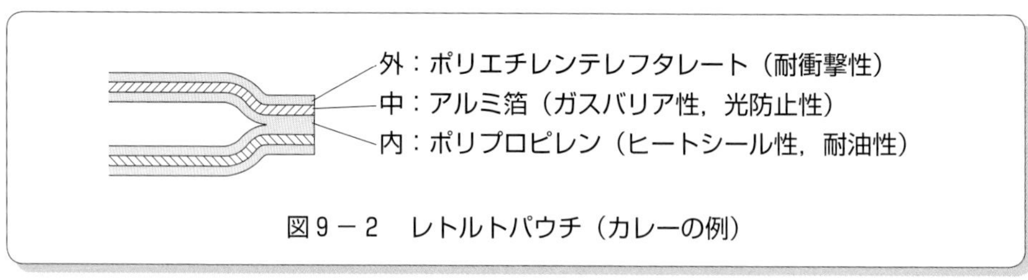

図９－２　レトルトパウチ（カレーの例）

2．2　缶詰食品

缶には鋼板にスズをメッキしたブリキやクロム処理した鋼板(ティンフリースチール)，アルミニウムなどが用いられ，食品と材質との反応による腐食や金属の溶出を防ぐために，缶の**内面は塗装されることが多い**。

缶のふた（あるいは底）は通常二重巻締めにより密閉されることが多く，これをサニタリー缶というが，密閉が不完全であると，空気や雑菌が侵入し，食品を変質させる（図９－３）。缶胴の接合にはブリキに対してはハンダ（スズと鉛の合金），クロム処理鋼板には溶接または接着剤が使用されるが，ハンダ中の**鉛含量**がサニタリー缶の場合98％まで，その他の缶では60％まで認められている。

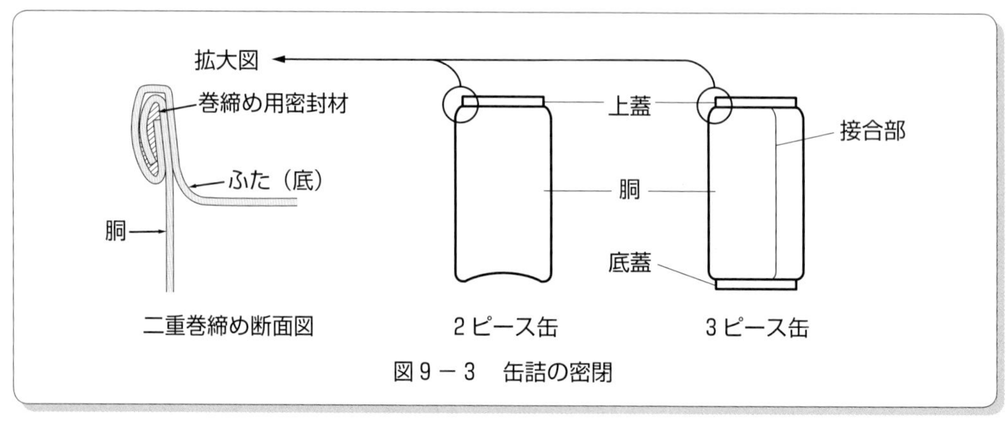

図９－３　缶詰の密閉

2．3　びん詰食品

びん詰食品には一般にソーダ石灰ガラスが用いられており，食品衛生上ほとんど問題はないが，ふたには，ブリキ，クロム処理鋼板，アルミニウム，プラスチックが使用されている。王冠，スクリューキャップ，ホワイトキャップなどのほか，最近では，いたずら防止のために，開栓したときキャップの下部がボトル側に残るように作られたロールオンピルファープルーフキャップが，よく使用されている。

ガラスびんの**着色には重金属等**が用いられている場合があるため，まれに重金属の溶出が認められる。またリサイクルする際は，添加した重金属が混じり合わないよう色ごとに分別する必要がある。最近ではガラスびんの着色に，高温で分解する色素を用いるなど種々の研究も進められている。

2．4　容器・包装の識別マーク

食品の容器・包装は，食品とともに日々大量に流通するものであるため，廃棄物としても問題になる。資源の有効な利用の促進に関する法律（リサイクル法）に基づき，容器・包装には図9－4のような識別マークが表示されており，ゴミの分別などにも役立てられている。

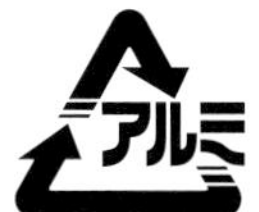

飲料用アルミ缶

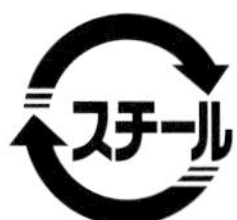

飲料用
スチール缶

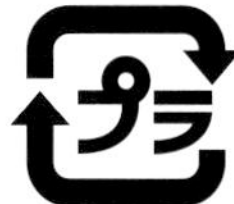

プラスチック製
容器包装
（「飲料，しょうゆ用
PETボトル」を除く）

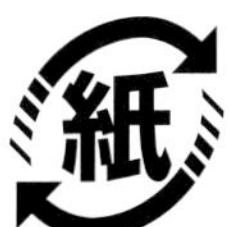

紙製容器包装
（「段ボール」及び
「アルミニウムを使用
していない飲料用紙
パック」を除く）

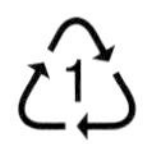

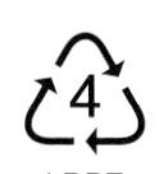

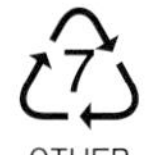

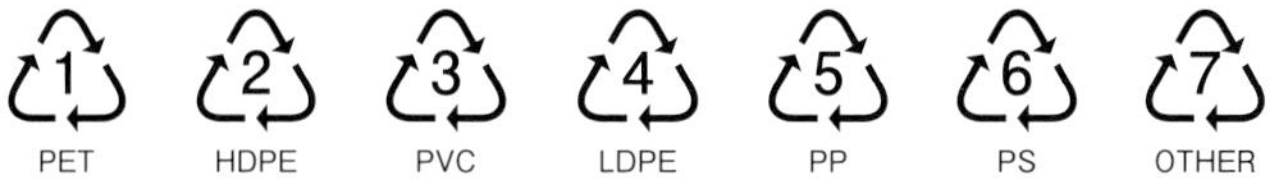

1 PET　2 HDPE　3 PVC　4 LDPE　5 PP　6 PS　7 OTHER

プラスチック材質識別マーク・SPIコード

1：ペット樹脂（ポリエチレンテレフタレート）　2：高密度ポリエチレン
3：塩化ビニル樹脂　4：低密度ポリエチレン　5：ポリプロピレン
6：ポリスチレン　7：その他

図9－4　包装容器の識別マークの例

出典）（公社）日本フードスペシャリスト協会：『三訂　食品の安全性（第2版）』，建帛社，p.122（2018）

3．遺伝子組換え食品および食物アレルギーの表示

3．1　遺伝子組換え食品の表示

わが国では，安全性審査が終了した遺伝子組換え作物およびこれを原材料とする食品において，重量が上位3品目かつ食品に占める重量が5％以上の製品で，DNAやタンパク質が存在している製品の場合に表示の義務がある。なお，豆腐，コーンスナック菓子等の表示義務がある加工食品33品目が具体的に指定されている（表9－2）。

① IPハンドリングされた遺伝子組換え農作物：**遺伝子組換え**（義務表示）

② IPハンドリングされていない農作物（遺伝子組換え作物が混入している可能性がある）：**遺伝子組換え不分別**（義務表示）

③ IPハンドリングされた非遺伝子組換え農作物：**遺伝子組換えでない**（任意表示，表示の義務はない）

＊ IP（Identity Preserved）ハンドリング：遺伝子組換え農作物と非遺伝子組換え農作物を生産・流通および加工の各段階で混入が起こらないよう管理し，そのことが書類などにより証明されていることをいう。

表9－2　表示義務がある遺伝子組み換え食品

対象農産物（8農産物）	加工食品（33品目）
大豆（枝豆および大豆もやしを含む）	①豆腐・油揚げ類　②凍り豆腐・おから・ゆば　③納豆　④豆乳類 ⑤みそ　⑥大豆煮豆　⑦大豆缶詰・瓶詰　⑧きなこ　⑨大豆いり豆 ⑩ ①～⑨を主な原材料とするもの ⑪調理用の大豆を主な原材料とするもの ⑫大豆粉を主な原材料とするもの ⑬大豆たんぱくを主な原材料とするもの ⑭枝豆を主な原材料とするもの ⑮大豆もやしを主な原材料とするもの
とうもろこし	⑯コーンスナック菓子　⑰コーンスターチ　⑱ポップコーン ⑲冷凍とうもろこし　⑳とうもろこし缶詰・瓶詰 ㉑コーンフラワーを主な原材料とするもの ㉒コーングリッツを主な原材料とするもの（コーンフレークを除く） ㉓調理用のとうもろこしを主な原材料とするもの ㉔ ⑯～⑳を主な原材料とするもの
ばれいしょ	㉕ポテトスナック菓子　㉖乾燥ばれいしょ　㉗冷凍ばれいしょ ㉘ばれいしょでん粉　㉙調理用のばれいしょを主な原材料とするもの ㉚ ㉕～㉘を主な原材料とするもの
なたね	
綿実（わた）	
アルファルファ	㉛アルファルファを主な原材料とするもの
てん菜	㉜調理用のてん菜を主な原材料とするもの
パパイヤ	㉝パパイヤを主な原材料とするもの
からしな	

出典）食品表示基準（2015（平成27）年内閣府令第10号）別表第17より作成

3．2　食物アレルギーに関連する表示

近年，特定の食物を原因としてアレルギー症状を起こす人が増えており，場合によっては死に至るような重篤な例もあるため，食品中のアレルギー原因物質について正確な情報と慎重な対応が求められている。

食物アレルギーは即時型と非即時型に分類されるが，**即時型**は免疫グロブリンE（IgE抗体）が介在して起こるもので，食物アレルギーの多くはこの型である。非即時型はIgE抗体に依存しない型で，遅延型あるいは遅発型ともいわれ，T細胞による反応と考えられている。食物抗原は小児型では卵，牛乳，大豆，小麦，米が，成人型ではえび，かに，魚類，貝類，果物などがあげられ，これらがアレルゲンとなって皮膚・腸粘膜・気管支粘膜などに炎症を起こす。重症になると**アナフィラキシー反応**を起こし，死に至る場合がある。

1999（平成11）年3月，食品衛生調査会表示特別部会では「食品中のアレルギー物質については健康危害の発生防止の観点から，**表示の義務**づけをする」ことを決定し，**えび，かに，小麦，そば，卵，乳，落花生**（ピーナッツ），**くるみ**（2023年より）の8品目が**特定原材料**として食品表示基準に掲げられ，製造・加工または輸入食品について表示が義務づけられている（**義務表示**）。また，表示をすることが望ましいもの（**推奨表示**）を特定原材料に準ずるものとし，現在20品目が挙げられている（表9－3）。

表9－3　食物アレルギー特定原材料および特定原材料に準ずるもの（28品目）

区分	品目
特定原材料8品目 （義務表示）	えび，かに，小麦，そば，卵，乳，落花生（ピーナッツ），くるみ*
特定原材料に準ずるもの20品目 （推奨表示）	アーモンド，あわび，いか，いくら，オレンジ，カシューナッツ，キウイフルーツ，牛肉，ごま，さけ，さば，大豆，鶏肉，バナナ，豚肉，まつたけ，もも，やまいも，りんご，ゼラチン

＊2023年より

〔付表〕　食品・食品添加物等規格基準（抄）

（食品衛生学雑誌第61巻1号, 2020より）　　（公社）日本食品衛生学会（令和2.3）

I. 食　品　　1. 食品一般・食品別

区　分		規　格　基　準	備　考
食品一般	成分規格	1 食品は，抗生物質又は化学的合成品[*1]たる抗菌性物質及び放射性物質を含有してはならない．ただし，抗生物質及び化学的合成品たる抗菌性物質について次のいずれかに該当する場合にあっては，この限りでない． （1）当該物質が，食品衛生法（昭和22年法律第233号）第10条の規定により人の健康を損なうおそれのない場合として厚生労働大臣が定める添加物と同一である場合 （2）当該物質について，5, 6, 7, 8又は9において成分規格が定められている場合 （3）当該食品が，5, 6, 7, 8又は9において定める成分規格に適合する食品を原材料として製造され，又は加工されたものである場合（5, 6, 7, 8又は9において成分規格が定められていない抗生物質又は化学的合成品たる抗菌性物質を含有する場合を除く．）	[*1]化学的合成品 化学的手段により元素又は化合物に分解反応以外の化学的反応を起こさせて得られた物質をいう
		2 食品が組換えDNA技術[※2]によって得られた生物の全部もしくは一部であり，又は当該生物の全部もしくは一部を含む場合は，厚生労働大臣が定める安全性審査の手続きを経た旨の公表がなされたものでなければならない．	[※2]組換えDNA技術 酵素等を用いた切断及び再結合の操作によって，DNAをつなぎ合わせた組換えDNA分子を作製し，それを生細胞に移入しかつ，増殖させる技術をいう
		3 食品が組換えDNA技術によって得られた微生物を利用して製造された物であり，又は当該物を含む場合は，厚生労働大臣が定める安全性審査の手続きを経た旨の公表がなされたものでなければならない．	
		4 削除	
		5（1）の表に掲げる農薬等[※3]の成分である物質（その物質が化学的に変化して生成した物質を含む．以下同じ．）は，食品に含有されるものであってはならない．[※4] （1）食品において「不検出」とされる農薬等の成分である物質 1　2, 4, 5-T 2　イプロニダゾール 3　オラキンドックス 4　カプタホール 5　カルバドックス 6　クマホス 7　クロラムフェニコール 8　クロルスロン 9　クロルプロマジン 10　ジエチルスチルベストロール 11　ジメトリダゾール 12　ダミノジッド 13　ニトロフラゾン 14　ニトロフラントイン 15　フラゾリドン 16　フラルタドン 17　プロファム 18　マラカイトグリーン 19　メトロニダゾール 20　ロニダゾール	[※3]農薬等 ・農薬取締法に規定する農薬 ・飼料の安全性の確保及び品質の改善に関する法律に基づき飼料に添加・混和・浸潤その他の方法によって用いられるもの ・医薬品，医療機器等の品質，有効性及び安全性の確保等に関する法律に規定する医薬品であって動物のために使用されるもの [※4]定義された食品の指定された部位を検体として，規定する試験法によって試験した場合に検出されるものであってはならない
		以下5～11において残留基準は本書2.農薬等（農薬，動物用医薬品および飼料添加物）の残留基準を参照のこと	
		6 5の規定にかかわらず，6の表（ただし表は省略）に掲げる農薬等の成分である物質は，同表に掲げる食品の区分に応じ，それぞれ同表の定める量を超えて当該食品に含有されるものであってはならない．[※5]	[※5]定義された食品の指定された部位を検体として試験しなければならず，農薬等の成分である物質について「不検出」と定めている食品については規定する試験法によって試験した場合に検出されるものであってはならない．
		7 6に定めるもののほか，7の表（ただし表は省略）に掲げる農薬等の成分である物質は，同表の食品の区分に応じ，それぞれ同表に定める量を超えて当該食品に含有されるものであってはならない．[※5]	
		8 5から7までにおいて成分規格が定められていない場合であって，農薬等の成分である物質[※6]が自然に食品に含まれる物質と同一であるとき，当該食品において当該物質が含まれる量は，通常含まれる量を超えてはならない．ただし，通常含まれる量をもって人の健康を損なうおそれのある物質を含む食品については，この限りでない．	[※6]法第11条第3項の規定により人の健康を損なうおそれのないことが明らかであるものとして厚生労働大臣が定める物質を除く．
		9 9の表（ただし表は省略）に掲げる農薬等の成分である物質は，同表の食品の区分に応じ，それぞれ同表の定める量を超えて当該食品に含有されるものであってはならない．	
		10 6又は9に定めるもののほか，6から9までにおいて成分規格が定められている食品を原材料として製造され，又は加工される食品については，その原材料たる食品が，それぞれ6から9までに定める成分規格に適合するものでなくてはならない．	

区分	規格基準	備考
	11 6又は9に定めるもののほか，5から9までにおいて成分規格が定められていない食品を原材料として製造され，又は加工される食品については，当該製造され，又は加工される食品の原材料たる食品が，法第11条第3項の規定により人の健康を損なうおそれのない量として厚生労働大臣が定める量を超えて，農薬等の成分である物質[※6]を含有するものであってはならない． 12 食品中の放射性セシウム（放射性物質のうち，セシウム134及びセシウム137の総和）は，次の表に掲げる食品の区分に応じ，それぞれ同表に定める濃度を超えて食品に含有されるものであってはならない． ミネラルウォータ類（水のみを原料とする清涼飲料水）：10 Bq/kg 原料に茶を含む清涼飲料水：10 Bq/kg 飲用に供する茶：10 Bq/kg 乳児の飲食に供することを目的として販売する食品[※7]：50 Bq/kg 上記以外の食品（乳等を除く）：100 Bq/kg	[※7]乳及び乳製品の成分規格等に関する省令に規定する乳及び乳製品，これらを主要原料とする食品で，乳児の飲食に供することを目的として販売するものを除く．
製造，加工，調理基準	• 食品を製造し，又は加工する場合：食品に放射線[※8]を照射してはならない．ただし，食品の製造工程，又は加工工程の管理のために照射する場合であって，食品の吸収線量が0.10グレイ以下のとき，及び食品各条の項で特別に定めた場合を除く • 生乳又は生山羊乳を使用して食品を製造する場合：その食品の製造工程中において，生乳又は生山羊乳を63℃，30分間加熱殺菌するか，又はこれと同等以上の殺菌効果を有する方法で加熱殺菌しなければならない．食品に添加し，又は食品の調理に使用する乳は，牛乳，特別牛乳，殺菌山羊乳，成分調整牛乳，低脂肪牛乳，無脂肪牛乳又は加工乳でなければならない． • 血液，血球又は血漿（獣畜のものに限る）を使用して食品を製造，加工又は調理する場合：その食品の製造，加工又は調理の工程中で，血液，血球，血漿を63℃，30分加熱又はこれと同等以上の殺菌効果を有する方法で加熱殺菌しなければならない． • 食品の製造，加工又は調理に使用する鶏の殻付き卵は，食用不適卵であってはならない．鶏卵を使用して食品を製造，加工又は調理する場合は，その工程中において70℃で1分以上加熱するか，又はこれと同等以上の殺菌効果を有する方法で加熱殺菌しなければならない．ただし，賞味期限内の生食用の正常卵を使用する場合にあっては，この限りではない． • 魚介類を生食用に調理する場合：食品製造用水（水道事業による水道，専用水道，簡易専用水道により供給される水又は次の表に掲げる規格に適合する水）で十分に洗浄し，製品を汚染するおそれのあるものを除去しなければならない． 一般細菌：100/mL以下（標準寒天培地法） 大腸菌群：検出されない(L.B, B.G.L.B.培地法) カドミウム：0.01 mg/L以下 水銀：0.0005 mg/L以下 鉛：0.1 mg/L以下 ヒ素：0.05 mg/L以下 六価クロム：0.05 mg/L以下 シアン（シアンイオン及び塩化シアン）：0.01 mg/L以下 硝酸性窒素及び亜硝酸性窒素：10 mg/L以下 フッ素：0.8 mg/L以下 有機リン：0.1 mg/L以下 亜鉛：1.0 mg/L以下 鉄：0.3 mg/L以下 銅：1.0 mg/L以下 マンガン：0.3 mg/L以下 塩素イオン：200 mg/L以下 カルシウム，マグネシウム等（硬度）：300 mg/L以下 蒸発残留物：500 mg/L以下 陰イオン界面活性剤：0.5 mg/L以下	[※8]放射線 原子力基本法第3条第5号に規定するもの．

<table>
<tr><th>区　分</th><th></th><th>規　格　基　準</th><th>備　考</th></tr>
<tr><td></td><td></td><td>
<table>
<tr><td>フェノール類</td><td>フェノールとして0.005 mg/L以下</td></tr>
<tr><td>有機物等（過マンガン酸カリウム消費量）</td><td>10 mg/L以下</td></tr>
<tr><td>pH値</td><td>5.8～8.6</td></tr>
<tr><td>味</td><td>異常でない</td></tr>
<tr><td>臭気</td><td>異常でない</td></tr>
<tr><td>色度</td><td>5度以下</td></tr>
<tr><td>濁度</td><td>2度以下</td></tr>
</table>
• 組換えDNA技術によって得られた微生物を利用して食品を製造する場合：厚生労働大臣が定める基準に適合する旨の確認を得た方法で行わなければならない.
• 食品を製造し，又は加工する場合：添加物の成分規格・保存基準又は製造基準に適合しない添加物を使用してはならない.
• 牛海綿状脳症（BSE）の発生国・地域において飼養された牛（特定牛）を直接一般消費者に販売する場合は，脊柱を除去しなければならない.
　食品を製造，加工，調理する場合：特定牛の脊柱を原材料として使用してはならない．ただし，次に該当するものを原材料として使用する場合は，この限りでない.
①特定牛の脊柱に由来する油脂を，高温かつ高圧の下で，加水分解，けん化又はエステル交換したもの
②月齢30月以下の特定牛の脊柱を，脱脂，酸による脱灰，酸若しくはアルカリ処理，ろ過及び138℃以上で4秒間以上の加熱殺菌を行ったもの又はこれらと同等以上の感染性を低下させる処理をして製造したもの
• 牛の肝臓又は豚の食肉は，飲食に供する際に加熱を要するものとして販売用に供されなければならない．直接一般消費者に販売する場合は，飲食に供する際に牛の肝臓又は豚の食肉の中心部まで十分な加熱を要する等の必要な情報を提供しなければならない.
牛の肝臓又は豚の食肉を使用した食品を製造，加工，調理する場合：食品の製造，加工，調理の工程中において，牛の肝臓又は豚の食肉の中心部の温度を63℃で30分間以上加熱又はこれと同等以上の殺菌効果を有する方法で加熱殺菌しなければならない．ただし，加熱することを前提として食品を販売する場合を除く．その際，販売者は飲食に供する際に食品の中心部まで十分な加熱を要する等の必要な情報を提供しなければならない.
</td><td></td></tr>
<tr><td></td><td>保存基準</td><td>
• 飲食用以外で直接接触させることにより食品を保存する場合の氷雪：大腸菌群（融解水中）陰性（L. B.培地法）
• 食品を保存する場合：抗生物質を使用しないこと．ただし，法第10条の規定により人の健康を損なうおそれのない場合として厚生労働大臣が定める添加物についてはこの限りでない.
• 食品保存の目的で，食品に放射線を照射しないこと.
</td><td></td></tr>
<tr><td>清涼飲料水</td><td>成分規格</td><td>
1.　一般規格
①混濁[※9]：認めない
②沈殿物[※9]又は固形異物[※10]：認めない
③スズ：150.0 ppm以下
（注）金属製容器包装入りの場合に必要
④大腸菌群：陰性（L.B.培地法）
2.　個別規格
1）ミネラルウォーター類（水のみを原料とする清涼飲料水をいう）のうち殺菌又は除菌を行わないもの
一般規格の①～④に加え，次の表に掲げる規格に適合するものでなければならない.
<table>
<tr><td>アンチモン</td><td>0.005 mg/L以下</td></tr>
<tr><td>カドミウム</td><td>0.003 mg/L以下</td></tr>
<tr><td>水銀</td><td>0.0005 mg/L以下</td></tr>
<tr><td>セレン</td><td>0.01 mg/L以下</td></tr>
<tr><td>銅</td><td>1 mg/L以下</td></tr>
<tr><td>鉛</td><td>0.05 mg/L以下</td></tr>
<tr><td>バリウム</td><td>1 mg/L以下</td></tr>
<tr><td>ヒ素</td><td>0.01 mg/L以下</td></tr>
<tr><td>マンガン</td><td>0.4 mg/L以下</td></tr>
<tr><td>六価クロム</td><td>0.05 mg/L以下</td></tr>
<tr><td>シアン（シアンイオン及び塩化シアン）</td><td>0.01 mg/L以下</td></tr>
<tr><td>亜硝酸性窒素</td><td>0.04 mg/L以下</td></tr>
</table>
</td><td>
別に調理基準（清涼飲料水全自動調理機で調理されるもの）あり

[※9]混濁，沈殿物
原材料，着香もしくは着色の目的に使用される添加物又は一般に人の健康を損なうおそれがないと認められる死滅した微生物（製品原材料に混入することがやむを得ないものに限る）に起因するものを除く.

[※10]固形異物
原材料としての植物性固形物で，その容量百分率が30％以下であるものを除く.
</td></tr>
</table>

区　分	規　格　基　準	備　考

硝酸性窒素及び亜硝酸性窒素	10 mg/L以下
フッ素	2 mg/L以下
ホウ素	5 mg/L以下
腸球菌（注）	陰性（AC培地法）
緑膿菌（注）	陰性（アスパラギンブイヨン法）

（注）容器包装内の二酸化炭素圧力が98 kPa（20℃）未満である場合に必要

2）ミネラルウォーター類（水のみを原料とする清涼飲料水をいう.）のうち殺菌又は除菌を行うもの
一般規格の①～④に加え，次の表に掲げる規格に適合するものでなければならない.

アンチモン	0.005 mg/L以下
カドミウム	0.003 mg/L以下
水銀	0.0005 mg/L以下
セレン	0.01 mg/L以下
銅	1 mg/L以下
鉛	0.05 mg/L以下
バリウム	1 mg/L以下
ヒ素	0.01 mg/L以下
マンガン	0.4 mg/L以下
六価クロム	0.05 mg/L以下
亜塩素酸	0.6 mg/L以下
塩素酸	0.6 mg/L以下
クロロホルム	0.06 mg/L以下
残留塩素	3 mg/L以下
シアン（シアンイオン及び塩化シアン）	0.01 mg/L以下
四塩化炭素	0.002 mg/L以下
1,4-ジオキサン	0.04 mg/L以下
ジクロロアセトニトリル	0.01 mg/L以下
1,2-ジクロロエタン	0.004 mg/L以下
ジクロロメタン	0.02 mg/L以下
シス-1,2-ジクロロエチレン及びトランス-1,2-ジクロロエチレン	0.04 mg/L以下（シス体とトランス体の和として）
ジブロモクロロメタン	0.1 mg/L以下
臭素酸	0.01 mg/L以下
亜硝酸性窒素	0.04 mg/L以下
硝酸性窒素及び亜硝酸性窒素	10 mg/L以下
総トリハロメタン	0.1 mg/L以下
テトラクロロエチレン	0.01 mg/L以下
トリクロロエチレン	0.004 mg/L以下
トルエン	0.4 mg/L以下
フッ素	2 mg/L以下
ブロモジクロロメタン	0.03 mg/L以下
ブロモホルム	0.09 mg/L以下
ベンゼン	0.01 mg/L以下
ホウ素	5 mg/L以下
ホルムアルデヒド	0.08 mg/L以下
有機物等（全有機炭素）	3 mg/L以下
味	異常でない
臭気	異常でない
色度	5度以下
濁度	2度以下

区　分		規　格　基　準	備　考
		3) ミネラルウォーター類以外の清涼飲料水 一般規格の①～④に加え，次の表に掲げる規格に適合するものでなければならない． ヒ素：検出しない 鉛：検出しない パツリン（注）：0.050 ppm 以下 （注） りんごの搾汁及び搾汁された果汁のみを原料とする場合に必要	
	製造基準	（以下本文参照）	

3) ミネラルウォーター類以外の清涼飲料水
一般規格の①～④に加え，次の表に掲げる規格に適合するものでなければならない．

項目	規格
ヒ素	検出しない
鉛	検出しない
パツリン（注）	0.050 ppm 以下

（注） りんごの搾汁及び搾汁された果汁のみを原料とする場合に必要

製造基準

1. 一般基準
製造に使用する器具及び容器包装は，適当な方法で洗浄し，殺菌したものであること．（未使用の容器で殺菌又は殺菌効果を有する方法で製造され，汚染するおそれのないように取り扱われた容器は除く）

2. 個別基準
1) ミネラルウォーター類のうち殺菌又は除菌を行わないもの（容器包装内の二酸化炭素圧力が98 kPa（20℃）未満）

〈原水〉
・鉱水のみを原水とし，水源及び採水地点の衛生確保に十分に配慮すること．
・構成成分，湧出量及び温度が安定したものであること．
・人為的な環境汚染物質を含まないこと．（別途成分規格が設定されている場合はこの限りではない）
・病原微生物に汚染されたもの又は汚染されたことを疑わせるような生物若しくは物質を含まないこと．
・次の表に掲げる基準に適合するものでなければならない．

項目	基準
芽胞形成亜硫酸還元嫌気性菌	陰性（亜硫酸−鉄加寒天培地法）
腸球菌	陰性（KFレンサ球菌寒天培地法）
緑膿菌	陰性（mPA-B寒天培地法）
大腸菌群	陰性（L.B.培地法）
細菌数	［原水］5/mL以下 ［容器包装詰め直後の製品］ 20/mL以下（標準寒天培地法）

〈製造方法等〉
・原水は，泉源から直接採水したものを自動的に容器包装に充填した後，密栓又は密封すること．
・原水には，沈殿，ろ過，曝気又は二酸化炭素の注入若しくは脱気以外の操作を施さないこと．
・施設及び設備を清潔かつ衛生的に保持すること．
・採水から容器包装詰めまでの作業を清潔かつ衛生的に行うこと．

2) ミネラルウォーター類のうち殺菌又は除菌を行わないもの．（容器包装内の二酸化炭素圧力が98kPa（20℃）以上）
〈原水〉
・次の表に掲げる基準に適合するものでなければならない．

項目	基準
細菌数	100/mL以下（標準寒天培地法）
大腸菌群	陰性（L.B.培地法）

3) ミネラルウォーター類のうち殺菌又は除菌を行うもの
・次の基準に適合する方法で製造すること．
〈原料として使用する水〉
・次の表に掲げる基準に適合するものでなければならない．

項目	基準
細菌数	100/mL以下（標準寒天培地法）
大腸菌群	陰性（L.B.培地法）

〈殺菌，除菌，製造方法等〉
・容器包装に充填し，密栓若しくは密封した後殺菌するか，又は自記温度計をつけた殺菌器等で殺菌したもの若しくはろ過器等で除菌したものを自動的に容器包装に充填した後，密栓若しくは密封すること．
・殺菌又は除菌は，中心温度を85℃で30分間加熱する方法，又は原料とする水等に由来し食品中に存在し，発育し得る微生物を死滅又は除去するのに十分な効力を有する方法で行うこと．

4) 清涼飲料水（ミネラルウォーター類，冷凍果実飲料及び原料用果汁以外）
〈原料として用いる水〉
・水道水又は次のいずれかであること．
①ミネラルウォーター類（殺菌又は除菌を行わないもの）
②ミネラルウォーター類（殺菌又は除菌を行うもの）
①又は②の成分規格の個別規格（腸球菌，緑膿菌は除く）及び製造基準（採水から容器包装詰めまでに係る基準は除く）に適合すること．

区　　分	規　格　基　準	備　　考

〈原料〉

・製造に使用する果実，野菜等の原料は，鮮度その他の品質が良好なものであり，必要に応じて十分洗浄したものであること．

〈殺菌，除菌，製造方法等〉

・容器包装に充填し，密栓若しくは密封した後殺菌するか，又は自記温度計をつけた殺菌器等で殺菌したもの若しくはろ過器等で除菌したものを自動的に容器包装に充填した後，密栓若しくは密封すること．

・殺菌又は除菌は次の表に掲げた方法で行うこと．(容器包装内の二酸化炭素圧力が98 kPa（20℃）以上で植物又は動物の組織成分を含有しない場合は殺菌及び除菌を要しない)

殺菌	①pH 4.0未満	中心部の温度を65℃で10分間加熱する方法，又はこれと同等以上の効力を有する方法
	②pH 4.0以上（pH 4.6以上，水分活性が0.94を超えるものを除く）	中心部の温度を85℃で30分間加熱する方法，又はこれと同等以上の効力を有する方法
	③pH 4.6以上で水分活性が0.94を超えるもの	原材料等に由来して当該食品中に存在し，発育し得る微生物を死滅させるのに十分な効力を有する方法，又は②に定める方法
除菌	原材料等に由来して当該食品中に存在し，発育し得る微生物を除去するのに十分な効力を有する方法	

・紙栓により打栓する場合は，打栓機械により行うこと．

5)　冷凍果実飲料

〈原料〉

・原料用果実は健全なものを用いること．

〈殺菌，除菌，製造方法等〉

・原料用果実は水，洗浄剤等に浸して果皮の付着物を膨潤させ，ブラッシングその他の適当方法で洗浄し，十分に水洗した後，適当な殺菌剤を用いて殺菌し，十分に水洗すること．

・殺菌した原料用果実は，衛生的に取り扱うこと．

・搾汁及び搾汁された果汁の加工は，衛生的に行うこと．

・製造に使用する器具及び容器包装は適当な方法で洗浄し，殺菌したものであること．(未使用の容器で殺菌又は殺菌効果を有する方法で製造され，汚染するおそれのないように取り扱われた容器は除く)

・搾汁された果汁（密閉型全自動搾汁機により搾汁されたものを除く）の殺菌又は除菌は次の表に掲げた方法で行うこと．

殺菌	①pH 4.0未満	中心部の温度を65℃で10分間加熱する方法，又はこれと同等以上の効力を有する方法
	②pH 4.0以上	中心部の温度を85℃で30分間加熱する方法，又はこれと同等以上の効力を有する方法
除菌	原材料等に由来して当該食品中に存在し，発育し得る微生物を除去するのに十分な効力を有する方法	

・搾汁された果汁は，自動的に容器包装に充填し，密封すること．

・化学合成品たる添加物（酸化防止剤を除く）を使用しないこと．

6)　原料用果汁

・製造に使用する果実は，鮮度その他の品質が良好なものであり，必要に応じて十分洗浄したものであること．

・搾汁及び搾汁された果汁の加工は，衛生的に行うこと．

保存基準

• 紙栓をつけたガラス瓶に収められたもの：10℃以下

• 冷凍果実飲料，冷凍した原料用果汁：－15℃以下

• 原料用果汁：清潔で衛生的な容器包装で保存

• 清涼飲料水（ミネラルウォーター類，冷凍果実飲料，原料用果汁以外）のうちpH 4.6以上かつ水分活性が0.94を超えるものであり，原材料等に由来して当該食品中に存在し，かつ発育し得る微生物を死滅させ，又は除去するのに十分な効力を有する方法で殺菌又は除菌を行わないもの：10℃以下

区　　分		規格基準	備　　考
粉末清涼飲料	成分規格	• 混濁・沈殿物：飲用時の倍数の水で溶解した液が「清涼飲料水」の成分規格の一般規格混濁及び沈殿物の項に適合すること． • ヒ素，鉛：検出しない • スズ：150.0 ppm 以下 （注）金属製容器包装入りの場合に必要 〔乳酸菌を加えないもの〕 • 大腸菌群：陰性（L. B. 培地法） • 細菌数：3,000/g 以下（標準寒天培地法） 〔乳酸菌を加えたもの〕 • 大腸菌群：陰性（L. B. 培地法） • 細菌数（乳酸菌を除く）：3,000/g 以下	別に製造基準，及び保存基準（コップ販売式自動販売機に収めたもの）あり
氷雪	成分規格	• 大腸菌群（融解水）：陰性（L. B. 培地法） • 細菌数（融解水）：100/mL 以下（標準寒天培地法）	
	製造基準	• 原水：飲用適の水	
氷菓	成分規格	• 細菌数（融解水）：10,000/mL 以下（標準寒天培地法） • 大腸菌群（融解水）：陰性（デソキシコーレイト寒天培地法）	はっ酵乳又は乳酸菌飲料を原料として使用したものにあっては，細菌数の中に乳酸菌及び酵母を含めない．
	保存基準	• 保存する場合に使用する容器は適当な方法で殺菌したものであること． • 原料及び製品は，有蓋の容器に貯蔵し，取扱中手指を直接原料及び製品に接触させないこと．	別に製造基準あり
食肉・鯨肉（生食用食肉・生食用冷凍鯨肉を除く）	保存基準	• 10℃以下保存．ただし，容器包装に入れられた，細切りした食肉，鯨肉の凍結品は－15℃以下 • 清潔で衛生的な有蓋の容器に収めるか，清潔で衛生的な合成樹脂フィルム，合成樹脂加工紙，パラフィン紙，硫酸紙，布で包装，運搬のこと．	
	調理基準	• 衛生的な場所で，清潔で衛生的な器具を用いて行わなければならない．	
生食用食肉	成分規格	(1) 腸内細菌科菌群：陰性（増菌培地法） (2) (1) に係わる記録：1年間保存	牛の食肉（内蔵を除く）で生食用として販売するもの．
	加工基準	• 肉塊は，凍結させていないものであり，衛生的に枝肉から切り出されたものを使用すること．処理後速やかに，気密性のある清潔で衛生的な容器包装に入れ，密封し，肉塊の表面から深さ 1 cm 以上の部分までを60℃で2分間以上加熱する方法又はこれと同等以上の殺菌効果を有する方法で加熱殺菌を行った後，速やかに4℃以下に冷却すること．	ユッケ，タルタルステーキ，牛刺し，牛タタキなど 左記以外に加工基準あり 別に調理基準あり
	保存基準	• 4℃以下保存（凍結させたもの：－15℃以下） • 清潔で衛生的な容器包装に入れ，保存	
食鳥卵	成分規格	〔殺菌液卵（鶏卵）〕 • サルモネラ属菌：陰性/25 g（増菌培地法） 〔未殺菌液卵（鶏卵）〕 • 細菌数：1,000,000/g 以下（標準寒天培地法）	別に製造基準あり
	保存基準（鶏の液卵に限る）	• 8℃以下（冷凍したもの：－15℃以下） • 製品の運搬に使用する器具は，洗浄，殺菌，乾燥したもの • 製品の運搬に使用するタンクは，ステンレス製，かつ，定置洗浄装置により洗浄，殺菌する方法又は同等以上の効果を有する方法で洗浄，殺菌したもの	
	使用基準	• 鶏の殻付き卵を加熱殺菌せずに飲食に供する場合：賞味期限を経過していない生食用の正常卵を使用すること．	
血液・血球・血漿	保存基準	• 4℃以下保存 • 冷凍したもの：－18℃以下保存 • 清潔で衛生的な容器包装に収めて保存のこと．	別に加工基準あり
食肉製品	成分規格	(1) 一般規格 • 亜硝酸根：0.070 g/kg 以下	

区　分		規　格　基　準	備　考
		(2) 個別規格	

	乾燥食肉製品	非加熱食肉製品	特定加熱食肉製品	加熱食肉製品	
				包装後加熱殺菌	加熱殺菌後包装
E. coli（EC培地法）	陰性	100/g以下	100/g以下	—	陰性
黄色ブドウ球菌（塗抹寒天培地法）	—	1,000/g以下	1,000/g以下	—	1,000/g以下
サルモネラ属菌（増菌培地法）	—	陰性	陰性	—	陰性
クロストリジウム属菌（クロストリジウム培地法）	—	—	1,000/g以下	1,000/g以下	—
大腸菌群（B. G. L. B.培地法）	—	—	—	陰性	—
リステリア・モノサイトゲネス	—	100/g以下	—	—	—
水分活性	0.87未満	—	—	—	—

乾燥食肉製品：乾燥させた食肉製品であり，乾燥食肉製品として販売するもの（ビーフジャーキー，ドライドビーフ，サラミソーセージ等）
非加熱食肉製品：食肉を塩漬けした後，くん煙・乾燥，その中心部の温度を63℃で30分間加熱又はこれと同等以上の効力を有する加熱殺菌を行っていない食肉製品で，非加熱食肉製品として販売するもの（乾燥食肉製品を除く）
（水分活性0.95以上：パルマハム，ラックスシンケン，コッパ，カントリーハム等，水分活性0.95未満：ラックスハム，セミドライソーセージ等）
特定加熱食肉製品：その中心部の温度を63℃で30分間加熱又はこれと同等以上の効力を有する方法以外の方法による加熱殺菌を行った食肉製品（乾燥食肉製品及び非加熱食肉製品を除く）（ウエスタンタイプベーコン，ローストビーフ等）
加熱食肉製品：乾燥食肉製品，非加熱食肉製品，特定加熱食肉製品以外の食肉製品（ボンレスハム，ロースハム，プレスハム，ウインナーソーセージ，フランクフルトソーセージ，ベーコン等）

保存基準

(1) 一般基準
• 冷凍食肉製品：−15℃以下
• 製品は清潔で衛生的な容器に収めて密封又は，ケーシングする．又は清潔で衛生的な合成樹脂フィルム，合成樹脂加工紙，硫酸紙もしくはパラフィン紙で包装，運搬のこと．

(2) 個別基準

非加熱食肉製品	4℃以下	肉塊のみを原料食肉とする場合で水分活性が0.95以上のもの
	10℃以下	肉塊のみを原料食肉とする場合以外で，pHが4.6未満又はpHが5.1未満かつ水分活性が0.93未満のものを除く
特定加熱食肉製品	4℃以下	水分活性が0.95以上のもの
	10℃以下	水分活性が0.95未満のもの
加熱食肉製品	10℃以下	気密性のある容器包装に充てんした後，製品の中心部の温度を120℃で4分間加熱する方法又はこれと同等以上の効力を有する方法により殺菌したものを除く

別に製造基準あり

区　分		規　格　基　準	備　考
鯨肉製品	成分規格	• 大腸菌群：陰性（B. G. L. B.培地法） • 亜硝酸根：0.070 g/kg以下（鯨肉ベーコン）	別に製造基準あり
	保存基準	• 10℃以下保存（冷凍製品は−15℃以下）．ただし，気密性の容器包装に充てん後，製品の中心部の温度を120℃，4分加熱（同等以上の方法も含む）した製品を除く． • 清潔で衛生的な容器に密封又はケーシングする．又は清潔で衛生的な合成樹脂フィルム，同加工紙，硫酸紙もしくはパラフィン紙で包装，運搬のこと．	
魚肉ねり製品	成分規格	• 大腸菌群：陰性（魚肉すり身を除く）（B. G. L. B.培地法） • 亜硝酸根：0.050 g/kg以下（ただし，魚肉ソーセージ，魚肉ハム）	別に製造基準あり
	保存基準	• 10℃以下保存（魚肉ソーセージ，魚肉ハム，特殊包装かまぼこ）．ただし，気密性の容器包装に充てん後，製品の中心部の温度を120℃，4分加熱（同等以上の方法を含む）した製品及びpH 4.6以下又は水分活性0.94以下のものを除く． • 冷凍製品：−15℃以下保存 • 清潔で衛生的にケーシングするか，清潔で衛生的な有蓋の容器に収めるか，又は清潔な合成樹脂フィルム，同加工紙，硫酸紙もしくはパラフィン紙で包装，運搬のこと．	

区　分		規　格　基　準	備　考
ゆでだこ	成分規格	•腸炎ビブリオ：陰性（増菌培地法） ［冷凍ゆでだこ］ •細菌数：100,000/g以下（標準寒天培地法） •大腸菌群：陰性（デソキシコーレイト寒天培地法） •腸炎ビブリオ：陰性（増菌培地法）	別に加工基準あり
	保存基準	•10℃以下保存 •冷凍ゆでだこ：−15℃以下保存 •清潔で衛生的な有蓋の容器又は清潔で衛生的な合成樹脂フィルム，合成樹脂加工紙，硫酸紙もしくはパラフィン紙で包装運搬	
ゆでがに	成分規格	飲食に供する際に加熱を要しないものに限る 1）［凍結していないもの］ •腸炎ビブリオ：陰性（増菌培地法） 2）［冷凍ゆでがに］ •細菌数：100,000/g以下（標準寒天培地法） •大腸菌群：陰性（デソキシコーレイト寒天培地法） •腸炎ビブリオ：陰性（増菌培地法）	別に加工基準あり ※凍結していない加熱調理・加工用のものについては規格基準は適用されない．
	保存基準	•10℃以下保存（飲食に供する際に加熱を要しないものであって，凍結させていないものに限る） •冷凍ゆでがに：−15℃以下保存 •清潔で衛生的な容器包装に入れ保存，ただし二次汚染防止措置を講じて，販売用に陳列する場合を除く．	
生食用鮮魚介類	成分規格	•腸炎ビブリオ最確数：100/g以下（増菌培地法）	切り身又はむき身にした鮮魚介類（生かきを除く）であって，生食用のもの（凍結させたものを除く）に限る．（凍結させたものは冷凍食品［生食用冷凍鮮魚介類］の項を参照）
	保存基準	•清潔で衛生的な容器包装に入れ，10℃以下で保存	別に加工基準あり
生食用かき	成分規格	•細菌数：50,000/g以下（標準寒天培地法） •*E. coli*最確数：230/100 g以下（EC培地法） ［むき身のもの］ •腸炎ビブリオ最確数：100/g以下（増菌培地法）	別に加工基準あり 容器包装に採取された海域又は湖沼を表示すること．
	保存基準	•10℃以下保存． •生食用冷凍かき：−15℃以下保存．清潔で衛生的な合成樹脂，アルミニウム箔又は耐水性加工紙で包装保存すること． •冷凍品を除く生食用かきは上記のほか，清潔で衛生的な有蓋容器に収めて保存してもよい．	
寒天	成分規格	•ホウ素化合物：1 g/kg以下（H_3BO_3として）	
穀類 米 （玄米及び精米）	成分規格	•カドミウム及びその化合物：0.4 ppm以下（Cdとして）	
豆類	成分規格	•シアン化合物：不検出（ただし，サルタニ豆，サルタピア豆，バター豆，ペギア豆，ホワイト豆，ライマ豆にあってはHCNとして500 ppm以下）	
	使用基準	•シアン化合物を検出する豆類の使用は生あんの原料に限る．	
野菜 ばれいしょ	加工基準	•発芽防止の目的で放射線を照射する場合は，次の方法による． （イ）放射線源の種類：コバルト60のガンマ線 （ロ）ばれいしょの吸収線量：150グレイ以下 （ハ）照射加工したばれいしょには再照射しないこと	
生あん	成分規格	•シアン化合物：不検出	別に製造基準あり
豆腐	保存基準	•冷蔵保存，又は，十分に洗浄，殺菌した水槽内で，飲用適の冷水で絶えず換水しながら保存（移動販売用及び，成型後水さらしせずに直ちに販売されるものを除く） •移動販売用のものは十分に洗浄，殺菌した器具で保冷	別に製造基準あり
即席めん類	成分規格	•含有油脂：酸価3以下，又は過酸化物価30以下	めんを油脂で処理したものに限る．
	保存基準	•直射日光を避けて保存	

<table>
<tr><th>区　分</th><th colspan="2">規 格 基 準</th><th>備　考</th></tr>
<tr><td rowspan="2">冷凍食品</td><td>成分規格</td><td colspan="2">

	無加熱摂取冷凍食品	加熱後摂取冷凍食品		生食用冷凍鮮魚介類
		凍結直前加熱	凍結直前加熱以外	
細菌数（標準平板培養法）	100,000/g以下	100,000/g以下	3,000,000/g以下	100,000/g以下
大腸菌群（デソキシコーレイト寒天培地法）	陰性	陰性	—	陰性
E. coli（EC培地法）	—	—	陰性*	—
腸炎ビブリオ最確数（増菌培地法）	—	—	—	100/g以下

冷凍食品：製造又は加工した食品（清涼飲料水，食肉製品，鯨肉製品，魚肉ねり製品，ゆでだこ及びゆでがに以外）及び切り身，むき身にした鮮魚介類（生かき以外）を凍結させたもので，容器包装に入れられたもの
無加熱摂取冷凍食品：冷凍食品のうち製造又は加工した食品を凍結させたもので，飲食に供する際に加熱を要しないとされているもの
加熱後摂取冷凍食品：冷凍食品のうち製造又は加工した食品を凍結させたもので，無加熱摂取冷凍食品以外のもの
生食用冷凍鮮魚介類：冷凍食品のうち切り身又はむき身にした鮮魚介類であり，生食用のものを凍結させたもの
* ただし，小麦粉を主たる原材料とし，摂食前に加熱工程が必要な冷凍パン生地様食品については，*E. coli*が陰性であることを要しない．
（冷凍食品の成分規格の細菌数に係る部分は，微生物の働きを利用して製造された食品，例えば，生地パン，納豆，ナチュラルチーズ入りパイ等を凍結させたものであって容器包装に入れられたものについては適用しない）

</td></tr>
<tr><td>保存基準</td><td>• −15℃以下保存
• 清潔で衛生的な合成樹脂，アルミニウム箔又は耐水性の加工紙で包装し保存</td><td>別に加工基準あり</td></tr>
<tr><td>容器包装詰加圧加熱殺菌食品</td><td>成分規格</td><td>• 当該容器包装詰加圧加熱殺菌食品中で発育しうる微生物：陰性
(1) 恒温試験：容器包装を35.0℃で14日間保持し，膨張又は漏れを認めない．
(2) 細菌試験：陰性（TGC培地法，恒温試験済みのものを検体とする）</td><td>容器包装詰加圧加熱殺菌食品とは，食品（清涼飲料水，食肉製品，鯨肉製品，魚肉ねり製品を除く）を気密性のある容器包装に入れ，密封した後，加圧加熱殺菌したものをいう．
別に製造基準あり</td></tr>
<tr><td>油脂で処理した菓子（指導要領）</td><td>製品の管理</td><td>• 製品中に含まれる油脂の酸価が3を超え，かつ過酸化物価が30を超えないこと．
• 製品中に含まれる油脂の酸価が5を超え，又は過酸化物価が50を超えないこと．</td><td>製造過程において油脂で揚げる，炒める，吹き付ける，又は塗布する等の処理を施した菓子をいう．粗脂肪として10%（w/w）以上を含むもの</td></tr>
</table>

2．食品の暫定的規制値等

規制項目	対象食品	規制値
PCBの暫定的規制値	魚介類 遠洋沖合魚介類（可食部） 内海内湾（内水面を含む）魚介類（可食部） 牛乳（全乳中） 乳製品（全量中） 育児用粉乳（全量中） 肉類（全量中） 卵類（全量中） 容器包装	（単位：ppm） 0.5 3 0.1 1 0.2 0.5 0.2 5
水銀の暫定的規制値 ・総水銀 ・メチル水銀	魚介類 ただしマグロ類（マグロ，カジキ及びカツオ）及び内水面水域の河川産の魚介類（湖沼産の魚介類は含まない），並びに深海性魚介類等（メヌケ類，キンメダイ，ギンダラ，ベニズワイガニ，エッチュウバイガイ及びサメ類）については適用しない	（単位：ppm） 0.4かつ 0.3（水銀として）
デオキシニバレノールの暫定的な基準値	小麦	（単位：ppm） 1.1
総アフラトキシンの規制値	食品全般	10μg/kgを超えてはならない（アフラトキシンB_1，B_2，G_1及びG_2の総和）
アフラトキシンM_1の規制値	乳	0.5μg/kgを超えてはならない
貝毒の規制値 ・麻痺性貝毒 ・下痢性貝毒	 貝類全般（可食部）及び二枚貝等捕食生物（可食部） 貝類全般（可食部）	 4MU/g以下（1MU（マウスユニット）は体重20gのマウスを15分で死亡させる毒量） 0.16mgオカダ酸当量/kg以下

Ⅲ．食品添加物

1．使用基準のあるもの†（抜粋）

物質名	対象食品	使用量	使用制限	備考（他の主な用途名）
イーストフード				
硫酸カルシウム		Caとして食品の1.0%以下（特別用途表示の許可又は承認を受けた場合を除く）	食品の製造又は加工上必要不可欠な場合及び栄養の目的で使用する場合に限る	（栄養強化剤，豆腐用凝固剤，膨張剤）
リン酸三カルシウム				（栄養強化剤，ガムベース，製造用剤，乳化剤，膨張剤）
リン酸一水素カルシウム				
リン酸二水素カルシウム				（栄養強化剤，製造用剤，乳化剤，膨張剤）
栄養強化剤				
亜セレン酸ナトリウム	調整粉乳，調製液状乳 母乳代替食品	Seとして5.5 μg/100 kcal以下	使用に当たっては，適切な製造工程管理を行い，食品中で目的とする効果を得る上で必要とされる量を超えないものとすること	
グルコン酸亜鉛	特定保健用食品・栄養機能食品	当該食品の1日当たりの摂取目安量に含まれるZnの量15 mg以下		
	母乳代替食品	標準調乳濃度に調乳したとき，Znとして6.0 mg/L（厚生大臣の承認を受けて使用する場合を除く）		
	特別用途表示の許可又は承認を受けた食品（病者用のものに限る）			
硫酸亜鉛	母乳代替食品	標準調乳濃度に調乳したとき，Znとして6.0 mg/L以下（厚生労働大臣の承認を受けて使用する場合を除く）		（製造用剤）
	発泡性酒類	Znとして0.0010 g/kg以下		
β-カロテン			こんぶ類，食肉，鮮魚介類（鯨肉を含む），茶，のり類，豆類，野菜及びわかめ類に使用してはならない	（着色料）
デュナリエラカロテン[*1]				
ニンジンカロテン[*1]				
パーム油カロテン[*1]				
グルコン酸第一鉄	オリーブ	Feとして0.15 g/kg以下		（色調調整剤）
	母乳代替食品，離乳食品，妊産婦・授乳婦用粉乳			
クエン酸カルシウム		Caとして1.0%以下（特別用途表示の食品を除く）		（乳化剤，調味料，膨張剤）
グリセロリン酸カルシウム			栄養の目的で使用する場合に限る	
グルコン酸カルシウム				
L-グルタミン酸カルシウム				（調味料）
乳酸カルシウム				（調味料，膨張剤）
パントテン酸カルシウム				
塩化カルシウム			食品の製造又は加工上必要不可欠な場合及び栄養の目的で使用する場合に限る	（豆腐用凝固剤）
水酸化カルシウム				（製造用剤）
ピロリン酸二水素カルシウム				（製造用剤，乳化剤，膨張剤）
硫酸カルシウム				（イーストフード，豆腐用凝固剤，膨張剤）
リン酸三カルシウム				（イーストフード，ガムベース，製造用剤，乳化剤，膨張剤）
リン酸一水素カルシウム				
リン酸二水素カルシウム				（イーストフード，乳化剤，膨張剤）

† 物質名のうち，*1 印は既存添加物名簿収載品

物質名	対象食品	使用量	使用制限	備考 (他の主な用途名)
グルコン酸銅	特定保健用食品・栄養機能食品	当該食品の1日当たりの摂取目安量に含まれるCuの量5 mg以下		
	母乳代替食品	標準調乳濃度に調乳したとき，Cuとして0.60 mg/L以下（厚生労働大臣の承認を得て使用する場合を除く）		
硫酸銅	母乳代替食品			
トコフェロール酢酸エステル *d*-*α*-トコフェロール酢酸エステル	特定保健用食品・栄養機能食品	当該食品の1日当たりの摂取目安量に含まれる*α*-トコフェロールの量150 mg以下		
ニコチン酸 ニコチン酸アミド			食肉及び鮮魚介類（鯨肉を含む）に使用してはならない	（色調調整剤）
ビオチン	母乳代替食品（厚生労働大臣の承認を受けたものを除く）	10 μg/100 kcal以下		
	調製粉乳，調製液状乳，特定保健用食品・栄養機能食品			
酵素処理ルチン（抽出物）*			着色料の項参照	(酸化防止剤，着色料)
甘　味　料				
アセスルファムカリウム	砂糖代替食品（コーヒー，紅茶等に直接加え，砂糖に代替する食品として用いられるもの）	15 g/kg以下		特別用途表示の許可又は承認を受けた場合は，この限りではない
	栄養機能食品（錠剤）	6.0 g/kg以下		
	あん類，菓子，生菓子	2.5 g/kg以下		
	チューインガム	5.0 g/kg以下		
	アイスクリーム類，ジャム類，たれ，漬け物，氷菓，フラワーペースト	1.0 g/kg以下		
	果実酒，雑酒，清涼飲料水，乳飲料，乳酸菌飲料，はっ酵乳（希釈して飲用に供する飲料水にあっては，希釈後の飲料水）	0.50 g/kg以下		
	その他の食品	0.35 g/kg以下		
グリチルリチン酸二ナトリウム	しょう油，みそ			
サッカリン	チューインガム	0.050 g/kg以下 （サッカリンとして）		
サッカリンカルシウム サッカリンナトリウム	こうじ漬，酢漬，たくあん漬	2.0 g/kg未満 （サッカリンナトリウムとしての残存量）	サッカリンカルシウムとサッカリンナトリウムを併用する場合にはそれぞれの残存量の和がサッカリンナトリウムとしての基準値以上であってはならない	特別用途表示の許可又は承認を受けた場合は，この限りではない
	粉末清涼飲料	1.5 g/kg未満 （〃）		
	かす漬，みそ漬，しょう油漬の漬物，魚介加工品（魚肉ねり製品，つくだ煮，漬物，缶詰又は瓶詰食品を除く）	1.2 g/kg未満 （〃）		
	海藻加工品，しょう油，つくだ煮，煮豆	0.50 g/kg未満 （〃）		
	魚肉ねり製品，シロップ，酢，清涼飲料水，ソース，乳飲料，乳酸菌飲料，氷菓	0.30 g/kg未満（5倍以上に希釈して用いる清涼飲料水及び乳酸菌飲料の原料に供する乳酸菌飲料又ははっ酵乳にあっては1.5 g/kg未満，3倍以上に希釈して用いる酢にあっては0.90 g/kg未満） （〃）		
	アイスクリーム類，あん類，ジャム，漬物（かす漬，こうじ漬，しょう油漬，酢漬，たくあん漬，みそ漬を除く），はっ酵乳（乳酸菌飲料の原料に供するはっ酵乳を除く），フラワーペースト類，みそ	0.20 g/kg未満 （〃）		アイスクリーム類，菓子，氷菓は原料である液状ミックス及びミックスパウダーを含む

物質名	対象食品	使用量	使用制限	備考（他の主な用途名）
	菓子	0.10 g/kg未満（〃）		
	上記食品以外の食品及び魚介加工品の缶詰又は瓶詰	0.20 g/kg未満（〃）		
スクラロース	砂糖代替食品（コーヒー，紅茶等に直接加え，砂糖に代替する食品として用いられるもの）	12 g/kg以下		特別用途表示の許可又は承認を受けた場合は，この限りではない
	菓子，生菓子	1.8 g/kg以下		
	チューインガム	2.6 g/kg以下		
	ジャム	1.0 g/kg以下		
	清酒，合成清酒，果実酒，雑酒，清涼飲料水，乳飲料，乳酸菌飲料（希釈して飲用に供する飲料水にあっては，希釈後の飲料水）	0.40 g/kg以下		
	その他の食品	0.58 g/kg以下		
殺菌料				
亜塩素酸水	精米，豆類，野菜（きのこ類を除く），果実，海藻類，鮮魚介類（鯨肉を含む），食肉，食肉製品及び鯨肉製品並びにこれらを塩蔵，乾燥，その他の方法によって保存したもの	0.40 g/kg以下（浸漬液又は噴霧液に対し；亜塩素酸として）	最終食品の完成前に分解又は除去すること	
亜塩素酸ナトリウム	食肉及び食肉製品	0.50～1.20 g/kg（浸漬液又は噴霧液に対し）	最終食品の完成前に分解又は除去すること	（漂白剤）pH2.3～2.9の浸漬液又は噴霧液を30秒以内で使用
	漂白剤の項参照	漂白剤の項参照		
オクタン酸			着香の目的で使用する場合及び過酢酸製剤として使用する場合以外に使用してはならない	（香料）
過酢酸			過酢酸製剤として使用する場合以外に使用してはならない	
1-ヒドロキシエチリデン-1,1-ジホスホン酸（HEDP）				
過酢酸製剤	鶏の食肉	過酢酸として2.0 g/kg以下並びにHEDPとして0.136 g/kg以下（浸漬液又は噴霧液に対し）		
	牛及び豚の食肉	過酢酸として1.80 g/kg以下並びにHEDPとして0.024 g/kg以下（浸漬液又は噴霧液に対し）		
	果実及び野菜	過酢酸として0.080 g/kg以下並びにHEDPとして0.0048 g/kg以下（浸漬液又は噴霧液に対し）		
過酸化水素	釜揚げしらす，しらす干し	0.005 g/kg未満（残存量）		（漂白剤）
	その他の食品		最終食品の完成前に分解又は除去すること	
次亜塩素酸水			最終食品の完成前に除去すること	
強酸性次亜塩素酸水				
弱酸性次亜塩素酸水				
微酸性次亜塩素酸水				
次亜塩素酸ナトリウム			ごまに使用してはならない	
次亜臭素酸水	食肉（食鳥肉を除く）	臭素として0.90 g/kg以下（浸漬液又は噴霧液に対し）	食肉の表面殺菌の目的以外に使用してはならない	
	食鳥肉	臭素として0.45 g/kg以下（浸漬液又は噴霧液に対し）		
酸化防止剤				
亜硫酸ナトリウム 次亜硫酸ナトリウム 二酸化硫黄 ピロ亜硫酸カリウム ピロ亜硫酸ナトリウム	漂白剤の項参照	漂白剤の項参照	漂白剤の項参照	（漂白剤，保存料）

物質名	対象食品	使用量	使用制限	備考(他の主な用途名)
エチレンジアミン四酢酸カルシウム二ナトリウム(EDTA-Ca・Na_2)	缶，瓶詰清涼飲料水	0.035 g/kg以下(EDTA-Ca・Naとして)		
エチレンジアミン四酢酸二ナトリウム(EDTA-Na_2)	その他の缶，瓶詰食品	0.25 g/kg以下(〃)	EDTA-Naは最終食品完成前にEDTA-Ca・Naにすること	
エリソルビン酸 エリソルビン酸ナトリウム	魚肉ねり製品(魚肉すり身を除く)，パン		栄養の目的に使用してはならない	(品質改良剤)
	その他の食品		酸化防止の目的に限る	
グアヤク脂*1	油脂，バター	1.0 g/kg以下		
クエン酸イソプロピル	油脂，バター	0.10 g/kg以下(クエン酸モノイソプロピルとして)		
L-システイン塩酸塩	パン，天然果汁			(品質改良剤)
ジブチルヒドロキシトルエン(BHT)	魚介冷凍品(生食用冷凍鮮魚介類及び生食用冷凍かきを除く)，鯨冷凍品(生食用冷凍鯨肉を除く)	1 g/kg以下(浸漬液に対し；ブチルヒドロキシアニソール又はこれを含む製剤を併用の場合はその合計量)		
	チューインガム	0.75 g/kg以下		
	油脂，バター，魚介乾製品，魚介塩蔵品，乾燥裏ごしいも	0.2 g/kg以下(ブチルヒドロキシアニソール又はこれを含む製剤を併用の場合はその合計量)		
dl-α-トコフェロール			酸化防止の目的に限る(β-カロテン，ビタミンA，ビタミンA脂肪酸エステル及び流動パラフィンの製剤中に含まれる場合を除く)	
ブチルヒドロキシアニソール(BHA)	魚介冷凍品(生食用冷凍鮮魚介類及び生食用冷凍かきを除く)，鯨冷凍品(生食用冷凍鯨肉を除く)	1 g/kg以下(浸漬液に対し；ジブチルヒドロキシトルエン又はこれを含む製剤を併用の場合はその合計量)		
	油脂，バター，魚介乾製品，魚介塩蔵品，乾燥裏ごしいも	0.2 g/kg以下ジブチルヒドロキシトルエン又はこれを含む製剤を併用の場合はその合計量)		
没食子酸プロピル	油脂	0.20 g/kg以下		
	バター	0.10 g/kg以下		
酵素処理ルチン(抽出物)*			着色料の項参照	(栄養強化剤，着色料)
ルチン(抽出物)*			着色料の項参照	(着色料)
着色料				
β-アポ-8′-カロテナール β-カロテン			こんぶ類，食肉，鮮魚介類(鯨肉を含む)，茶，のり類，豆類，野菜，わかめ類に使用しないこと	(栄養強化剤)
カンタキサンチン	魚肉ねり製品(かまぼこに限る)	0.035 g/kg以下		
三二酸化鉄	バナナ(果柄の部分に限る)，コンニャク			
食用赤色2号 食用赤色2号アルミニウムレーキ 食用赤色3号 食用赤色3号アルミニウムレーキ 食用赤色40号 食用赤色40号アルミニウムレーキ 食用赤色102号 食用赤色104号 食用赤色105号 食用赤色106号 食用黄色4号 食用黄色4号アルミニウムレーキ 食用黄色5号 食用黄色5号アルミニウムレーキ 食用緑色3号 食用緑色3号アルミニウムレーキ 食用青色1号 食用青色1号アルミニウムレーキ			カステラ，きなこ，魚肉漬物，鯨肉漬物，こんぶ類，しょう油，食肉，食肉漬物，スポンジケーキ，鮮魚介類(鯨肉を含む)，茶，のり類，マーマレード，豆類，みそ，めん類(ワンタンを含む)，野菜及びわかめ類には使用しないこと	

物　質　名	対 象 食 品	使　用　量	使 用 制 限	備　考 （他の主な用途名）
食用青色2号 食用青色2号アルミニウムレーキ 二酸化チタン			着色の目的以外に使用しないこと	
水溶性アナトー 　ノルビキシンカリウム 　ノルビキシンナトリウム 鉄クロロフィリンナトリウム			こんぶ類，食肉，鮮魚介類（鯨肉を含む），茶，のり類，豆類，野菜，わかめ類に使用しないこと	
銅クロロフィリンナトリウム	こんぶ	0.15 g/kg以下 （無水物中：Cuとして）		
	果実類，野菜類の貯蔵品	0.10 g/kg以下 （Cuとして）		
	シロップ	0.064 g/kg以下 （〃）		
	チューインガム	0.050 g/kg以下 （〃）		
	魚肉ねり製品 （魚肉すり身を除く）	0.040 g/kg以下 （〃）		
	あめ類	0.020 g/kg以下 （〃）		
	チョコレート，生菓子 （菓子パンを除く）	0.0064 g/kg以下 （〃）	チョコレートへの使用はチョコレート生地への着色をいうもので，着色したシロップによりチョコレート生地をコーティングすることも含む	生菓子は昭和34年6月23日衛発第580号公衆衛生局長通知にいう生菓子のうち，アンパン，クリームパン等の菓子パンを除く
	みつ豆缶詰又はみつ豆合成樹脂製容器包装詰中の寒天	0.0004 g/kg以下 （〃）		
銅クロロフィル	こんぶ	0.15 g/kg以下 （無水物中：Cuとして）		
	果実類，野菜類の貯蔵品	0.10 g/kg以下 （Cuとして）		
	チューインガム	0.050 g/kg以下 （〃）		
	魚肉ねり製品 （魚肉すり身を除く）	0.030 g/kg以下 （〃）		
	生菓子 （菓子パンを除く）	0.0064 g/kg以下 （〃）		
	チョコレート	0.0010 g/kg以下 （〃）	チョコレートへの使用はチョコレート生地への着色をいうもので，着色したシロップによりチョコレート生地をコーティングすることも含む	
	みつ豆の缶詰又はみつ豆合成樹脂製容器包装詰中の寒天	0.0004 g/kg以下 （〃）		
既存添加物名簿収載の着色料*1及び一般に食品として飲食に供されている物であって添加物として使用されている着色料			こんぶ類，食肉，鮮魚介類（鯨肉を含む），茶，のり類，豆類，野菜，わかめ類に使用しないこと．ただし，金をのり類に使用する場合はこの限りではない	

〔品　名〕*1

アナトー色素
アルミニウム
ウコン色素
オレンジ色素
カカオ色素
カキ色素
カラメルI（製）
カラメルII（製）
カラメルIII（製）
カラメルIV（製）
カロブ色素（製）
魚鱗箔（2月26日消除）
金（製）
銀
クチナシ青色素
クチナシ赤色素
クチナシ黄色素
クーロー色素（2月26日消除）
クロロフィリン
クロロフィル
酵素処理ルチン（抽出物）（栄，酸防）
コウリャン色素
コチニール色素
骨炭色素（2月26日消除）
シアナット色素（2月26日消除）
シタン色素
植物炭末色素
スピルリナ色素
タマネギ色素
タマリンド色素
デュナリエラカロテン（栄）
トウガラシ色素
トマト色素
ニンジンカロテン（栄）
パーム油カロテン（栄）
ビートレッド
ファフィア色素
ブドウ果皮色素
ペカンナッツ色素
ベニコウジ黄色素
ベニコウジ色素
ベニバナ赤色素
ベニバナ黄色素
ヘマトコッカス藻色素
マリーゴールド色素
ムラサキイモ色素
ムラサキトウモロコシ色素
ムラサキヤマイモ色素
ラック色素
ルチン（抽出物）（酸防）
ログウッド色素

物質名	対象食品	使用量	使用制限	備考（他の主な用途名）
調味料				
〔アミノ酸〕				
L-グルタミン酸カルシウム		Caとして1.0％以下（特別用途表示の食品を除く）		（栄養強化剤）
〔有機酸〕				
クエン酸カルシウム		Caとして1.0％以下（特別用途表示の食品を除く）		（栄養強化剤，乳化剤，膨張剤）
乳酸カルシウム				（栄養強化剤，膨張剤）
発色剤				
亜硝酸ナトリウム	食肉製品，鯨肉ベーコン	0.070 g/kg以下（亜硝酸根としての残存量）		
	魚肉ソーセージ，魚肉ハム	0.050 g/kg以下（〃）		
	いくら，すじこ，たらこ	0.0050 g/kg以下（〃）		たらことはスケトウダラの卵巣を塩蔵したものをいう
硝酸カリウム 硝酸ナトリウム	食肉製品，鯨肉ベーコン	0.070 g/kg未満（亜硝酸根としての残存量）		（発酵調整剤）
漂白剤				
亜塩素酸ナトリウム	かずのこの加工品（干しかずのこ及び冷凍かずのこを除く），生食用野菜類，卵類（卵殻の部分に限る）	0.50 g/kg以下（浸漬液に対し；亜塩素酸ナトリウムとして）	最終食品の完成前に分解又は除去すること	（殺菌料）
	食肉及び食肉製品	殺菌料の項参照		
	かんきつ類果皮（菓子製造に用いるものに限る），さくらんぼ，ふき，ぶどう，もも			
亜硫酸ナトリウム 次亜硫酸ナトリウム 二酸化硫黄 ピロ亜硫酸カリウム ピロ亜硫酸ナトリウム	かんぴょう	5.0 g/kg未満（二酸化硫黄としての残存量）	ごま，豆類及び野菜類に使用してはならない	（酸化防止剤，保存料）
	乾燥果実（干しぶどうを除く）	2.0 g/kg未満（〃）		
	干しぶどう	1.5 g/kg未満（〃）		
	コンニャク粉	0.90 g/kg未満（〃）		
	乾燥じゃがいも，ゼラチン，ディジョンマスタード	0.50 g/kg未満（〃）		ディジョンマスタードとは，黒ガラシ，和ガラシ等の種だけ，又は油分を除いていない黄ガラシの種を粉砕，ろ過して得られた調整マスタードをいう
	果実酒，雑酒	0.35 g/kg未満（〃）		果実酒は果実酒の製造に用いる酒精分1v/v%以上を含有する果実搾汁及びこれを濃縮したものを除く
	キャンデッドチェリー，糖蜜	0.30 g/kg未満（〃）		キャンデッドチェリーとは除核したさくらんぼを砂糖漬にしたもの，又はこれに砂糖の結晶を付けたもの若しくはこれをシロップ漬にしたものをいう
	糖化用タピオカでんぷん	0.25 g/kg未満（〃）		糖化用タピオカでんぷんとは，そのまま食用に用いることはせず，でんぷんの分解，水素添加などによって，水あめをつくるために用いられているでんぷんをいう
	水あめ	0.20 g/kg未満（〃）		
	天然果汁	0.15 g/kg未満（〃）		天然果汁は5倍以上に希釈して飲用に供するもの
	甘納豆，煮豆，えび（むき身），冷凍生かに（むき身）	0.10 g/kg未満（〃）		
	その他の食品（キャンデッドチェリーの製造に用いるさくらんぼ及びビールの製造に用いるホップ並びに果実酒の製造に用いる果汁，酒精分1 v/v％以上を含有する果実搾汁及びこれを濃縮したものを除く）	0.030 g/kg未満（〃）ただし，添加物一般の使用基準の表の亜硫酸塩等の項に掲げる場合であって，かつ，同表の第3欄に掲げる食品（コンニャクを除く）1 kg中に同表の第1欄に掲げる添加物が，二酸化硫黄として0.030 g以上残存する場合は，その残存量未満		

物質名	対象食品	使用量	使用制限	備考 （他の主な用途名）
防かび剤				
アゾキシストロビン	かんきつ類 （みかんを除く）	0.010 g/kg以下 （残存量）		農産物の残留基準の項参照
イマザリル	かんきつ類 （みかんを除く）	0.0050 g/kg以下 （残存量）		
	バナナ	0.0020 g/kg以下 （〃）		
オルトフェニルフェノール オルトフェニルフェノールナトリウム	かんきつ類	0.010 g/kg 以下 （オルトフェニルフェノールとしての残存量）		
ジフェニル	グレープフルーツ，レモン，オレンジ類	0.070 g/kg未満 （残存量）	貯蔵又は運搬の用に供する容器の中に入れる紙片に浸潤させて使用する場合に限る	
チアベンダゾール	かんきつ類	0.010 g/kg以下 （残存量）		
	バナナ	0.0030 g/kg以下 （〃）		
	バナナ（果肉）	0.0004 g/kg以下 （〃）		
ピリメタニル	西洋なし，マルメロ，りんご	0.014 g/kg以下 （残存量）		
	あんず，おうとう，かんきつ類（みかんを除く），すもも，もも	0.010 g/kg以下 （〃）		
フルジオキソニル	キウィー	0.020 g/kg以下 （残存量）		
	かんきつ類（みかんを除く）	0.010 g/kg以下 （〃）		
	あんず（種子を除く），おうとう（種子を除く），ざくろ，すもも（種子を除く），西洋なし，ネクタリン（種子を除く），びわ，マルメロ，もも（種子を除く），りんご	0.0050 g/kg以下 （〃）		
プロピコナゾール	かんきつ類（みかんを除く）	0.008 g/kg （残存量）		
	あんず（種子を除く） ネクタリン（種子を除く） もも（種子を除く） おうとう（果梗及び種子を除く）	0.004 g/kg以下 （〃）		
	すもも（種子を除く）	0.0006 g/kg以下 （〃）		
防虫剤				
ピペロニルブトキシド	穀類	0.024 g/kg以下		
膨張剤（膨脹剤，ベーキングパウダー又はふくらし粉）				
クエン酸カルシウム		Caとして1.0％以下 （特別用途表示の食品を除く）	食品の製造又は加工上必要不可欠な場合及び栄養の目的で使用する場合に限る	（栄養強化剤，調味料，乳化剤）
乳酸カルシウム				（栄養強化剤，調味料）
ピロリン酸二水素カルシウム				（栄養強化剤，製造用剤，乳化剤）
硫酸カルシウム				（イーストフード，栄養強化剤，豆腐用凝固剤）
リン酸三カルシウム リン酸一水素カルシウム				（イーストフード，栄養強化剤，ガムベース，製造用用剤，乳化剤）
リン酸二水素カルシウム				（イーストフード，栄養強化剤，製造用剤，乳化剤）
硫酸アルミニウムアンモニウム 硫酸アルミニウムカリウム	菓子，生菓子，パン，みそ	Alとして0.1 g/kg以下	みそに使用しないこと	（製造用剤）

物質名	対象食品	使用量	使用制限	備考（他の主な用途名）
保存料				
亜硫酸ナトリウム 次亜硫酸ナトリウム 二酸化硫黄 ピロ亜硫酸カリウム ピロ亜硫酸ナトリウム	漂白剤の項参照	漂白剤の項参照	漂白剤の項参照	（酸化防止剤，漂白剤）
安息香酸 安息香酸ナトリウム	キャビア	2.5 g/kg以下 （安息香酸として）		キャビアとはチョウザメの卵を缶詰又は瓶詰にしたもので，生食を原則とし，加熱殺菌することができない
	マーガリン	1.0 g/kg以下 （〃）	マーガリンにあってはソルビン酸，ソルビン酸カリウム，ソルビン酸カルシウム又はこれらのいずれかを含む製剤を併用する場合は安息香酸としての使用量とソルビン酸としての使用量の合計量が1.0 g/kgを超えないこと	
	清涼飲料水，シロップ，しょう油	0.60 g/kg以下 （〃）		
	菓子の製造に用いる果実ペースト及び果汁（濃縮果汁を含む）	1.0 g/kg以下 （〃）	菓子の製造に用いる果実ペースト及び果汁に対しては安息香酸ナトリウムに限る	果実ペーストとは，果実をすり潰し，又は裏ごししてペースト状にしたものをいう
ソルビン酸 ソルビン酸カリウム ソルビン酸カルシウム	チーズ	3.0 g/kg以下 （ソルビン酸として）	チーズにあってはプロピオン酸，プロピオン酸カルシウム又はプロピオン酸ナトリウムと併用する場合はソルビン酸としての使用量とプロピオン酸としての使用量の合計量が3.0 g/kgを超えないこと	キャンデッドチェリーについては漂白剤の項参照
	うに，魚肉ねり製品（魚肉すり身を除く），鯨肉製品，食肉製品	2.0 g/kg以下 （〃）		たくあん漬とは，生大根，又は干大根を塩漬けにした後，これを調味料，香辛料，色素などを加えたぬか又はふすまで漬けたものをいう。ただし一丁漬たくあん及び早漬たくあんを除く
	いかくん製品 たこくん製品	1.5 g/kg以下 （〃）		
	あん類，かす漬，こうじ漬，塩漬，しょう油漬及びみそ漬の漬物，キャンデッドチェリー，魚介乾製品（いかくん製品及びたこくん製品を除く），ジャム，シロップ，たくあん漬（一丁漬及び早漬を除く），つくだ煮，煮豆，ニョッキ，フラワーペースト類，マーガリン，みそ	1.0 g/kg以下 （〃）	マーガリンにあっては，安息香酸又は安息香酸ナトリウムと併用する場合は，ソルビン酸としての使用量と安息香酸としての使用量の合計量が1.0 g/kgを超えないこと みそ漬の漬物にあっては，原料のみそに含まれるソルビン酸及びその塩類の量を含めてソルビン酸量として1.0 g/kg以下	ニョッキとは，ゆでたじゃがいもを主原料とし，これをすりつぶして団子状にした後，再度ゆでたものをいう
	ケチャップ，酢漬の漬物，スープ（ポタージュスープを除く），たれ，つゆ，干しすもも	0.50 g/kg以下 （〃）		フラワーペースト類とは小麦粉，でんぷん，ナッツ類もしくはその加工品，ココア，チョコレート，コーヒー，果肉，果汁，いも類，豆類，又は野菜類を主原料とし，これに砂糖，油脂，粉乳，卵，小麦粉等を加え，加熱殺菌してペースト状とし，パン又は菓子に充てん又は塗布して食用に供するものをいう
	甘酒（3倍以上に希釈して飲用するものに限る），はっ酵乳（乳酸菌飲料の原料に供するものに限る）	0.30 g/kg以下 （〃）		
	果実酒，雑酒	0.20 g/kg以下 （〃）		果実酒とはぶどう酒，りんご酒，なし酒等果実を主原料として発酵させた酒類をいう
	乳酸菌飲料（殺菌したものを除く）	0.050 g/kg以下 （〃） （ただし，乳酸菌飲料原料に供するときは0.30 g/kg以下） （〃）		
	菓子の製造に用いる果実ペースト及び果汁（濃縮果汁を含む）	1.0 g/kg以下 （〃）	菓子の製造用果汁，濃縮果汁，果実ペーストはソルビン酸カリウム，ソルビン酸カルシウムに限る	
デヒドロ酢酸ナトリウム	チーズ，バター，マーガリン	0.50 g/kg以下 （デヒドロ酢酸として）		

物質名	対象食品	使用量	使用制限	備考（他の主な用途名）
ナイシン	食肉製品，チーズ（プロセスチーズを除く），ホイップクリーム類	0.0125 g/kg以下（ナイシンAを含む抗菌性ポリペプチドとして）	特別用途表示の許可又は承認を受けた場合は，この限りではない	ホイップクリーム類とは乳脂肪を主成分とする食品を主原料として泡立てたものをいう ソース類は果実ソース，チーズソース等の他，ケチャップも含む．フルーツソースは含まれない．穀類及びでん粉を主原料とする洋生菓子とはライスプディングやタピオカプディングをいう
	ソース類，ドレッシング，マヨネーズ	0.010 g/kg以下（〃）		
	プロセスチーズ，洋菓子	0.00625 g/kg以下（〃）		
	卵加工品，みそ	0.0050 g/kg以下（〃）		
	穀類及びでん粉を主原料とする洋生菓子	0.0030 g/kg以下（〃）		
パラオキシ安息香酸イソブチル パラオキシ安息香酸イソプロピル パラオキシ安息香酸エチル パラオキシ安息香酸ブチル パラオキシ安息香酸プロピル	しょう油	0.25 g/L以下（パラオキシ安息香酸として）		
	果実ソース	0.20 g/kg以下（〃）		
	酢	0.10 g/L以下（〃）		
	清涼飲料水，シロップ	0.10 g/kg以下（〃）		
	果実又は果菜（いずれも表皮の部分に限る）	0.012 g/kg以下（〃）		
プロピオン酸 プロピオン酸カルシウム プロピオン酸ナトリウム	チーズ	3.0 g/kg以下（プロピオン酸として）	チーズにあってはソルビン酸，ソルビン酸カリウム又はソルビン酸カルシウムを併用する場合は，プロピオン酸としての使用量とソルビン酸としての使用量の合計量が3.0 g/kgを超えないこと	（香料）
	パン，洋菓子	2.5 g/kg以下（〃）		
離型剤				
流動パラフィン*[1]	パン	0.10％未満（パン中の残存量）	パンの製造に際してパン生地を自動分割機で分割する際及びばい焼する際の離型を目的とする場合に限る	

2．使用基準のないもの

カッコ内は他の主な用途名の略で次のとおりとする

イ：　イーストフード	甘：　甘味料	酸防：酸化防止剤	辛：　香辛料	粘：　増粘剤
栄：　栄養強化剤	凝：　豆腐用凝固剤	酸味：酸味料	製：　製造用剤	pH：　水素イオン濃度調整剤（pH調整剤）
ガ：　ガムベース	結：　結着剤	色：　着色料	調：　調味料	漂：　漂白剤
改：　品質改良剤	光：　光沢剤	色調：色調調整剤	軟：　チューインガム軟化剤	品：　品質保持剤
かん：かんすい	香：　香料	醸：　醸造用剤	乳：　乳化剤	膨：　膨張剤

(1)　指定添加物

イーストフード

塩化アンモニウム（膨）
塩化マグネシウム（栄，凝，製）
グルコン酸カリウム（酸味，調，乳，pH，品）
グルコン酸ナトリウム（酸味，調，乳，pH，品）
酸化カルシウム（栄，製，pH）
炭酸アンモニウム（膨）
炭酸カリウム（無水）（かん，pH，膨）
炭酸カルシウム（栄，ガ，膨）
硫酸アンモニウム（醸）
硫酸マグネシウム（栄，醸，凝）
リン酸水素二アンモニウム（醸，乳）
リン酸二水素アンモニウム（醸，乳）
リン酸一水素マグネシウム（栄，pH）

栄養強化剤

〔ビタミン類〕

- L-アスコルビン酸（改，酸防，膨）
- L-アスコルビン酸カルシウム（改）
- L-アスコルビン酸2-グルコシド
- L-アスコルビン酸ステアリン酸エステル（酸防）
- L-アスコルビン酸ナトリウム（改，酸防）
- L-アスコルビン酸パルミチン酸エステル（酸防）
- エルゴカルシフェロール
- コレカルシフェロール
- ジベンゾイルチアミン
- ジベンゾイルチアミン塩酸塩
- チアミン塩酸塩
- チアミン硝酸塩
- チアミンセチル硫酸塩
- チアミンチオシアン酸塩
- チアミンナフタレン-1,5-ジスルホン酸塩
- チアミンラウリル硫酸塩
- パントテン酸ナトリウム
- ビスベンチアミン
- ビタミンA
- ビタミンA脂肪酸エステル
- ピリドキシン塩酸塩
- メチルヘスペリジン
- 葉酸
- リボフラビン（色）
- リボフラビン酪酸エステル（色）
- リボフラビン5′-リン酸エステルナトリウム（色）

〔ミネラル類〕

- L-アスコルビン酸カルシウム（改）
- 塩化第二鉄
- 塩化マグネシウム（イ，凝，製）
- クエン酸第一鉄ナトリウム
- クエン酸鉄
- クエン酸鉄アンモニウム
- 酢酸カルシウム（pH）
- 酸化カルシウム（イ，製，pH）
- 酸化マグネシウム（製）
- 水酸化マグネシウム（製）
- ステアリン酸カルシウム（製）
- 炭酸カルシウム（イ，ガ，膨）
- 炭酸マグネシウム（固，膨）
- 乳酸鉄
- ピロリン酸第二鉄
- 硫酸第一鉄（色調）
- 硫酸マグネシウム（イ，醸，凝）
- リン酸三マグネシウム
- リン酸一水素マグネシウム（イ，pH）

〔アミノ酸類〕

- L-アスパラギン酸ナトリウム（調）
- DL-アラニン（調）
- L-アルギニンL-グルタミン酸塩（調）
- L-イソロイシン（調）
- グリシン（調）
- L-グルタミン酸（調）
- L-グルタミン酸アンモニウム（調）
- L-グルタミン酸カリウム（調）
- L-グルタミン酸ナトリウム（調）
- L-グルタミン酸マグネシウム（調）
- L-テアニン（調）
- DL-トリプトファン（調）
- L-トリプトファン（調）
- DL-トレオニン（調）
- L-トレオニン（調）
- L-バリン（調）
- L-ヒスチジン塩酸塩（調）
- L-フェニルアラニン（調）
- DL-メチオニン（調）
- L-メチオニン（調）
- L-リシンL-アスパラギン酸塩（調）
- L-リシン塩酸塩（調）
- L-リシンL-グルタミン酸塩（調）

ガムベース

- グリセリン脂肪酸エステル（乳）
- ショ糖脂肪酸エステル（乳）
- ソルビタン脂肪酸エステル（乳）
- 炭酸カルシウム（イ，栄，膨）
- プロピレングリコール脂肪酸エステル（乳）

かんすい

- 炭酸カリウム（無水）（イ，pH，膨）
- 炭酸水素ナトリウム（pH，膨）
- 炭酸ナトリウム（pH，膨）
- ピロリン酸四カリウム（結，乳，膨）
- ピロリン酸二水素二ナトリウム（結，乳，pH，膨）
- ピロリン酸四ナトリウム（結，乳，膨）
- ポリリン酸カリウム（結，乳，膨）
- ポリリン酸ナトリウム（結，乳，膨）
- メタリン酸カリウム（結，乳，膨）
- メタリン酸ナトリウム（結，乳，膨）
- リン酸三カリウム（調，乳）
- リン酸水素二カリウム（調，乳，pH，膨）
- リン酸二水素カリウム（調，乳，pH，膨）
- リン酸水素二ナトリウム（調，乳，pH，膨）
- リン酸二水素ナトリウム（調，乳，pH，膨）
- リン酸三ナトリウム（調，乳）

甘味料

- アスパルテーム
- アドバンテーム
- キシリトール
- D-ソルビトール（軟，品）
- ネオテーム

結着剤

- ピロリン酸四カリウム（かん，膨，乳）
- ピロリン酸二水素二ナトリウム（かん，膨，乳，pH）
- ピロリン酸四ナトリウム（かん，膨，乳）
- ポリリン酸カリウム（かん，膨，乳）
- ポリリン酸ナトリウム（かん，膨，乳）
- メタリン酸カリウム（かん，膨，乳）
- メタリン酸ナトリウム（かん，膨，乳）

固結防止剤

- 炭酸マグネシウム（栄，膨）

殺菌料

- 高度サラシ粉（漂）

酸化防止剤

L-アスコルビン酸（栄，改，膨）
L-アスコルビン酸ナトリウム（栄，改）
L-アスコルビン酸ステアリン酸エステル（栄）
L-アスコルビン酸パルミチン酸エステル（栄）

酸味料

アジピン酸（pH，膨）
クエン酸（pH，膨）
クエン酸一カリウム（pH）
クエン酸三カリウム（pH）
クエン酸三ナトリウム（調，乳，pH）
グルコノデルタラクトン（凝，pH，膨）
グルコン酸（pH）
グルコン酸カリウム（イ，調，乳，品，pH）
グルコン酸ナトリウム（イ，調，乳，品，pH）
コハク酸（調，pH）
コハク酸一ナトリウム（調，pH）
コハク酸二ナトリウム（調，pH）
酢酸ナトリウム（調，pH）
DL-酒石酸（pH，膨）
L-酒石酸（pH，膨）
DL-酒石酸ナトリウム（調，pH）
L-酒石酸ナトリウム（調，pH）
二酸化炭素（pH）
乳酸（pH，膨）
乳酸ナトリウム（調，pH）
氷酢酸（pH）
フマル酸（pH，膨）
フマル酸一ナトリウム（調，pH，膨）
DL-リンゴ酸（pH，膨）
DL-リンゴ酸ナトリウム（調，pH，膨）
リン酸（pH）

色調調整剤

硫酸第一鉄（栄）

醸造用剤

硫酸アンモニウム（イ）
硫酸マグネシウム（イ，栄，凝）
リン酸水素二アンモニウム（イ，乳）
リン酸二水素アンモニウム（イ，乳）

製造用剤

アスパラギナーゼ
アルゴン
アンモニア
塩化マグネシウム（イ，栄，凝）
カゼインナトリウム
酸化カルシウム（イ，栄，pH）
酸化マグネシウム（栄）
水酸化マグネシウム（栄）
ステアリン酸カルシウム（栄）
ヒドロキシプロピルセルロース
ヒドロキシプロピルメチルセルロース
硫酸ナトリウム

増粘剤（安定剤・ゲル化剤又は糊料）

アセチル化アジピン酸架橋デンプン
アセチル化酸化デンプン
アセチル化リン酸架橋デンプン
アルギン酸アンモニウム
アルギン酸カリウム
アルギン酸カルシウム
アルギン酸ナトリウム
オクテニルコハク酸デンプンナトリウム（乳）
酢酸デンプン
酸化デンプン
ヒドロキシプロピル化リン酸架橋デンプン
ヒドロキシプロピルデンプン
リン酸架橋デンプン
リン酸化デンプン
リン酸モノエステル化リン酸架橋デンプン

着色料

リボフラビン（栄）
リボフラビン酪酸エステル（栄）
リボフラビン5′-リン酸エステルナトリウム（栄）

チューインガム軟化剤

グリセリン
D-ソルビトール（甘，品）

調味料

〔アミノ酸〕

L-アスパラギン酸ナトリウム（栄）
DL-アラニン（栄）
L-アルギニンL-グルタミン酸塩（栄）
L-イソロイシン（栄）
グリシン（栄）
グルタミルバリルグリシン
L-グルタミン酸（栄）
L-グルタミン酸アンモニウム（栄）
L-グルタミン酸カリウム
L-グルタミン酸ナトリウム（栄）
L-グルタミン酸マグネシウム（栄）
L-テアニン（栄）
DL-トリプトファン（栄）
L-トリプトファン（栄）
DL-トレオニン（栄）
L-トレオニン（栄）
L-バリン（栄）
L-ヒスチジン塩酸塩（栄）
L-フェニルアラニン（栄）
DL-メチオニン（栄）
L-メチオニン（栄）
L-リシンL-アスパラギン酸塩（栄）
L-リシン塩酸塩（栄）
L-リシンL-グルタミン酸塩（栄）

〔核酸〕

5′-イノシン酸二ナトリウム
5′-ウリジル酸二ナトリウム
5′-グアニル酸二ナトリウム
5′-シチジル酸二ナトリウム
5′-リボヌクレオチドカルシウム
5′-リボヌクレオチド二ナトリウム

〔有機酸〕

クエン酸三ナトリウム（酸味, 乳, pH）
グルコン酸カリウム（イ, 酸味, 乳, pH, 品）
グルコン酸ナトリウム（イ, 酸味, 乳, pH, 品）
コハク酸（酸味, pH）
コハク酸一ナトリウム（酸味, pH）
コハク酸二ナトリウム（酸味, pH）
酢酸ナトリウム（酸味, pH）
DL-酒石酸水素カリウム（pH, 膨）
L-酒石酸水素カリウム（pH, 膨）
DL-酒石酸ナトリウム（酸味, pH）
L-酒石酸ナトリウム（酸味, pH）
乳酸カリウム（pH）
乳酸ナトリウム（酸味, pH）
フマル酸一ナトリウム（酸味, pH, 膨）
DL-リンゴ酸ナトリウム（酸味, pH, 膨）

〔無機塩〕

塩化カリウム
硫酸カリウム
リン酸三カリウム（かん, 乳）
リン酸水素二カリウム（かん, 乳, pH, 膨）
リン酸二水素カリウム（かん, 乳, pH, 膨）
リン酸水素二ナトリウム（かん, 乳, pH, 膨）
リン酸二水素ナトリウム（かん, 乳, pH, 膨）
リン酸三ナトリウム（かん, 乳）

豆腐用凝固剤

塩化マグネシウム（イ, 栄, 製）
グルコノデルタラクトン（酸味, pH, 膨）
硫酸マグネシウム（栄, 醸）

乳化剤

オクテニルコハク酸デンプンナトリウム（粘）
グリセリン脂肪酸エステル（ガ）
ショ糖脂肪酸エステル（ガ）
ソルビタン脂肪酸エステル（ガ）
ヒマワリレシチン
プロピレングリコール脂肪酸エステル（ガ）

プロセスチーズ, チーズフード及びプロセスチーズ加工品については次の添加物を含める.

クエン酸三ナトリウム（酸味, 調, pH）
グルコン酸カリウム（イ, 酸味, 調, pH, 品）
グルコン酸ナトリウム（イ, 酸味, 調, pH, 品）
ピロリン酸四カリウム（かん, 結, 膨）
ピロリン酸二水素二ナトリウム（かん）
ピロリン酸四ナトリウム（かん, 結, 膨）
ポリリン酸カリウム（かん, 結, 膨）
ポリリン酸ナトリウム（かん, 結, 膨）
メタリン酸カリウム（かん, 結, 膨）
メタリン酸ナトリウム（かん, 結, 膨）
リン酸三カリウム（かん, 調）
リン酸水素二アンモニウム（イ, 醸）
リン酸二水素アンモニウム（イ, 醸）
リン酸水素二カリウム（かん, 調, pH, 膨）
リン酸二水素カリウム（かん, 調, pH, 膨）
リン酸水素二ナトリウム（かん, 調, pH, 膨）
リン酸二水素ナトリウム（かん, 調, pH, 膨）
リン酸三ナトリウム（かん, 調）

漂白剤

高度サラシ粉（殺）

品質改良剤

L-アスコルビン酸（栄, 酸防, 膨）
L-アスコルビン酸カルシウム（栄）
L-アスコルビン酸ナトリウム（栄, 酸防）

品質保持剤

D-ソルビトール（甘, 軟）
グルコン酸カリウム（イ, 酸味, 調, 乳, pH）
グルコン酸ナトリウム（イ, 酸味, 調, 乳, pH）

膨張剤（膨脹剤, ベーキングパウダー又はふくらし粉）

アジピン酸（酸味, pH）
L-アスコルビン酸（栄, 改, 酸防）
塩化アンモニウム（イ）
クエン酸（酸味, pH）
グルコノデルタラクトン（凝, 酸味, pH）
DL-酒石酸（酸味, pH）
L-酒石酸（酸味, pH）
DL-酒石酸水素カリウム（調, pH）
L-酒石酸水素カリウム（調, pH）
炭酸アンモニウム（イ）
炭酸カリウム（無水）（イ, かん, pH）
炭酸カルシウム（イ, 栄, ガ）
炭酸水素アンモニウム
炭酸水素ナトリウム（かん, pH）
炭酸ナトリウム（かん, pH）
炭酸マグネシウム（栄, 固）
乳酸（酸味, pH）
ピロリン酸四カリウム（かん, 結, 乳）
ピロリン酸二水素二ナトリウム（かん, 結, 乳, pH）
ピロリン酸四ナトリウム（かん, 結, 乳）
フマル酸（酸味, pH）
フマル酸一ナトリウム（酸味, 調, pH）
ポリリン酸カリウム（かん, 結, 乳）
ポリリン酸ナトリウム（かん, 結, 乳）
メタリン酸カリウム（かん, 結, 乳）
メタリン酸ナトリウム（かん, 結, 乳）
DL-リンゴ酸（酸味, pH）
DL-リンゴ酸ナトリウム（酸味, 調, pH）
リン酸水素二カリウム（かん, 調, 乳, pH）
リン酸二水素カリウム（かん, 調, 乳, pH）
リン酸水素二ナトリウム（かん, 調, 乳, pH）
リン酸二水素ナトリウム（かん, 調, 乳, pH）

食品に係る表示の方法（食品衛生学雑誌第61巻１号，2020より）

農林物資の規格化等に関する法律（JAS法），食品衛生法及び健康増進法の表示に関する規定の一元化が検討され，食品表示法（平成25年法律第70号），食品表示基準（平成27年内閣府令第10号）が公布され，平成27年4月1日より施行された。これに伴い，食品添加物の表示に関する従来の通知等は廃止され，食品表示基準について（平成27年3月30日消食表第139号　改正　令和元年９月19日消食表第317号，以下「通知」という）および食品表示基準Q&Aについて（平成27年3月30日消食表第140号　改正　令和元年９月19日消食表第320号）に移行された。

1. 表示の対象となる添加物

食品に含まれる添加物については，栄養強化の目的で使用した添加物，加工助剤及びキャリーオーバーを除き，全て当該添加物を含む旨（以下「物質名」という）を表示するものであること。

ただし，加工助剤とは，食品の加工の際に添加されるものであって，当該食品の完成前に除去されるもの，当該食品の原材料に起因してその食品中に通常含まれる成分と同じ成分に変えられ，かつ，その成分の量を明らかに増加させるものではないもの又は当該食品中に含まれる量が少なく，かつ，その成分による影響を当該食品に及ぼさないものをいう。

キャリーオーバーとは，食品の原材料の製造又は加工の過程において使用され，かつ，当該食品の製造又は加工の過程において使用されないものであって，当該食品中には当該添加物が効果を発揮することができる量より少ない量しか含まれていないものをいう。

2. 表示の方法

⑴ 指定添加物の表示

食品表示基準別表第8に掲げるもの（類又は誘導体として指定されている18項目の香料）を除き，食品衛生法施行規則（昭和23年厚生省令第23号。以下「規則」という。）別表第1に掲げる名称により行うこと。規則別表第1に掲げる名称のほかに一般に広く使用されている名称（簡略名又は類別名。以下「簡略名」という。）を用いることができる添加物及びその簡略名は，通知別添添加物1-1（簡略名又は類別名一覧表）に掲げる範囲であること。また，同種の機能の添加物を併用する場合は，通知別添　添加物1-2（同種の機能の添加物を併用した場合における簡略名の例）に掲げる例示に従い簡略化した表示を用いても差し支えない。

⑵ 既存添加物の表示

既存添加物名簿（平成8年厚生省告示第120号。以下「名簿」という。）に掲げる添加物（以下「既存添加物」という。）の物質名の表示は，名簿に掲げる名称又は通知別添　添加物2-1（既存添加物名簿収載品目リスト）に掲げる品名（細分類の品名を含む。）により行うこと。また，通知別添　添加物2-1の「簡略名又は類別名」（細分類の簡略名又は類別名を含む。）の項に示した名称を物質名の表示に代えて使用できる。

⑶ 食品衛生法第4条第3項に規定する天然香料（「天然香料」）の表示

通知別添　添加物2-2（天然香料基原物質リスト）に掲げる基原物質名又は別名により行うこと。なお，天然香料の物質名表示にあっては，基原物質名又は別名に「香料」の文字を付すこと。通知別添　添加物2-2に記載のない天然香料の物質名の表示は，当該添加物であることが特定できる科学的に適切な名称をもって行うこと。

⑷ 一般に食品として飲食に供されている物であって添加物として使用されるもの（「一般飲食物添加物」）の表示

通知別添　添加物2-3（一般に食品として飲食に供されている物であって添加物として使用される品目リスト）に掲げる品名（細分類の品名を含む），簡略名または類別名（細分類の品名，簡略名又は類別名を含む）により行うこと。通知別添　添加物2-3に記載のない一般飲食物添加物の物質名の表示は，当該添加物であることが特定できる科学的に適切な名称をもって行うこと。

⑸ 用途名併記

甘味料，着色料，保存料，増粘剤・安定剤・ゲル化剤・糊料，酸化防止剤，発色剤，漂白剤，防かび剤（防ばい剤）としての使用が主たる用途である添加物については物質名と用途名を併記すること。ただし，着色の目的で使用される添加物は，物質名の表示中に「色」の文字を含む場合には，用途名表示は省略できる。増粘剤の用途で多糖類を2種以上併用する場合は簡略名として「増粘多糖類」を使用しても差支えなく，この場合，「増粘剤又は糊料」の用途名は省略することができる（例示：通知別添　添加物1-3，添加物2-1及び通知別添　添加物2-3）。

⑹ 一括名表示

食品表示基準別表第7の上欄に掲げる目的で使用される添加物は，下欄に掲げる名称（以下「一括名」という。）をもって，物質名の表示に代えることができる。該当する名称は下記の通りである。

イーストフード，ガムベース，かんすい，酵素，光沢剤，香料，酸味料，チューインガム軟化剤，調味料（甘味料及び酸味料に該当するものを除く。），豆腐用凝固剤，苦味料，乳化剤，水素イオン濃度調整剤，膨張剤

ただし，調味料にあっては，例えばアミノ酸のみから構成される場合は「調味料（アミノ酸）」，主としてアミノ酸から構成される場合は「調味料（アミノ酸等）」，有機酸のみから構成される場合は「調味料（有機酸）」，主として無機塩から構成される場合は「調味料（無機塩等）」と表示するものとする。香料は合成香料と，チューインガム軟化剤は軟化剤と，豆腐用凝固剤は凝固剤と，膨張剤は膨張剤，ベーキングパウダー又はふくらし粉と表示することができる（通知別添　添加物1-4（各一括名の定義及びその添加物の範囲）。

3. 表示の際の注意

⑴ 微粒二酸化ケイ素をろ過助剤の目的以外で食品に使用する場合にあっては，加工助剤には該当せず，食品への添加物表示は，物質名により行うこととなる。

⑵ 原材料に由来する添加物については，主要原材料か否かを問わず，食品表示基準第3条第1項の表の添加物の項の1にいうキャリーオーバーに該当する場合に表示が免除される。

⑶ 指定添加物のうち栄養強化の目的で使用されたものと認められる添加物の範囲は，通知別添　添加物1-5（栄養強化の目的が考えられる添加物の範囲）のとおりである。また，指定添加物以外の添加物であって，栄養強化の目的で使用されたものと認められる添加物の範囲は，通知別添　添加物2-1（既存添加物名簿収載品目リスト）及び通知別添　添加物2-3（一般に食品として飲食に供されている物であって添加物として使用される品目リスト）の用途の項に「強化剤」として例示されている。なお，これらの添加物を栄養強化以外の目的で使用する場合には，物質名の表示が必要である。

⑷ 調製粉乳及び調整液状乳にあっては，栄養強化の目的で使用されたものであっても，従来どおり主要な混合物として表示

が必要である。

(5) 容器包装に入れないで販売される食品のうち，通知別添　添加物1-6に掲げる添加物を使用した食品にあっては，当該添加物を使用した旨の表示をするよう，指導されている。なお，その際には，陳列用容器，値札若しくは商品名を表示した札又はこれらに近接した掲示物に表示するよう，指導されている。

(6) $_{D}$-マンニトールについては，調味料としての使用は$_{D}$-マンニトールを塩化カリウム及びグルタミン酸塩を配合した製剤（$_{D}$-マンニトールが塩化カリウム，グルタミン酸塩及び$_{D}$-マンニトールの合計量の80%以下である場合に限る。）として使用する場合に限って認められていることに鑑み，当該調味料製剤を使用した食品の添加物表示は，一括名を使用せずに，これら3つの添加物の物質名を列記するよう，指導されている。

(7) クエン酸一カリウム及びクエン酸三カリウム，$_{L}$-グルタミン酸カリウム，$_{L}$-グルタミン酸カルシウム，$_{L}$-グルタミン酸マグネシウム並びに水酸化カリウムについては，調味料又は加工助剤として用いられているものであるが，塩の分散化の目的で当該添加物の使用が認められたことに鑑み，当該添加物を使用した食品の表示は，物質名を表示するよう，指導されている。

(8) 物理的処理（酸処理，アルカリ処理，漂白処理といった加水分解程度の簡単な化学的処理を含む。）又は酵素的処理を行ったでん粉については食品として取り扱うことから，これを加工デンプンと併用する場合には，物理的処理又は酵素的処理を行ったでん粉については原材料としての表示を，加工デンプンについては添加物としての表示をするよう，指導されている。

(9) 食品の製造に使用することを目的として，加工デンプンとその他原材料を用いて製造されたものは，添加物製剤と解される。ただし，加工デンプンとその他の原材料との混合等を行って製造されたものであって，調理を経て食品として喫食することを目的としたものは，加工食品と解されること（食品の例：パン，菓子，うどん，わらび餅，唐揚げ粉等の製造に用いられるミックスパウダー及び液状ミックス。ただし，このようなミックスパウダー等の製造に用いることを目的として製造されたものは，添加物製剤となる。）。

(10) 加工デンプンを単独使用し製造した「餅」や水・砂糖・香料・色素以外は加工デンプンだけからなる「わらび餅」，加工デンプン100%のものを例えば「片栗粉」や「わらび粉」として販売する場合，「餅」「わらび餅」はそのまま食品として喫食されるものであり，また，「片栗粉」「わらび粉」は調理を経て食品として喫食することを目的としているものであるため，「餅」や「わらび餅」等そのもの自体は添加物製剤ではなく，加工食品と解される。このため，「餅」や「わらび餅」等の加工食品の表示に当たっては，添加物として加工デンプンを表示する必要がある。

(11) サッカリン又はサッカリンナトリウムを含む食品については，量り売り等する場合であっても，製造業者又は卸売業者は最終小売業者においてサッカリン又はサッカリンナトリウム含有の有無が確認できるような措置を講ずること。

(12) 添加物の表示においては，いずれの場合においても「天然」又はこれに類する表現の使用は認められない。

(13) 一般用加工食品の名称等は邦文をもって（原則として，漢字，平仮名，片仮名又はアラビア数字を用いて表示すること），当該食品を一般に購入し，又は使用する者が読みやすく，理解しやすいような用語により正確に行う。

(14) 「$_{L}$-フェニルアラニン化合物を含む旨」の表示は，「$_{L}$-フェニルアラニン化合物を含む」等と表示すること。
ただし，「$_{L}$-フェニルアラニン化合物を含む旨」の表示については，表示可能面積がおおむね30平方センチメートル以下であっても省略することができないが，表示可能面積がおおむね30平方センチメートル以下のものに限り，その文字数の多さにより表示が困難な場合は，「$_{L}$-フェニルアラニン化合物を含む」の文言を以下のとおりとすることができる。

① 添加物を表示する場合
アスパルテーム（フェニルアラニン）

② 添加物を省略する場合
フェニルアラニンを含む

遺伝子組換え食品およびアレルゲンを含む食品の表示　（食品衛生学雑誌第61巻1号，2020より）

食品表示法（平成25年法律第70号）第4条第1項の規定に基づく食品表示基準（平成27年内閣府令第10号）第3条第2項及び第18条第2項に定める遺伝子組換え食品に関する表示とアレルゲンを含む食品に関する表示が必要になっている。

1. 遺伝子組換え食品に係る表示の基準

①組換えDNA技術応用作物（以下「遺伝子組換え作物」という。）及びその加工食品については，以下の区分により表示を行うことにしている。

イ 分別生産流通管理が行われたことを確認した遺伝子組換え作物である別表第1に掲げた対象農産物又はこれを原材料とする加工食品（当該加工食品を原材料とするものを含む。）については，「遺伝子組換え」の記載を行う。

ロ 生産，流通又は加工のいずれかの段階で遺伝子組換え農作物及び非遺伝子組換え農作物が分別されていない別表第1に掲げた農作物である食品又はこれを原材料とする加工食品については，「遺伝子組換え不分別」の記載を行う。

ハ 分別生産流通管理が行われたことを確認した非遺伝子組換え農作物である別表第1に掲げた農作物又はこれを原材料とする加工食品（当該加工食品を原材料とするものを含む。）については，任意表示として，「遺伝子組換えでないものを分別」，「遺伝子組換えでない」の記載を行うことができる。

②以下に掲げる食品については，遺伝子組換え農作物である旨又は遺伝子組換え農作物及び非遺伝子組換え農作物が分別されていない旨の表示を省略することができる。

イ 別表第1及び別表2に掲げる農作物又はこれを原材料とする加工食品を主な原材料（原材料の重量に占める割合の高い原材料の上位3位までのもので，かつ，原材料の重量に占める割合が5%以上のものをいう。）としない加工食品

ロ 加工工程後も組み換えられたDNA又はこれによって生じたたんぱく質が残存するものとして別表第1及び2の下欄に掲げる加工食品以外の加工食品

ハ 直接一般消費者に販売されない食品

③分別生産流通管理を行ったにもかかわらず，意図せざる遺伝子組換え農作物又は非遺伝子組換え農作物の一定の混入があった場合においても，分別生産流通管理が行われていることの確認が適切に行われている場合にあっては，分別生産流通管理が行われたものとみなすこと。ここでいう「一定の混入」とは，遺伝子組換え大豆及びとうもろこしの混入が5%以下であること。

2. アレルゲンを含む食品に係る表示について

(1) 特定原材料を原材料として含む食品に係る表示の基準

①食物アレルギー症状を引き起こすことが明らかになった食品のうち，特に発症数，重篤度から勘案して表示する必要性の高い「えび」，「かに」，「小麦」，「そば」，「卵」，「乳」及び「落花生」の7品目（以下「特定原材料」という。）を食品表示基準別表14に掲げ，特定原材料を原材料とする加工食品及び特定原材料に由来する添加物を含む食品に関しては当該特定原材料を含む旨を記載しなければならない。

②アレルゲンに関する表示の基準は，遺伝子組換え食品に係る表示と異なり，一般消費者に直接販売されない食品の原材料も含め，食品流通の全ての段階において，表示が義務づけられる。

③特定原材料に由来する添加物にあっては，「食品添加物」の文字及び当該添加物が特定原材料に由来する旨を表示すること。

④特定原材料に由来する添加物を含む食品にあっては，当該添加物を含む旨及び「添加物名（○○由来）」等当該食品に含まれる添加物が特定原材料に由来する旨を表示すること。

(2) 特定原材料に準ずるものを原材料として含む食品に係る表示の基準（平成27年3月30日消費表第139号）

アレルゲンを含む食品として，規則では「特定原材料」7品目が列挙されているが，食物アレルギー症状を引き起こすことが明らかになった食品のうち，症例数や重篤な症状を呈する者の数が継続して相当数みられるが，特定原材料に比べると少ないものを特定原材料に準ずるものとして，「アーモンド」，「あわび」，「いか」，「いくら」，「オレンジ」，「カシューナッツ」，「キウイフルーツ」，「牛肉」，「くるみ」，「ごま」，「さけ」，「さば」，「大豆」，「鶏肉」，「バナナ」，「豚肉」，「まつたけ」，「もも」，「やまいも」，「りんご」，「ゼラチン」の21品目について，これらを原材料として含む加工食品については，当該食品を原材料として含む旨を可能な限り表示するよう努めること。

別表第1

作　　　物	加　工　食　品
大豆（枝豆及び大豆もやしを含む。）	1. 豆腐類及び油揚げ類 2. 凍豆腐，おから及びゆば 3. 納豆 4. 豆乳類 5. みそ 6. 大豆煮豆 7. 大豆缶詰及び大豆瓶詰 8. きな粉 9. 大豆いり豆 10. 第1号から前号までに掲げるものを主な原材料とするもの 11. 調理用の大豆を主な原材料とするもの 12. 大豆粉を主な原材料とするもの 13. 大豆たんぱくを主な原材料とするもの 14. 枝豆を主な原材料とするもの 15. 大豆もやしを主な原材料とするもの
とうもろこし	1. コーンスナック菓子 2. コーンスターチ 3. ポップコーン 4. 冷凍とうもろこし 5. とうもろこし缶詰及びとうもろこし瓶詰 6. コーンフラワーを主な原材料とするもの 7. コーングリッツを主な原材料とするもの（コーンフレークを除く。） 8. 調理用のとうもろこしを主な原材料とするもの 9. 第1号から第5号までに掲げるものを主な原材料とするもの
ばれいしよ	1. ポテトスナック菓子 2. 乾燥ばれいしよ 3. 冷凍ばれいしよ 4. ばれいしよでん粉 5. 調理用のばれいしよを主な原材料とするもの 6. 第1号から第4号までに掲げるものを主な原材料とするもの
菜種	
綿実	
アルファルファ	アルファルファを主な原材料とするもの
てん菜	調理用のてん菜を主な原材料とするもの
パパイヤ	パパイヤを主な原材料とするもの

別表第2

形　　　質	加　工　食　品	対象農産物
高オレイン酸	1 大豆を主な原材料とするもの（脱脂されたことにより，上欄に掲げる形質を有しなくなったものを除く。） 2 1に掲げるものを主な原材料とするもの	大豆
ステアリドン酸産生		
高リシン	1 とうもろこしを主な原材料とするもの（上欄に掲げる形質を有しなくなったものを除く。） 2 1に掲げるものを主な原材料とするもの	とうもろこし

食品衛生法（抄）（昭和22年12月24日　法律第233号）
最終改正　（平成30年６月15日　法律第53号）

第一章　総則

第一条　この法律は，食品の安全性の確保のために公衆衛生の見地から必要な規制その他の措置を講ずることにより，飲食に起因する衛生上の危害の発生を防止し，もつて国民の健康の保護を図ることを目的とする。

第二条　国，都道府県，地域保健法（昭和二十二年法律第百一号）第五条第一項の規定に基づく政令で定める市（以下「保健所を設置する市」という。）及び特別区は，教育活動及び広報活動を通じた食品衛生に関する正しい知識の普及，食品衛生に関する情報の収集，整理，分析及び提供，食品衛生に関する研究の推進，食品衛生に関する検査の能力の向上並びに食品衛生の向上にかかわる人材の養成及び資質の向上を図るために必要な措置を講じなければならない。

② 国，都道府県，保健所を設置する市及び特別区は，食品衛生に関する施策が総合的かつ迅速に実施されるよう，相互に連携を図らなければならない。

③ 国は，食品衛生に関する情報の収集，整理，分析及び提供並びに研究並びに輸入される食品，添加物，器具及び容器包装についての食品衛生に関する検査の実施を図るための体制を整備し，国際的な連携を確保するために必要な措置を講ずるとともに，都道府県，保健所を設置する市及び特別区（以下「都道府県等」という。）に対し前二項の責務が十分に果たされるように必要な技術的援助を与えるものとする。

第三条　食品等事業者（食品若しくは添加物を採取し，製造し，輸入し，加工し，調理し，貯蔵し，運搬し，若しくは販売すること若しくは器具若しくは容器包装を製造し，輸入し，若しくは販売することを営む人若しくは法人又は学校，病院その他の施設において継続的に不特定若しくは多数の者に食品を供与する人若しくは法人をいう。以下同じ。）は，その採取し，製造し，輸入し，加工し，調理し，貯蔵し，運搬し，販売し，不特定若しくは多数の者に授与し，又は営業上使用する食品，添加物，器具又は容器包装（以下「販売食品等」という。）について，自らの責任においてそれらの安全性を確保するため，販売食品等の安全性の確保に係る知識及び技術の習得，販売食品等の原材料の安全性の確保，販売食品等の自主検査の実施その他の必要な措置を講ずるよう努めなければならない。

② 食品等事業者は，販売食品等に起因する食品衛生上の危害の発生の防止に必要な限度において，当該食品等事業者に対して販売食品等又はその原材料の販売を行つた者の名称その他必要な情報に関する記録を作成し，これを保存するよう努めなければならない。

③ 食品等事業者は，販売食品等に起因する食品衛生上の危害の発生を防止するため，前項に規定する記録の国，都道府県等への提供，食品衛生上の危害の原因となつた販売食品等の廃棄その他の必要な措置を適確かつ迅速に講ずるよう努めなければならない。

第四条　この法律で食品とは，全ての飲食物をいう。ただし，医薬品，医療機器等の品質，有効性及び安全性の確保等に関する法律（昭和三十五年法律第百四十五号）に規定する医薬品，医薬部外品及び再生医療等製品は，これを含まない。

② この法律で添加物とは，食品の製造の過程において又は食品の加工若しくは保存の目的で，食品に添加，混和，浸潤その他の方法によつて使用する物をいう。

③ この法律で天然香料とは，動植物から得られた物又はその混合物で，食品の着香の目的で使用される添加物をいう。

④ この法律で器具とは，飲食器，割ぼう具その他食品又は添加物の採取，製造，加工，調理，貯蔵，運搬，陳列，授受又は摂取の用に供され，かつ，食品又は添加物に直接接触する機械，器具その他の物をいう。ただし，農業及び水産業における食品の採取の用に供される機械，器具その他の物は，これを含まない。

⑤ この法律で容器包装とは，食品又は添加物を入れ，又は包んでいる物で，食品又は添加物を授受する場合そのままで引き渡すものをいう。

⑥ この法律で食品衛生とは，食品，添加物，器具及び容器包装を対象とする飲食に関する衛生をいう。

⑦ この法律で営業とは，業として，食品若しくは添加物を採取し，製造し，輸入し，加工し，調理し，貯蔵し，運搬し，若しくは販売すること又は器具若しくは容器包装を製造し，輸入し，若しくは販売することをいう。ただし，農業及び水産業における食品の採取業は，これを含まない。

⑧ この法律で営業者とは，営業を営む人又は法人をいう。

⑨ この法律で登録検査機関とは，第三十三条第一項の規定により厚生労働大臣の登録を受けた法人をいう。

第二章　食品及び添加物

第五条　販売（不特定又は多数の者に対する販売以外の授与を含む。以下同じ。）の用に供する食品又は添加物の採取，製造，加工，使用，調理，貯蔵，運搬，陳列及び授受は，清潔で衛生的に行われなければならない。

第六条　次に掲げる食品又は添加物は，これを販売し（不特定又は多数の者に授与する販売以外の場合を含む。以下同じ。），又は販売の用に供するために，採取し，製造し，輸入し，加工し，使用し，調理し，貯蔵し，若しくは陳列してはならない。

一　腐敗し，若しくは変敗したもの又は未熟であるもの。ただし，一般に人の健康を損なうおそれがなく飲食に適すると認められているものは，この限りでない。

二　有毒な，若しくは有害な物質が含まれ，若しくは付着し，又はこれらの疑いがあるもの。ただし，人の健康を損なうおそれがない場合として厚生労働大臣が定める場合においては，この限りでない。

三　病原微生物により汚染され，又はその疑いがあり，人の健康を損なうおそれがあるもの。

四　不潔，異物の混入又は添加その他の事由により，人の健康を損なうおそれがあるもの。

第七条　厚生労働大臣は，一般に飲食に供されることがなかつた物であつて人の健康を損なうおそれがない旨の確証がないもの又はこれを含む物が新たに食品として販売され，又は販売されることとなつた場合において，食品衛生上の危害の発生を防止するため必要があると認めるときは，薬事・食品衛生審議会の意見を聴いて，それらの物を食品として販売することを禁止することができる。

② 厚生労働大臣は，一般に食品として飲食に供されている物であつて当該物の通常の方法と著しく異なる方法により飲食に供されているものについて，人の健康を損なうおそれがない旨の確証がなく，食品衛生上の危害の発生を防止するため必要があると認めるときは，薬事・食品衛生審議会の意見を聴いて，その物を食品として販売することを禁止することができる。

③ 厚生労働大臣は，食品によるものと疑われる人の健康に係る重大な被害が生じた場合において，当該被害の態様からみて当該食品に当該被害を生ずるおそれのある一般に飲食に供されることがなかつた物が含まれていることが疑われる場合において，食品衛生上の危害の発生を防止するため必要があると認めるときは，薬事・食品衛生審議会の意見を聴いて，その食品を販売することを禁止することができる。

④ 厚生労働大臣は，前三項の規定による販売の禁止をした場合において，厚生労働省令で定めるところにより，当該禁止に関し利害関係を有する者の申請に基づき，又は必要に応じ，当該禁止に係る物又は食品に起因する食品衛生上の危害が発生するおそれがないと認めるとき

は，薬事・食品衛生審議会の意見を聴いて，当該禁止の全部又は一部を解除するものとする。
⑤　厚生労働大臣は，第一項から第三項までの規定による販売の禁止をしたとき，又は前項の規定による禁止の全部若しくは一部の解除をしたときは，官報で告示するものとする。

第八条　食品衛生上の危害の発生を防止する見地から特別の注意を必要とする成分又は物であつて，厚生労働大臣が薬事・食品衛生審議会の意見を聴いて指定したもの（第三項及び第六十四条第一項において「指定成分等」という。）を含む食品（以下この項において「指定成分等含有食品」という。）を取り扱う営業者は，その取り扱う指定成分等含有食品が人の健康に被害を生じ，又は生じさせるおそれがある旨の情報を得た場合は，当該情報を，厚生労働省令で定めるところにより，遅滞なく，都道府県知事，保健所を設置する市の市長又は特別区の区長（以下「都道府県知事等」という。）に届け出なければならない。
②　都道府県知事等は，前項の規定による届出があつたときは，当該届出に係る事項を厚生労働大臣に報告しなければならない。
③　医師，歯科医師，薬剤師その他の関係者は，指定成分等の摂取によるものと疑われる人の健康に係る被害の把握に努めるとともに，都道府県知事等が，食品衛生上の危害の発生を防止するため指定成分等の摂取によるものと疑われる人の健康に係る被害に関する調査を行う場合において，当該調査に関し必要な協力を要請されたときは，当該要請に応じ，当該被害に関する情報の提供その他必要な協力をするよう努めなければならない。

第九条　厚生労働大臣は，特定の国若しくは地域において採取され，製造され，加工され，調理され，若しくは貯蔵され，又は特定の者により採取され，製造され，加工され，調理され，若しくは貯蔵される特定の食品又は添加物について，第二十六条第一項から第三項まで又は第二十八条第一項の規定による検査の結果次に掲げる食品又は添加物に該当するものが相当数発見されたこと，生産地における食品衛生上の管理の状況その他の厚生労働省令で定める事由からみて次に掲げる食品又は添加物に該当するものが相当程度含まれるおそれがあると認められる場合において，人の健康を損なうおそれの程度その他の厚生労働省令で定める事項を勘案して，当該特定の食品又は添加物に起因する食品衛生上の危害の発生を防止するため特に必要があると認めるときは，薬事・食品衛生審議会の意見を聴いて，当該特定の食品又は添加物を販売し，又は販売の用に供するために，採取し，製造し，輸入し，加工し，使用し，若しくは調理することを禁止することができる。
一　第六条各号に掲げる食品又は添加物
二　第十二条に規定する食品
三　第十三条第一項の規定により定められた規格に合わない食品又は添加物
四　第十三条第一項の規定により定められた基準に合わない方法により添加物を使用した食品
五　第十三条第三項に規定する食品
②　厚生労働大臣は，前項の規定による禁止をしようとするときは，あらかじめ，関係行政機関の長に協議しなければならない。
③　厚生労働大臣は，第一項の規定による禁止をした場合において，当該禁止に関し利害関係を有する者の申請に基づき，又は必要に応じ，厚生労働省令で定めるところにより，当該禁止に係る特定の食品又は添加物に起因する食品衛生上の危害が発生するおそれがないと認めるときは，薬事・食品衛生審議会の意見を聴いて，当該禁止の全部又は一部を解除するものとする。
④　厚生労働大臣は，第一項の規定による禁止をしたとき，又は前項の規定による禁止の全部若しくは一部の解除をしたときは，官報で告示するものとする。

第十条　第一号若しくは第三号に掲げる疾病にかかり，若しくはその疑いがあり，第一号若しくは第三号に掲げる異常があり，又はへい死した獣畜（と畜場法（昭和二十八年法律第百十四号）第三条第一項に規定する獣畜及び厚生労働省令で定めるその他の物をいう。以下同じ。）の肉，骨，乳，臓器及び血液又は第二号若しくは第三号に掲げる疾病にかかり，若しくはその疑いがあり，第二号若しくは第三号に掲げる異常があり，又はへい死した家きん（食鳥処理の事業の規制及び食鳥検査に関する法律（平成二年法律第七十号）第二条第一号に規定する食鳥及び厚生労働省令で定めるその他の物をいう。以下同じ。）の肉，骨及び臓器は，厚生労働省令で定める場合を除き，これを食品として販売し，又は食品として販売の用に供するために，採取し，加工し，使用し，調理し，貯蔵し，若しくは陳列してはならない。ただし，へい死した獣畜又は家きんの肉，骨及び臓器であつて，当該職員が，人の健康を損なうおそれがなく飲食に適すると認めたものは，この限りでない。
一　と畜場法第十四条第六項各号に掲げる疾病又は異常
二　食鳥処理の事業の規制及び食鳥検査に関する法律第十五条第四項各号に掲げる疾病又は異常
三　前二号に掲げる疾病又は異常以外の疾病又は異常であつて厚生労働省令で定めるもの
②　獣畜の肉，乳及び臓器並びに家きんの肉及び臓器並びに厚生労働省令で定めるこれらの製品（以下この項において「獣畜の肉等」という。）は，輸出国の政府機関によつて発行され，かつ，前項各号に掲げる疾病にかかり，若しくはその疑いがあり，同項各号に掲げる異常があり，又はへい死した獣畜の肉，乳若しくは臓器若しくは家きんの肉若しくは臓器又はこれらの製品でない旨その他厚生労働省令で定める事項（以下この項において「衛生事項」という。）を記載した証明書又はその写しを添付したものでなければ，これを食品として販売の用に供するために輸入してはならない。ただし，厚生労働省令で定める国から輸入する獣畜の肉等であつて，当該獣畜の肉等に係る衛生事項が当該国の政府機関から電気通信回線を通じて，厚生労働省の使用に係る電子計算機（入出力装置を含む。）に送信され，当該電子計算機に備えられたファイルに記録されたものについては，この限りでない。

第十一条　食品衛生上の危害の発生を防止するために特に重要な工程を管理するための措置が講じられていることが必要なものとして厚生労働省令で定める食品又は添加物は，当該措置が講じられていることが確実であるものとして厚生労働大臣が定める国若しくは地域又は施設において製造し，又は加工されたものでなければ，これを販売の用に供するために輸入してはならない。
②　第六条各号に掲げる食品又は添加物のいずれにも該当しないことその他厚生労働省令で定める事項を確認するために生産地における食品衛生上の管理の状況の証明が必要であるものとして厚生労働省令で定める食品又は添加物は，輸出国の政府機関によつて発行され，かつ，当該事項を記載した証明書又はその写しを添付したものでなければ，これを販売の用に供するために輸入してはならない。

第十二条　人の健康を損なうおそれのない場合として厚生労働大臣が薬事・食品衛生審議会の意見を聴いて定める場合を除いては，添加物（天然香料及び一般に食品として飲食に供されている物であつて添加物として使用されるものを除く。）並びにこれを含む製剤及び食品は，これを販売し，又は販売の用に供するために，製造し，輸入し，加工し，使用し，貯蔵し，若しくは陳列してはならない。

第十三条　厚生労働大臣は，公衆衛生の見地から，薬事・食品衛生審議会の意見を聴いて，販売の用に供する食品若しくは添加物の製造，加工，使用，調理若しくは保存の方法につき基準を定め，又は販売の用に供する食品若しくは添加物の成分につき規格を定めることができる。
②　前項の規定により基準又は規格が定められたときは，その基準に合わない方法により食品若しくは添加物を製造し，加工し，使用し，調理し，若しくは保存し，その基準に合わない方法による食品若しくは添加物を販売し，若しくは輸入し，又はその規格に合わない食品若し

くは添加物を製造し，輸入し，加工し，使用し，調理し，保存し，若しくは販売してはならない。

③　農薬（農薬取締法（昭和二十三年法律第八十二号）第二条第一項に規定する農薬をいう。次条において同じ。），飼料の安全性の確保及び品質の改善に関する法律（昭和二十八年法律第三十五号）第二条第三項の規定に基づく農林水産省令で定める用途に供することを目的として飼料（同条第二項に規定する飼料をいう。）に添加，混和，浸潤その他の方法によつて用いられる物及び医薬品，医療機器等の品質，有効性及び安全性の確保等に関する法律第二条第一項に規定する医薬品であつて動物のために使用されることが目的とされているものの成分である物質（その物質が化学的に変化して生成した物質を含み，人の健康を損なうおそれのないことが明らかであるものとして厚生労働大臣が定める物質を除く。）が，人の健康を損なうおそれのない量として厚生労働大臣が薬事・食品衛生審議会の意見を聴いて定める量を超えて残留する食品は，これを販売の用に供するために製造し，輸入し，加工し，使用し，調理し，保存し，又は販売してはならない。ただし，当該物質の当該食品に残留する量の限度について第一項の食品の成分に係る規格が定められている場合については，この限りでない。

第十四条　厚生労働大臣は，前条第一項の食品の成分に係る規格として，食品に残留する農薬，飼料の安全性の確保及び品質の改善に関する法律第二条第三項 に規定する飼料添加物又は医薬品，医療機器等の品質，有効性及び安全性の確保等に関する法律第二条第一項 に規定する医薬品であつて専ら動物のために使用されることが目的とされているもの（以下この条において「農薬等」という。）の成分である物質（その物質が化学的に変化して生成した物質を含む。）の量の限度を定めるとき，同法第二条第九項 に規定する再生医療等製品であつて専ら動物のために使用されることが目的とされているもの（以下この条において「動物用再生医療等製品」という。）が使用された対象動物（同法第八十三条第一項 の規定により読み替えられた同法第十四条第二項第三号ロに規定する対象動物をいう。）の肉，乳その他の生産物について食用に供することができる範囲を定めるときその他必要があると認めるときは，農林水産大臣に対し，農薬等の成分又は動物用再生医療等製品の構成細胞，導入遺伝子その他厚生労働省令で定めるものに関する資料の提供その他必要な協力を求めることができる。

第三章　器具及び容器包装

第十五条　営業上使用する器具及び容器包装は，清潔で衛生的でなければならない。

第十六条　有毒な，若しくは有害な物質が含まれ，若しくは付着して人の健康を損なうおそれがある器具若しくは容器包装又は食品若しくは添加物に接触してこれらに有害な影響を与えることにより人の健康を損なうおそれがある器具若しくは容器包装は，これを販売し，販売の用に供するために製造し，若しくは輸入し，又は営業上使用してはならない。

第十七条　厚生労働大臣は，特定の国若しくは地域において製造され，又は特定の者により製造される特定の器具又は容器包装について，第二十六条第一項から第三項まで又は第二十八条第一項の規定による検査の結果次に掲げる器具又は容器包装に該当するものが相当数発見されたこと，製造地における食品衛生上の管理の状況その他の厚生労働省令で定める事由からみて次に掲げる器具又は容器包装に該当するものが相当程度含まれるおそれがあると認められる場合において，人の健康を損なうおそれの程度その他の厚生労働省令で定める事項を勘案して，当該特定の器具又は容器包装に起因する食品衛生上の危害の発生を防止するため特に必要があると認めるときは，薬事・食品衛生審議会の意見を聴いて，当該特定の器具又は容器包装を販売し，販売の用に供するために製造し，若しくは輸入し，又は営業上使用することを禁止することができる。

一　前条に規定する器具又は容器包装

二　次条第一項の規定により定められた規格に合わない器具又は容器包装

三　次条第三項の規定に違反する器具又は容器包装

②　厚生労働大臣は，前項の規定による禁止をしようとするときは，あらかじめ，関係行政機関の長に協議しなければならない。

③　第九条第三項及び第四項の規定は，第一項の規定による禁止が行われた場合について準用する。この場合において，同条第三項中「食品又は添加物」とあるのは，「器具又は容器包装」と読み替えるものとする。

第十八条　厚生労働大臣は，公衆衛生の見地から，薬事・食品衛生審議会の意見を聴いて，販売の用に供し，若しくは営業上使用する器具若しくは容器包装若しくはこれらの原材料につき規格を定め，又はこれらの製造方法につき基準を定めることができる。

②　前項の規定により規格又は基準が定められたときは，その規格に合わない器具若しくは容器包装を販売し，販売の用に供するために製造し，若しくは輸入し，若しくは営業上使用し，その規格に合わない原材料を使用し，又はその基準に合わない方法により器具若しくは容器包装を製造してはならない。

③　器具又は容器包装には，成分の食品への溶出又は浸出による公衆衛生に与える影響を考慮して政令で定める材質の原材料であつて，これに含まれる物質（その物質が化学的に変化して生成した物質を除く。）について，当該原材料を使用して製造される器具若しくは容器包装に含有されることが許容される量又は当該原材料を使用して製造される器具若しくは容器包装から溶出し，若しくは浸出して食品に混和することが許容される量が第一項の規格に定められていないものは，使用してはならない。ただし，当該物質が人の健康を損なうおそれのない量として厚生労働大臣が薬事・食品衛生審議会の意見を聴いて定める量を超えて溶出し，又は浸出して食品に混和するおそれがないように器具又は容器包装が加工されている場合（当該物質が器具又は容器包装の食品に接触する部分に使用される場合を除く。）については，この限りでない。

第四章　表示及び広告

第十九条　内閣総理大臣は，一般消費者に対する器具又は容器包装に関する公衆衛生上必要な情報の正確な伝達の見地から，消費者委員会の意見を聴いて，前条第一項の規定により規格又は基準が定められた器具又は容器包装に関する表示につき，必要な基準を定めることができる。

②　前項の規定により表示につき基準が定められた器具又は容器包装は，その基準に合う表示がなければ，これを販売し，販売の用に供するために陳列し，又は営業上使用してはならない。

③　販売の用に供する食品及び添加物に関する表示の基準については，食品表示法（平成二十五年法律第七十号）で定めるところによる。

第二十条　食品，添加物，器具又は容器包装に関しては，公衆衛生に危害を及ぼすおそれがある虚偽の又は誇大な表示又は広告をしてはならない。

第五章　食品添加物公定書

第二十一条　厚生労働大臣及び内閣総理大臣は，食品添加物公定書を作成し，第十三条第一項の規定により基準又は規格が定められた添加物及び食品表示法第四条第一項の規定により基準が定められた添加物につき当該基準及び規格を収載するものとする。

第六章　監視指導

第二十一条の二　国及び都道府県等は，食品，添加物，器具又は容器包装に起因する中毒患者又はその疑いのある者（以下「食中毒患者等」という。）の広域にわたる発生又はその拡大を防止し，及び広域にわたり流通する食品，添加物，器具又は容器包装に関してこの法律又はこの法律に基づく命令若しくは処分に係る違反を防止するため，その行う食品衛生に関する監視又は指導（以下「監視指導」という。）が総合的かつ迅速に実施されるよう，相互に連携を図りながら協力しなければならない。
第二十一条の三　厚生労働大臣は，監視指導の実施に当たつての連携協力体制の整備を図るため，厚生労働省令で定めるところにより，国，都道府県等その他関係機関により構成される広域連携協議会（以下この条及び第六十条の二において「協議会」という。）を設けることができる。
②　協議会は，必要があると認めるときは，当該協議会の構成員以外の都道府県等その他協議会が必要と認める者をその構成員として加えることができる。
③　協議会において協議が調つた事項については，協議会の構成員は，その協議の結果を尊重しなければならない。
④　前三項に定めるもののほか，協議会の運営に関し必要な事項は，協議会が定める。
第二十二条　厚生労働大臣及び内閣総理大臣は，国及び都道府県等が行う監視指導の実施に関する指針（以下「指針」という。）を定めるものとする。
②　指針は，次に掲げる事項について定めるものとする。
一　監視指導の実施に関する基本的な方向
二　重点的に監視指導を実施すべき項目に関する事項
三　監視指導の実施体制に関する事項
四　監視指導の実施に当たつての国，都道府県等その他関係機関相互の連携協力の確保に関する事項
五　その他監視指導の実施に関する重要事項
③　厚生労働大臣及び内閣総理大臣は，指針を定め，又はこれを変更したときは，遅滞なく，これを公表するとともに，都道府県知事等に通知しなければならない。
第二十三条　厚生労働大臣は，指針に基づき，毎年度，翌年度の食品，添加物，器具及び容器包装の輸入について国が行う監視指導の実施に関する計画（以下「輸入食品監視指導計画」という。）を定めるものとする。
②　輸入食品監視指導計画は，次に掲げる事項について定めるものとする。
一　生産地の事情その他の事情からみて重点的に監視指導を実施すべき項目に関する事項
二　輸入を行う営業者に対する自主的な衛生管理の実施に係る指導に関する事項
三　その他監視指導の実施のために必要な事項
③　厚生労働大臣は，輸入食品監視指導計画を定め，又はこれを変更したときは，遅滞なく，これを公表するものとする。
④　厚生労働大臣は，輸入食品監視指導計画の実施の状況について，公表するものとする。
第二十四条　都道府県知事等は，指針に基づき，毎年度，翌年度の当該都道府県等が行う監視指導の実施に関する計画（以下「都道府県等食品衛生監視指導計画」という。）を定めなければならない。
②　都道府県等食品衛生監視指導計画は，次に掲げる事項について定めるものとする。
一　重点的に監視指導を実施すべき項目に関する事項
二　食品等事業者に対する自主的な衛生管理の実施に係る指導に関する事項
三　監視指導の実施に当たつての国，他の都道府県等その他関係機関との連携協力の確保に関する事項
四　その他監視指導の実施のために必要な事項
③　都道府県等食品衛生監視指導計画は，当該都道府県等の区域における食品等事業者の施設の設置の状況，食品衛生上の危害の発生の状況その他の地域の実情を勘案して定められなければならない。
④　都道府県知事等は，都道府県等食品衛生監視指導計画を定め，又はこれを変更したときは，遅滞なく，これを公表するとともに，厚生労働省令・内閣府令で定めるところにより，厚生労働大臣及び内閣総理大臣に報告しなければならない。
⑤　都道府県知事等は，都道府県等食品衛生監視指導計画の実施の状況について，厚生労働省令・内閣府令で定めるところにより，公表しなければならない。

第七章　検査

第二十五条　第十三条第一項の規定により規格が定められた食品若しくは添加物又は第十八条第一項の規定により規格が定められた器具若しくは容器包装であつて政令で定めるものは，政令で定める区分に従い厚生労働大臣若しくは都道府県知事又は登録検査機関の行う検査を受け，これに合格したものとして厚生労働省令で定める表示が付されたものでなければ，販売し，販売の用に供するために陳列し，又は営業上使用してはならない。
②　前項の規定による厚生労働大臣又は登録検査機関の行う検査を受けようとする者は，検査に要する実費の額を考慮して，厚生労働大臣の行う検査にあつては厚生労働大臣が定める額の，登録検査機関の行う検査にあつては当該登録検査機関が厚生労働大臣の認可を受けて定める額の手数料を納めなければならない。
③　前項の手数料は，厚生労働大臣の行う検査を受けようとする者の納付するものについては国庫の，登録検査機関の行う検査を受けようとする者の納付するものについては当該登録検査機関の収入とする。
④　前三項に定めるもののほか，第一項の検査及び当該検査に合格した場合の措置に関し必要な事項は，政令で定める。
⑤　第一項の検査の結果については，審査請求をすることができない。
第二十六条　都道府県知事は，次の各号に掲げる食品，添加物，器具又は容器包装を発見した場合において，これらを製造し，又は加工した者の検査の能力等からみて，その者が製造し，又は加工する食品，添加物，器具又は容器包装がその後引き続き当該各号に掲げる食品，添加物，器具又は容器包装に該当するおそれがあり，食品衛生上の危害の発生を防止するため必要があると認めるときは，政令で定める要件及び手続に従い，その者に対し，当該食品，添加物，器具又は容器包装について，当該都道府県知事又は登録検査機関の行う検査を受けるべきことを命ずることができる。
一　第六条第二号又は第三号に掲げる食品又は添加物
二　第十三条第一項の規定により定められた規格に合わない食品又は添加物
三　第十三条第一項の規定により定められた基準に合わない方法により添加物を使用した食品
四　第十三条第三項に規定する食品
五　第十六条に規定する器具又は容器包装
六　第十八条第一項の規定により定められた規格に合わない器具又は容器包装
七　第十八条第三項の規定に違反する器具又は容器包装

② 厚生労働大臣は，食品衛生上の危害の発生を防止するため必要があると認めるときは，前項各号に掲げる食品，添加物，器具若しくは容器包装又は第十二条に規定する食品を製造し，又は加工した者が製造し，又は加工した同種の食品，添加物，器具又は容器包装を輸入する者に対し，当該食品，添加物，器具又は容器包装について，厚生労働大臣又は登録検査機関の行う検査を受けるべきことを命ずることができる。

③ 厚生労働大臣は，食品衛生上の危害の発生を防止するため必要があると認めるときは，生産地の事情その他の事情からみて第一項各号に掲げる食品，添加物，器具若しくは容器包装又は第十二条に規定する食品に該当するおそれがあると認められる食品，添加物，器具又は容器包装を輸入する者に対し，当該食品，添加物，器具又は容器包装について，厚生労働大臣又は登録検査機関の行う検査を受けるべきことを命ずることができる。

④ 前三項の命令を受けた者は，当該検査を受け，その結果についての通知を受けた後でなければ，当該食品，添加物，器具又は容器包装を販売し，販売の用に供するために陳列し，又は営業上使用してはならない。

⑤ 前項の通知であつて登録検査機関がするものは，当該検査を受けるべきことを命じた都道府県知事又は厚生労働大臣を経由してするものとする。

⑥ 第一項から第三項までの規定による厚生労働大臣又は登録検査機関の行う検査を受けようとする者は，検査に要する実費の額を考慮して，厚生労働大臣の行う検査にあつては厚生労働大臣が定める額の，登録検査機関の行う検査にあつては当該登録検査機関が厚生労働大臣の認可を受けて定める額の手数料を納めなければならない。

⑦ 前条第三項から第五項までの規定は，第一項から第三項までの検査について準用する。

第二十七条〜第三十条（省略）

第八章　登録検査機関（省略）

第九章　営業

第四十八条　乳製品，第十二条の規定により厚生労働大臣が定めた添加物その他製造又は加工の過程において特に衛生上の考慮を必要とする食品又は添加物であつて政令で定めるものの製造又は加工を行う営業者は，その製造又は加工を衛生的に管理させるため，その施設ごとに，専任の食品衛生管理者を置かなければならない。ただし，営業者が自ら食品衛生管理者となつて管理する施設については，この限りでない。

② 営業者が，前項の規定により食品衛生管理者を置かなければならない製造業又は加工業を二以上の施設で行う場合において，その施設が隣接しているときは，食品衛生管理者は，同項の規定にかかわらず，その二以上の施設を通じて一人で足りる。

③ 食品衛生管理者は，当該施設においてその管理に係る食品又は添加物に関してこの法律又はこの法律に基づく命令若しくは処分に係る違反が行われないように，その食品又は添加物の製造又は加工に従事する者を監督しなければならない。

④ 食品衛生管理者は，前項に定めるもののほか，当該施設においてその管理に係る食品又は添加物に関してこの法律又はこの法律に基づく命令若しくは処分に係る違反の防止及び食品衛生上の危害の発生の防止のため，当該施設における衛生管理の方法その他の食品衛生に関する事項につき，必要な注意をするとともに，営業者に対し必要な意見を述べなければならない。

⑤ 営業者は，その施設に食品衛生管理者を置いたときは，前項の規定による食品衛生管理者の意見を尊重しなければならない。

⑥ 次の各号のいずれかに該当する者でなければ，食品衛生管理者となることができない。

一　医師，歯科医師，薬剤師又は獣医師

二　学校教育法（昭和二十二年法律第二十六号）に基づく大学，旧大学令（大正七年勅令第三百八十八号）に基づく大学又は旧専門学校令（明治三十六年勅令第六十一号）に基づく専門学校において医学，歯学，薬学，獣医学，畜産学，水産学又は農芸化学の課程を修めて卒業した者（当該課程を修めて同法に基づく専門職大学の前期課程を修了した者を含む。）

三　都道府県知事の登録を受けた食品衛生管理者の養成施設において所定の課程を修了した者

四　学校教育法に基づく高等学校若しくは中等教育学校若しくは旧中等学校令（昭和十八年勅令第三十六号）に基づく中等学校を卒業した者又は厚生労働省令で定めるところによりこれらの者と同等以上の学力があると認められる者で，第一項の規定により食品衛生管理者を置かなければならない製造業又は加工業において食品又は添加物の製造又は加工の衛生管理の業務に三年以上従事し，かつ，都道府県知事の登録を受けた講習会の課程を修了した者

⑦ 前項第四号に該当することにより食品衛生管理者たる資格を有する者は，衛生管理の業務に三年以上従事した製造業又は加工業と同種の製造業又は加工業の施設においてのみ，食品衛生管理者となることができる。

⑧ 第一項に規定する営業者は，食品衛生管理者を置き，又は自ら食品衛生管理者となつたときは，十五日以内に，その施設の所在地の都道府県知事に，その食品衛生管理者の氏名又は自ら食品衛生管理者となつた旨その他厚生労働省令で定める事項を届け出なければならない。食品衛生管理者を変更したときも，同様とする。

第四十九条（省略）

第五十条　厚生労働大臣は，食品又は添加物の製造又は加工の過程において有毒な又は有害な物質が当該食品又は添加物に混入することを防止するための措置に関し必要な基準を定めることができる。

② 営業者（食鳥処理の事業の規制及び食鳥検査に関する法律第六条第一項に規定する食鳥処理業者を除く。）は，前項の規定により基準が定められたときは，これを遵守しなければならない。

第五十条の二　厚生労働大臣は，営業（器具又は容器包装を製造する営業及び食鳥処理の事業の規制及び食鳥検査に関する法律第二条第五号に規定する食鳥処理の事業（第五十一条において「食鳥処理の事業」という。）を除く。）の施設の衛生的な管理その他公衆衛生上必要な措置（以下この条において「公衆衛生上必要な措置」という。）について，厚生労働省令で，次に掲げる事項に関する基準を定めるものとする。

一　施設の内外の清潔保持，ねずみ及び昆虫の駆除その他一般的な衛生管理に関すること。

二　食品衛生上の危害の発生を防止するために特に重要な工程を管理するための取組（小規模な営業者（器具又は容器包装を製造する営業者及び食鳥処理の事業の規制及び食鳥検査に関する法律第六条第一項に規定する食鳥処理業者を除く。次項において同じ。）その他の政令で定める営業者にあつては，その取り扱う食品の特性に応じた取組）に関すること。

② 営業者は，前項の規定により定められた基準に従い，厚生労働省令で定めるところにより公衆衛生上必要な措置を定め，これを遵守しなければならない。

③ 都道府県知事等は，公衆衛生上必要な措置について，第一項の規定により定められた基準に反しない限り，条例で必要な規定を定めることができる。

第五十条の三　厚生労働大臣は，器具又は容器包装を製造する営業の施設の衛生的な管理その他公衆衛生上必要な措置（以下この条において「公衆衛生上必要な措置」という。）について，厚生労働省令で，次に掲げる事項に関する基準を定めるものとする。

一　施設の内外の清潔保持その他一般的な衛生管理に関すること。
二　食品衛生上の危害の発生を防止するために必要な適正に製造を管理するための取組に関すること。

② 器具又は容器包装を製造する営業者は，前項の規定により定められた基準（第十八条第三項に規定する政令で定める材質以外の材質の原材料のみが使用された器具又は容器包装を製造する営業者にあつては，前項第一号に掲げる事項に限る。）に従い，公衆衛生上必要な措置を講じなければならない。

③ 都道府県知事等は，公衆衛生上必要な措置について，第一項の規定により定められた基準に反しない限り，条例で必要な規定を定めることができる。

第五十条の四　第十八条第三項に規定する政令で定める材質の原材料が使用された器具又は容器包装を販売し，又は販売の用に供するために製造し，若しくは輸入する者は，厚生労働省令で定めるところにより，その取り扱う器具又は容器包装の販売の相手方に対し，当該取り扱う器具又は容器包装が次の各号のいずれかに該当する旨を説明しなければならない。

一　第十八条第三項に規定する政令で定める材質の原材料について，同条第一項の規定により定められた規格に適合しているもののみを使用した器具又は容器包装であること。
二　第十八条第三項ただし書に規定する加工がされている器具又は容器包装であること。

② 器具又は容器包装の原材料であつて，第十八条第三項に規定する政令で定める材質のものを販売し，又は販売の用に供するために製造し，若しくは輸入する者は，当該原材料を使用して器具又は容器包装を製造する者から，当該原材料が同条第一項の規定により定められた規格に適合しているものである旨の確認を求められた場合には，厚生労働省令で定めるところにより，必要な説明をするよう努めなければならない。

第五十一条　都道府県は，飲食店営業その他公衆衛生に与える影響が著しい営業（食鳥処理の事業を除く。）であつて，政令で定めるものの施設につき，条例で，業種別に，公衆衛生の見地から必要な基準を定めなければならない。

第五十二条　前条に規定する営業を営もうとする者は，厚生労働省令で定めるところにより，都道府県知事の許可を受けなければならない。

② 前項の場合において，都道府県知事は，その営業の施設が前条の規定による基準に合うと認めるときは，許可をしなければならない。ただし，同条に規定する営業を営もうとする者が次の各号のいずれかに該当するときは，同項の許可を与えないことができる。

一　この法律又はこの法律に基づく処分に違反して刑に処せられ，その執行を終わり，又は執行を受けることがなくなつた日から起算して二年を経過しない者
二　第五十四条から第五十六条までの規定により許可を取り消され，その取消しの日から起算して二年を経過しない者
三　法人であつて，その業務を行う役員のうちに前二号のいずれかに該当する者があるもの

③ 都道府県知事は，第一項の許可に五年を下らない有効期間その他の必要な条件を付けることができる。

第五十三条（省略）

第五十四条（省略）

第五十五条　都道府県知事は，営業者が第六条，第八条第一項，第十条から第十二条まで，第十三条第二項若しくは第三項，第十六条，第十八条第二項若しくは第三項，第十九条第二項，第二十条，第二十五条第一項，第二十六条第四項，第四十八条第一項，第五十条第二項，第五十条の二第二項，第五十条の三第二項若しくは第五十条の四第一項の規定に違反した場合，第七条第一項から第三項まで，第九条第一項若しくは第十七条第一項の規定による禁止に違反した場合，第五十二条第二項第一号若しくは第三号に該当するに至つた場合又は同条第三項の規定による条件に違反した場合においては，同条第一項の許可を取り消し，又は営業の全部若しくは一部を禁止し，若しくは期間を定めて停止することができる。

② 厚生労働大臣は，営業者（食品，添加物，器具又は容器包装を輸入することを営む人又は法人に限る。）が第六条，第八条第一項，第十条第二項，第十一条，第十二条，第十三条第二項若しくは第三項，第十六条，第十八条第二項若しくは第三項，第二十六条第四項，第五十条第二項，第五十条の二第二項，第五十条の三第二項若しくは第五十条の四第一項の規定に違反した場合又は第七条第一項から第三項まで，第九条第一項若しくは第十七条第一項の規定による禁止に違反した場合においては，営業の全部若しくは一部を禁止し又は期間を定めて停止することができる。

第五十六条　都道府県知事は，営業者がその営業の施設につき第五十一条の規定による基準に違反した場合においては，その施設の整備改善を命じ，又は第五十二条第一項の許可を取り消し，若しくはその営業の全部若しくは一部を禁止し，若しくは期間を定めて停止することができる。

第十章　雑則

第五十七条（省略）

第五十八条　食中毒患者等を診断し，又はその死体を検案した医師は，直ちに最寄りの保健所長にその旨を届け出なければならない。

② 保健所長は，前項の届出を受けたときその他食中毒患者等が発生していると認めるときは，速やかに都道府県知事等に報告するとともに，政令で定めるところにより，調査しなければならない。

③ 都道府県知事等は，前項の規定により保健所長より報告を受けた場合であつて，食中毒患者等が厚生労働省令で定める数以上発生し，又は発生するおそれがあると認めるときその他厚生労働省令で定めるときは，直ちに，厚生労働大臣に報告しなければならない。

④ 保健所長は，第二項の規定による調査を行つたときは，政令で定めるところにより，都道府県知事等に報告しなければならない。

⑤ 都道府県知事等は，前項の規定による報告を受けたときは，政令で定めるところにより，厚生労働大臣に報告しなければならない。

第五十九条　都道府県知事等は，原因調査上必要があると認めるときは，食品，添加物，器具又は容器包装に起因し，又は起因すると疑われる疾病で死亡した者の死体を遺族の同意を得て解剖に付することができる。

② 前項の場合において，その死体を解剖しなければ原因が判明せず，その結果公衆衛生に重大な危害を及ぼすおそれがあると認めるときは，遺族の同意を得ないでも，これに通知した上で，その死体を解剖に付することができる。

③ 前二項の規定は，刑事訴訟に関する規定による強制の処分を妨げない。

④ 第一項又は第二項の規定により死体を解剖する場合においては，礼意を失わないように注意しなければならない。

第六十条　厚生労働大臣は，食中毒患者等が厚生労働省令で定める数以上発生し，若しくは発生するおそれがある場合又は食中毒患者等が広域にわたり発生し，若しくは発生するおそれがある場合であつて，食品衛生上の危害の発生を防止するため緊急を要するときは，都道府県知事等に対し，期限を定めて，食中毒の原因を調査し，調査の結果を報告するように求めることができる。

第六十条の二〜第七十条（省略）

第十一章　罰則（省略）　　附則（省略）

索　引

〔編著者〕　（執筆分担）

氏名	所属	執筆分担
伊藤　武（いとう たけし）	(一財)東京顕微鏡院　名誉所長	第1章1～4，第4章1，第8章
古賀信幸（こが のぶゆき）	中村学園大学　名誉教授	第3章5～6，第5章2（2.4を除く）・4
金井美恵子（かない みえこ）	東都大学管理栄養学部　教授	第3章1～3

〔著者〕（五十音順）

氏名	所属	執筆分担
佐藤吉朗（さとう よしお）	東京家政大学家政学部　教授	第2章3.2(4)(5)・4.8，第5章2.4・5，第9章
永山敏廣（ながやま としひろ）	明治薬科大学　特任教授	第1章5，第5章1・3，第7章
桝田和彌（ますだ かずや）	昭和女子大学生活科学部　講師	第2章4（4.8を除く），第3章4，第4章6
松浦寿喜（まつうら としき）	武庫川女子大学食物栄養科学部　教授	第6章
山口仁孝（やまぐち よしたか）	美作大学生活科学部　教授	第4章2～5・7
吉田徹（よしだ とおる）	武庫川女子大学食物栄養科学部　教授	第2章1～3（3.2(4)(5)を除く）

Nブックス

新訂　食品衛生学

2002年（平成14年）11月30日　初版発行～第11刷
2011年（平成23年）4月30日　新版発行～第12刷
2020年（令和2年）5月20日　新訂版発行
2023年（令和5年）2月10日　新訂版第4刷発行

編著者　伊藤　武
　　　　古賀信幸
　　　　金井美恵子

発行者　筑紫和男

発行所　株式会社 建帛社 KENPAKUSHA

〒112-0011　東京都文京区千石4丁目2番15号
TEL（03）3944－2611
FAX（03）3946－4377
https://www.kenpakusha.co.jp/

ISBN 978-4-7679-0646-1　C3047
亜細亜印刷／常川製本
Printed in Japan